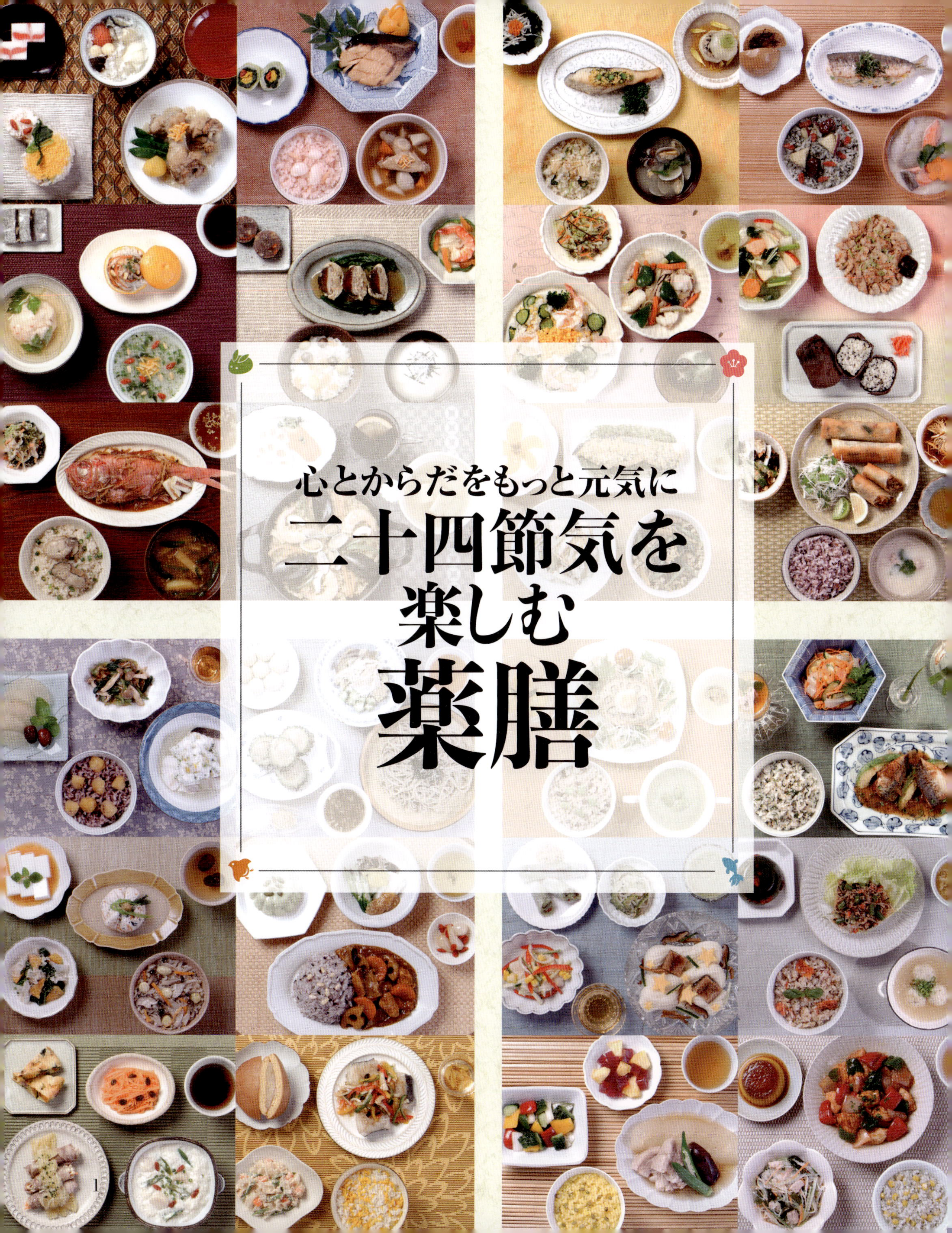

心とからだをもっと元気に

二十四節気を楽しむ薬膳

推薦文

〝天人合一、順応四時〟

中医学の基礎に基づいた食養生である薬膳は、日本でも広く支持されるようになりましたが、この度薬膳健康づくり研究会の皆様は、大変興味深い切り口として、二十四節気に基づいて、薬膳の集大成ともいえる著作を上梓されました。

二十四節気は、２０１６年11月30日にユネスコの無形文化遺産に登録され、春夏秋冬の四季をさらに一季を六節気に分け、より季節の移り変わりを詳細に反映したものです。二十四節気は、長い歴史の中、農作業だけではなく日常生活の養生の目印になっています。『二十四節気を楽しむ薬膳』は季節と暮らしに細かい配慮ができ、気候変動の激しい現代に対応しやすく工夫されています。執筆メンバーの方々は、この会の講師として長年研究・実践された結果として本書が作成されました。

この本は、日本に適した和食・和風薬膳で構成され、主食・主菜・副菜・デザート・お茶といったセットメニューと一貫した弁証施膳になっています。調味料・薬味など細部まで食養生を取り入れており、どれもとても美味で、目から鱗のレシピ満載です。

ぜひ、お手に取ってみてください。気候の移り変わりを楽しみながら、心身の〝幸せのレシピ〟になるはずです。

邱紅梅

はじめに

豊かな自然に恵まれた日本には、春夏秋冬それぞれ美しい四季《とき》があり、それぞれを六つに分けた二十四節気があります。二十四節気をさらに三つに分けた七十二候があり、その細やかな季節の移ろいを表現しています。そして、季節に応じた多様で豊富な食材があります。

今、日本人の食生活の現状に目を向けてみますと、食の著しい変化の中で、食材の持つ力を十分に生かした食生活をおくっているとは言えない状況があります。それを見るとき、私たちは氾濫する食物の情報を正しく次世代に伝えなければならない使命を持っていることを痛感します。

薬膳健康づくり研究会は、管理栄養士・栄養士を中心に平成元年に誕生しました。本会は長年にわたり中医薬膳学を基礎に、日本人に合った「日本型薬膳」を研究してきました。また、横浜を中心に各地で薬膳料理教室の実践を継続し「食は命なり」を心に受け止めて暮らすことを提案しています。

今年、設立30周年を迎えるにあたり、その記念として、日本の食文化を根底に、二十四節気に応じた日々の暮らしの食のありかたを、薬膳の視点から一冊の本にまとめ『二十四節気を楽しむ薬膳』を出版することとなりました。この本を手に取ってくださる方々がいつまでも健康で活き活きと過ごすために役立つ「豊かな食卓」の一助になれば幸いです。

最後に本書を作るにあたり、ご指導いただきました中医師・邱紅梅先生をはじめ、ご協力いただきました東京農業大学出版会・袖山松夫先生、郵便出版社の皆様、フードコーディネーターの三浦孝子様、カメラマンの肥沼正一様に感謝申し上げます。

薬膳健康づくり研究会　会長　和田 俊子

目次

目次

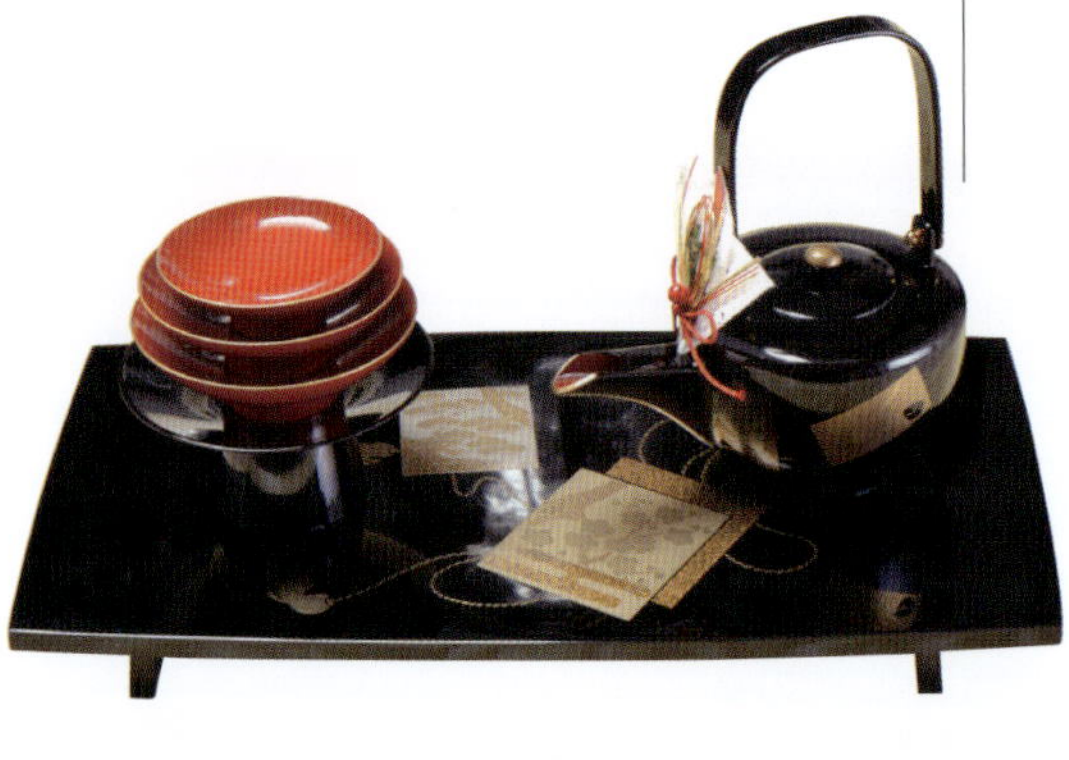

コラム

付録

本書の使い方

本書は薬膳の知識、中医学（中国伝統医学）の基礎、二十四節気の薬膳についてわかりやすく記載してあります。

＊薬膳の知識と中医学の基礎

薬膳を理解するとともに、知っておきたい中医学の基本「自然と人体の関係」「食べ物の力」などについて、やさしく説明するとともに、その考え方の基本である中国古典を巻末に紹介しています。

＊二十四節気のレシピ

自然がもたらす季節の少しずつの変化である二十四節気について、それぞれの節気の特徴、薬膳ポイント及び季節の食材と施膳（レシピ）を記載しています。また、各節気に合わせた薬膳料理（一食としてのセット料理と単品料理合わせて7品ずつ）と、その料理のおすすめポイントを紹介しています。

使用している食品や、生薬の働きについては巻末に一覧にまとめました。掲載献立は、主食36品・主菜30品・副菜など30品・汁物17品・デザート30品・飲み物25品の合計１６８品です。

＊コラム

各節気に関連する「行事」やその「いわれ」、「季節にあった養生法」などをまとめ、24項目掲載しています。

＊用語解説

本書に記載されている言葉がわからない場合は、巻末の用語解説欄をご活用ください。

＊その他

レシピは特別に記載されてない場合は、全て４人分です。使用している野菜や果物は、食べられない部分をのぞいた正味の分量です。電子レンジは指定のない場合は６００Wです。

・１カップ＝２００㎖

・米１カップ＝１合（１８０㎖）＝１５０g

・大さじ１＝15㎖　小さじ１＝５㎖

五味子酢について

薬膳酢として使われ、精神安定、引き締める働きが期待されます。枸杞子などを共に漬けると潤す効果も期待されます。

材料

①五味子 大さじ3　酢2カップ……すっきりとした酸味

②五味子10g　大棗20g

枸杞子10g　酢１カップ……まろやかな酸味

作り方

材料をさっと洗って水けをよくふき取り、酢に1週間くらい漬ける。

◎本書では、特に断りのない場合は、①を使用しています。

※印がある場合の五味子酢は、②の材料です。

生涯現役のための食養生

●不老長寿

私たち人間の古代からの大きな望みは不老長寿でした。ここで改めて『不老長寿』の意味を考えてみますと、ただ単に長生きすることではなく『元気で長生き！』『ピンピン・コロリ』と言ったところでしょうか。元気で長生きするためには、丈夫な体質づくり、自然治癒力（免疫能力）のアップ、『未病を治す』、『予防・養生に努める』ということにつきると思います。

●未病

長生きはしているものの、体の調子が悪くつらいのであれば、長寿という言葉の持つイメージと実態はだいぶかけ離れたものであるといわざるを得ません。個々人には寿命があって『ああ、こんなことをしていては体調を崩して、一年寿命を損してしまう』と未病に気がつく人もいる一方、気づかずに放っておいたまま安易に過ごす人がいます。未病とは病気に向かっていくことです。まだ未病のうちに養生を心がけ、病気の発症を防ぎましょう。

●元気の基は食事から！ 食は〝いのち〟を育む行為です

中国古代からの言い伝えに『正しい食事をすれば病にならず、病になれば食事を正し、治らなければ薬を使う。どんなに良い薬でも食療法に勝るものはない』とあります。このことは、病気を治すのは医者ではなく自分自身であること、その鍵は食事であることを説明しています。今こそ、『薬』より大切な『食べること』をじっくり見直すべきときが来たのだと思います。

●未病を治すのはあなた自身です
〜未病を放っておかない〜

あなたは『あなた自身の食医』です。食は『健康』を守り『元気』を生み出す最初の砦《とりで》でもあります。食事を作るあなたが、自分自身の健康、ひいては幸福も左右していると言っても過言ではありません。その考え方は現代まで変わらないばかりか、切実さはいよいよ増すばかりです。

●実行してみませんか？ 薬膳

生活のリズムを少し『ゆっくり』にして今の自分を見つめましょう。忙しすぎては食物のパワーを身体が感じることができません。ゆとりを持った暮らしは、食物が人間の性格や身体作りに大きく貢献するものであること、そして今、自分が必要としているものを感じられるようになります。

ゆっくり、ゆったりは、遠回りのようで、実は健康への最短距離、養生への第一歩です。一日の中での『食』の割合を高め、できるだけ手間暇を惜しまないことが大切です。食べ物の持つ力を知り、上手に活用することのできる薬膳に挑戦してみませんか？

「薬膳」ってなんだろう

中医学（中国伝統医学）に基づいてつくる料理のことです。

中医学の理論は4000年以上にわたる疾病と治療の経験の歴史の上に積み上げられた考え方を言います。

1 薬膳の成り立ち

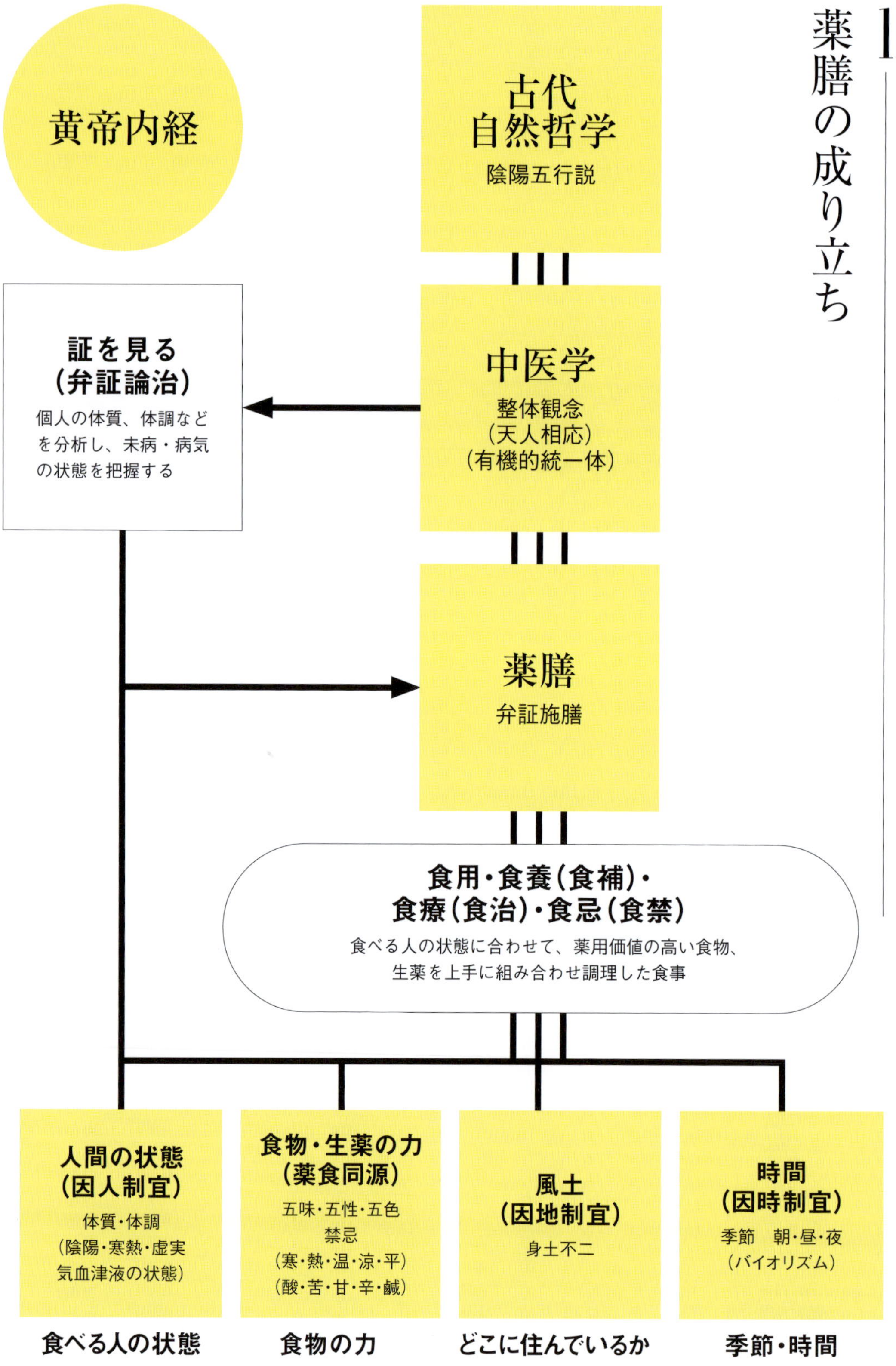

2 中医学の特徴

1、整体観念

●自然界

①統一性があり、すべてはバラバラでなく、つながって動いています。

②完整性を備えていて、常にバランスを保ち、ゆがみのない状態である「恒常性」を保とうとしています。

●人体

臓器や組織、器官が一つ一つ単体で働いているわけではなく、お互いに影響し合い、作用しあって生命活動を維持しているということです。このことから人間は「有機的な統一体」と言われます。

●天人相応 ※1（127ページ参照）

人間は自然界の一部であり（天人合一）、自然界に活かされ、自然の変化に相応して変化しているとして、「陰陽五行論」で具体的に説明しています。

《陰陽論》

「陰陽論」では自然界の変化を陰陽のボリュームの変化（消長）で現しています。陰陽は相反しつつも、一方がなければもう一方も存在し得ない。森羅万象、宇宙のあらゆる物は、相反する陰と陽の二気によって消長盛衰し、陰と陽の二つが調和し、初めて自然界の秩序が保たれるとしています。例えば、陰は月・夜・女・吸気・収縮・内側、陽は太陽・昼・男・呼気・膨張・外側などです。人間の内部も陰陽の消長によって代謝が行われていると考えられています。

陰陽論

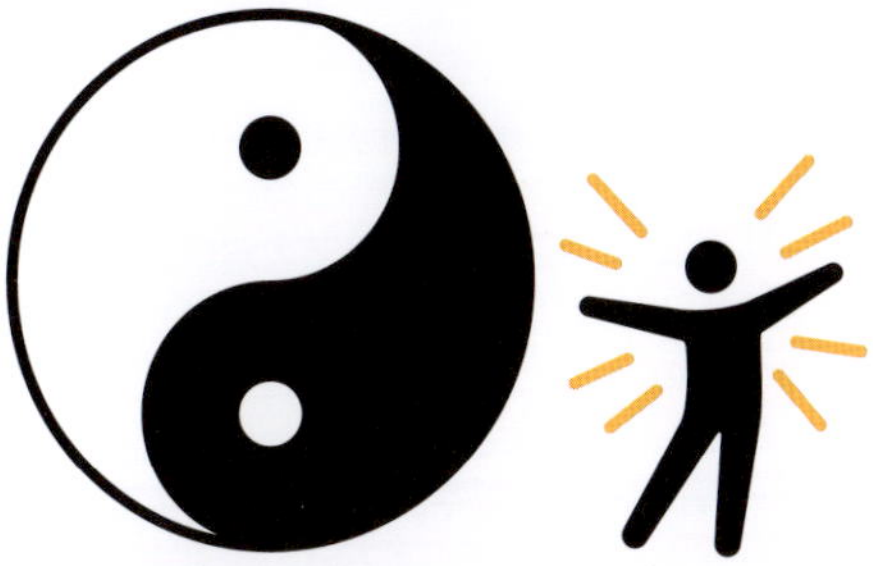

陰陽太極図

《五行論》

「五行論」では自然界（環境）と体内部のつながりと循環を相生（促進）と相剋（抑制）の関係で現しています。

●「行」とは運行（運動と変化）

自然界のすべての事物・現象を五つの行（要素・区分）に分け、五材（木火土金水）の変化によってあらゆる事物が生み出され、五行の変化に合わせて「生命のリズム」を調整し、自然界の環境に適応して暮らすと考えました。

●相生（促進）と相剋（抑制）

五材の機能・運行は相互のつながりの中で一定の法則に従って、相互に影響を与え合い、常に変化しながら生成の循環を無限に繰り返している。お互いがその大きさを強めたり、弱めたりしながら（陰陽の消長）行き過ぎや消滅（不足や過剰）を防いで全体のバランスを取っているとしています。

五行論

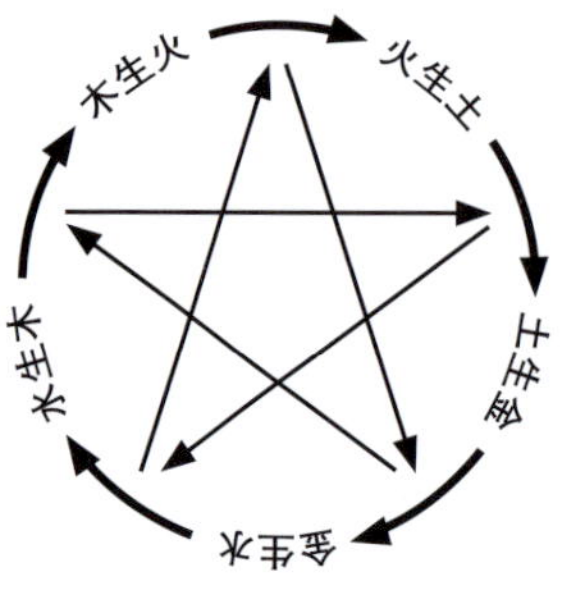

相生と相剋

2、弁証論治　人間を見てみよう

陰陽の理論を人体の生理機能や病理変化、病気の診断・治療に適用します。

健康 陰陽調和してバランスの良い状態で、環境の変化に順応する能力がある。

未病 陰陽不調和でバランスが崩れ、環境の変化に順応する能力が弱っている。
（バランスの崩れも、身体の調節能力範囲内であれば未病という状態）

病気 陰陽不調和でバランスが崩れ、更に悪化している状態で、環境変化に順応する能力が低下している（自己治癒力や免疫機能が低下して、症状に出た状態）。

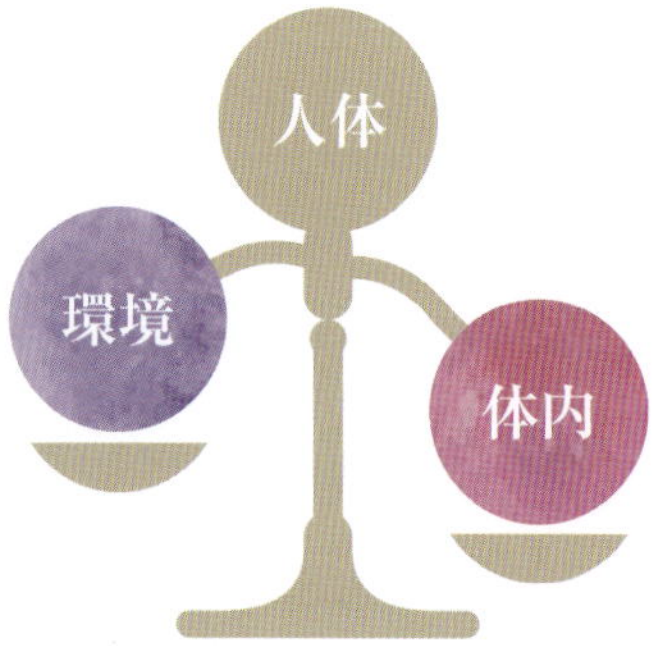

五行表　自然界の変化と人体内部の関係

	五行	木	火	土	金	水
自然界	五季	春	夏	長夏	秋	冬
	五気	風	暑	湿	燥	寒
	五色	青	赤	黄	白	黒
	五味	酸	苦	甘	辛	鹹
	五化	生	長	化	収	蔵
人体	五臓	肝	心	脾	肺	腎
	六腑	胆	小腸	胃	大腸	膀胱
	五主	筋	脈	肉	皮毛	骨
	五竅	目	舌	口	鼻	耳
	五志	怒	喜	思	悲	恐

木の行は春になると、風が生命の源を運んできます。それによって生命が誕生し、新たな芽ぶきや生長があります。人体では肝・胆が配当されていますが、このことは肝胆機能が亢進し、意欲が出てくると解釈されます。また、目は肝のサテライト（竅）として、肝機能の状況を示し、肝は血液を貯蔵し、筋を滋養していると考えます。他の行も同じように自然界と体内の関係を表しています。
また、五色にそれぞれ適応する味があり、五味は五臓に一致しています（帰経）。このように季節の変化と人間は相応していますから、春は春らしく、夏は夏らしく暮らしてこそ、バランスが取れると言えます。

3 薬膳の目的

1、未病先防　バランスを取る ※2（127ページ参照）

中医学の最大の特長とも言える『予防医学』つまり『未病のうちに治す』ということの具体的な実践です。人間の内的環境（人間を構成している気血津液・五臓六腑）のバランス状態を未病のときに見つけ出し、疾病として現れる前にバランスを整え、さらに強化し、健康状態に戻すことを目的としています。伝統的な薬膳の概念は病気治療のための食事である「治療薬膳」を言いますが、現代では病気の治療目的だけではなく、体質を補正し、日常の食生活を健康に結びつけるものと考える「養生」のための料理も広く薬膳と言われるようになりました。

2、弁証施膳　食物・生薬の力を知ろう ※3（127ページ参照）

食物の本来持っている性・味・帰経などをうまく利用して、体調の微妙な変化に対応します。「薬食同源」ですから、食物の組み合わせは生薬に使われるのと同じ区分け、組み合わせ理論が用いられます。効き目の強い物が漢方薬、弱い物が食物と考えます。通常、一つの食物・生薬は一つだけの性味・帰経だけでなく、重複していて多様性があり、複雑な人間の代謝をサポートしています。

●食物について

①五性　天地の間に育てられた食物が持つ、天の施す五気（温熱平寒涼）を指します。

寒・涼性　身体の余分な熱を冷まし、体内水分を補い、気持ちの高ぶりを抑える食物
（緑豆・あさり・かに・ごぼう・たけのこ・苦瓜・柿・すいか・バナナ）

温・熱性　身体を温め、冷えを取って気と血の巡りを良くし、新陳代謝を活発にする食物
（もち米・鶏肉・豚レバー・羊肉・海老・青魚・紫蘇・かぼちゃ・ピーマン・桃）

平性　身体を温めたり冷やしたりしない性質の食物

（米・とうもろこし・大豆・豚肉・鴨肉・いか・鮭・ほたて・かぶ・キャベツ・春菊）

②五味　食物が持っている五つの味を指します。

酸味 筋肉などを引き締め、汗や尿の出すぎを防ぐ
（柑橘類・酢・梅・あんず・トマト・ヨーグルト）

苦味 体内の熱や湿気を取り、炎症、気を静める
（よもぎ・ごぼう・くわい・苦瓜・パセリ・緑茶）

甘味 滋養強壮、緊張を和らげる。緩和作用に役立つ
（米・麦・芋・豆・蜂蜜・牛乳・いちご・棗・豚肉）

辛味 気血の巡りをよくし、滞っているものを発散させる
（生姜・葱・韮・にんにく・唐辛子・胡椒・山椒）

鹹味 固まりを柔らかくし、便通をよくする
（わかめ・昆布・ひじき・味噌・海老・かに）

③帰経　食物・生薬は、どの臓器に働くかを示す「道しるべ」です。

食物・生薬も経絡を通じて五臓に達します。酸味は肝経に、苦味は心経に、甘味は脾経に、辛味は肺経に、鹹味は腎経に入ります

④働き　食物の持つ効用を指します。

補気 気を補い、気虚を改善する……棗・椎茸・鶏肉・はと麦・山芋

補血 血を補い、血虚を改善する……にんじん・レバー・落花生・干しぶどう・牛肉

活血 瘀血の予防と血流を改善する…黒豆・青梗菜・ベリー類・酢・ターメリック

理気 気滞や気逆を改善する…………玉ねぎ・らっきょう・グリンピース・そば・柑橘類

利尿 水湿停滞を改善する……………西瓜・冬瓜・小豆・とうもろこし・緑豆

●生薬について

『神農本草経』では365種の植物を上品《じょうほん》、中品《ちゅうほん》、下品《げほん》に分けています。養生薬膳や季節の薬膳などでも体調に合わせて上品・中品などの生薬が使われますが、持っている性質を良く知る必要があります。また食品と食品、生薬同士の禁忌（食べ合わせ）もありますので、注意が必要です。

『神農本草経』は中国最古の薬物の専門書。中薬学の基礎となった。薬効や使用法が詳しく記載されている。

上品 命を養い、長く、多く用いても害がない。元気を望むなら、上品を用いる。

人参・ゆり根・はと麦・棗・枸杞子・山薬（山芋）

中品 食べ物として使うが、体質体調に応じて治療にも用い、毒性のあるのもと無いものがある。

生姜・葱・らっきょう・梅・紅花・欝金

下品 食べ物の要素はなく、治療が目的で使用される。長く多く用いることは避ける。

半夏・附子

4 薬膳で献立を立ててみよう

●因時・因人・因地制宜（いつ、だれが、どこで食べるのか）

食べる人はだれか、食事の時間は何時かなどを考慮し、季節の変化を肌で感じて「旬」の食材を生かした食べ方を身に付けましょう。人間はその風土の一部ですから、その土地の伝統的な食事を尊重しましょう。

●合配膳『五穀為養、五果為助、五畜為益、五菜為充』 ※4（127ページ参照）

薬膳のバランスは「君臣佐使」という考え方を基本としています。五穀、五果・五畜・五菜の持っているそれぞれの特徴を知って過不足なく食べ、五味が調和することで食物の持っている性質が有益に働きます。

君 穀類（五穀）を中心とした主食で精気を養う。

臣 肉や魚（五畜）などを使った主菜で血気を補養する。

佐 野菜（五菜）を使った副菜でこれを摂取して初めて代謝ができる。

使 果物類（五果）で五穀の不足を補う。

特に果物や野菜類は自然界の情報（旬）を色濃く持っていますので必ず食べるようにしましょう。

●定時定量 ※5（127ページ参照）

胃腸の状態を必ず考慮し、常に消化を助けることが必要です。身体に良いとされる食事を摂っても消化吸収ができなければ、効果も半減してしまいます。過剰飲食や偏食、遅い時間の飲食はさけましょう。

●一物全体

食材の部分だけを食することなく、全体食を心がけましょう。たとえば葉も根も皮もすべて大根です。

二十四節気とは暮らしの目印

季節を感じるよりどころ

太陽の運行をもとにして、季節の目安を作るため、古代中国で発明されたのが二十四節気です。夏至・冬至で一年を二等分、さらに春分・秋分で二等分し（二至二分）、それぞれの中間に立春・立夏・立秋・立冬（四立）を入れて八節としました。それを三等分して二十四節気として、ずれることのない毎年の「暮らしの目印」としています。一節気は15日間で、立春から始まると、雨水までになります。

下図は節気ごとの陰気・陽気の変化して行く様子を表しています（陰陽の消長）。春分の頃になると、陽気が旺盛になって上昇してきて、花開く準備ができます。秋分の頃になると、陰気が旺盛になって、空気が引き締まり、果物が結実します。また、ひと月のうち10日間は「旬」と言います。物事を行うのに最も適した時期という意味もあります。よく「旬」のものを食べよう！　と言われますが、意外に短い期間なので、感じていないと大切なことが通り過ぎて行ってしまいます。

節気に合わせた暮らし——毎日季節を感じて

中医学では「天人相応」という考え方から、自然界の陰陽の変化に従って、人体の陰陽も変化していると考えられていますので、生活も四季の変化に合わせるように薦めていきます。生活様式は変わっても、現在の生活は古代からの智慧と経験の蓄積の上にあります。

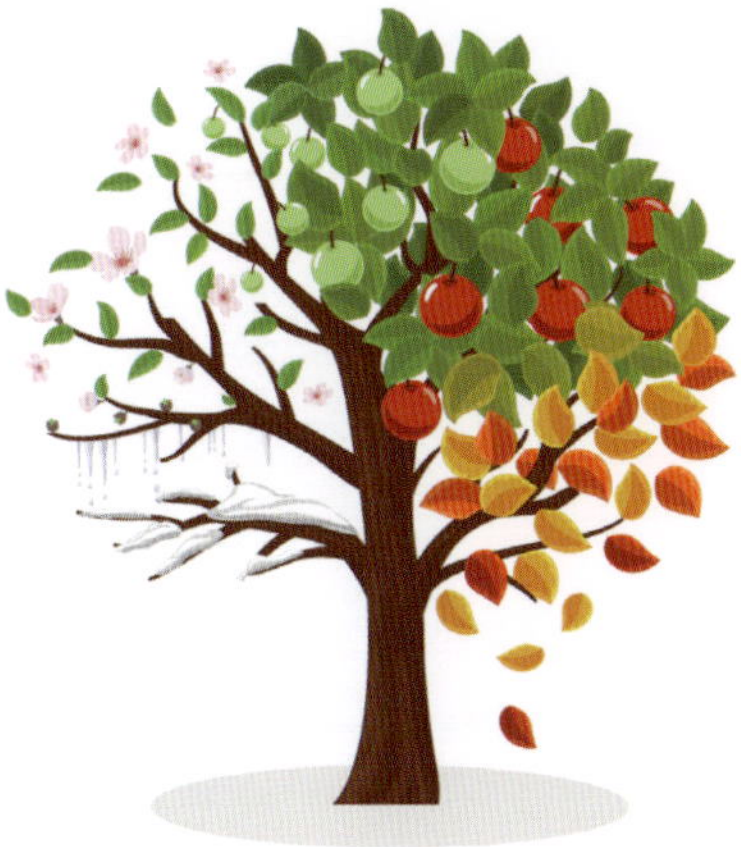

二十四節気と陰陽の消長図

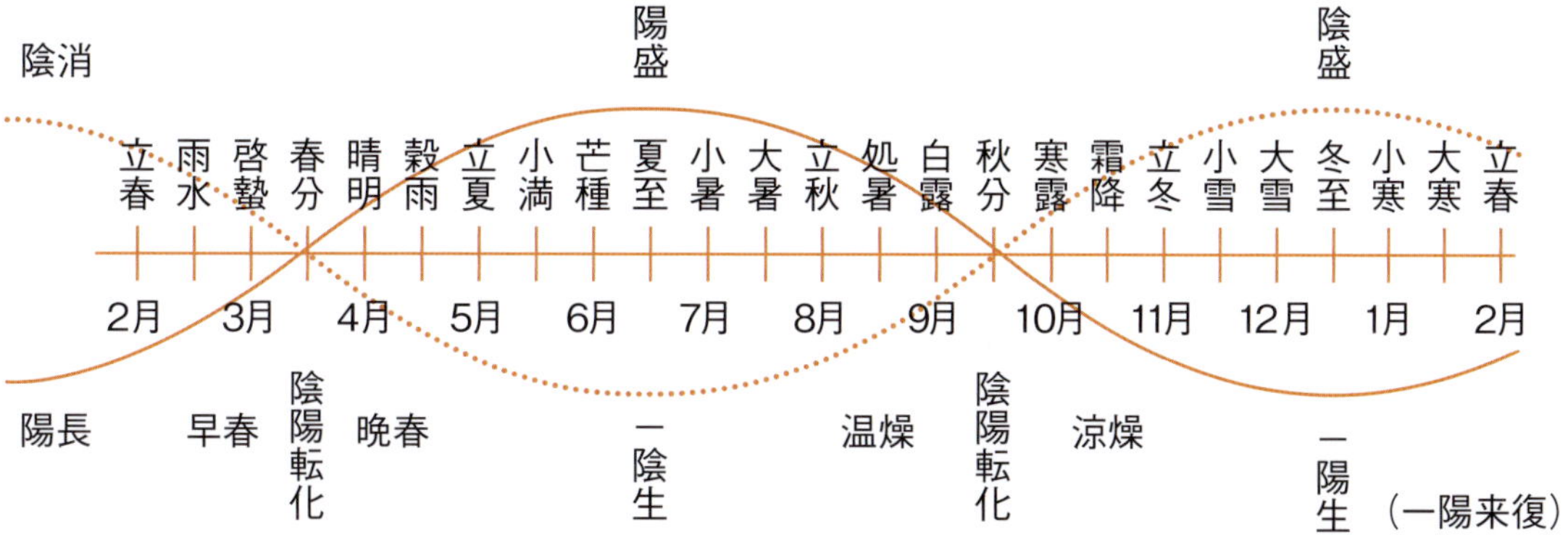

「実用中医薬膳学」（辰巳洋）より引用

私たちの普通の暮らしにも古人が節気に合わせて生活し、五臓六腑を調整して来たように、四季の移ろいに細やかなまなざしを向けて暮らしましょう。体内の陰陽の消長はなかなか感じられませんが、季節の陰陽の消長の変化を感じ取ることができれば、体調や心に微妙に影響を与えているものを見つけられるかもしれません。「不足・余分なものは何なのか？」を自分で発見できればこんなに心強いことはありません。自然を感じ、季節にかなった暮らしは、太陽が自然界を無償で育んでくれるように私たちを守り、育ててくれます。

〝自分流薬膳〟を見つけましょう

その人を「活かす食事」を作るのにはやはり知識が必要です。中医学や薬膳の基礎を二十四節気から紐解き、美味しくて、からだを元気にしてくれる料理に活かしましょう。基礎を学べば技術だけでなく、獲得することの多さにきっと驚かされます。

〝体験を積み重ねて効果あることを残し、〝自分流薬膳〟を見つけましょう。

〝忙しい方は工夫力を発揮して、元気食卓のコーディネートを！〟

七十二候とは

季節の変化を表す言葉として、一年を四等分した春夏秋冬、二十四等分した二十四節気のほかに、七十二等分した七十二侯があります。節気それぞれに「初侯」、「次侯」、「末侯」という三つの侯があり、二十四×三＝七十二侯になります。

本書では、例えば、「立春」という見出しの右上に「東風凍を解く」（初侯）、右下に「黄鶯睍睆く」（次侯）、左に「魚氷に上る」（末侯）、と示しています。単語ではなく、一つの短文が「侯」の名称になっているところに特徴があります。侯が細やかに表現した、自然の移ろう様子もぜひ味わってみてください。

二十四節気の薬膳献立

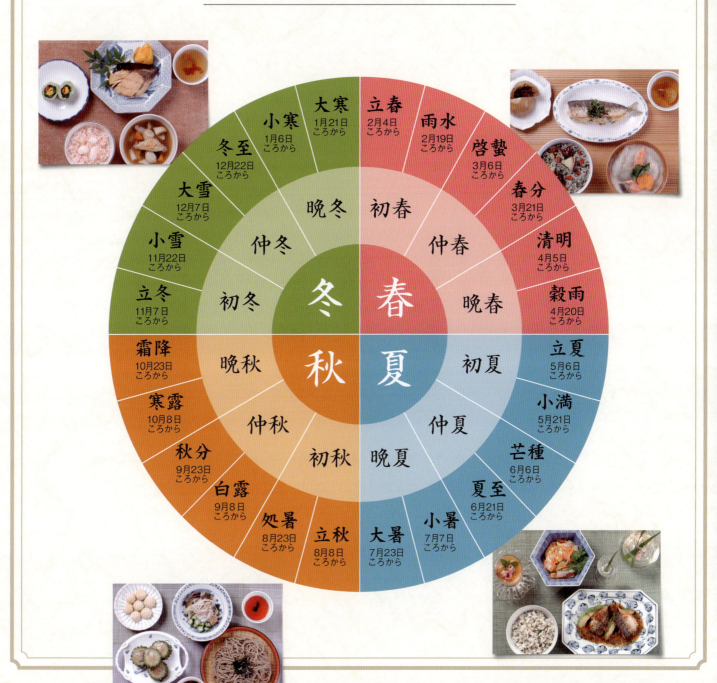

春
初春
仲春
晩春
立春
2月4日ころから
雨水
2月19日ころから
啓蟄
3月6日ころから
春分
3月21日ころから
清明
4月5日ころから
穀雨
4月20日ころから
夏
初夏
仲夏
晩夏
立夏
5月6日ころから
小満
5月21日ころから
芒種
6月6日ころから
夏至
6月21日ころから
小暑
7月7日ころから
大暑
7月23日ころから
秋
初秋
仲秋
晩秋
立秋
8月8日ころから
処暑
8月23日ころから
白露
9月8日ころから
秋分
9月23日ころから
寒露
10月8日ころから
霜降
10月23日ころから
冬
初冬
仲冬
晩冬
立冬
11月7日ころから
小雪
11月22日ころから
大雪
12月7日ころから
冬至
12月22日ころから
小寒
1月6日ころから
大寒
1月21日ころから

立春

東風《とうふう》凍《こおり》を解《と》く

魚《うお》氷《こおり》に上《あが》る

2月4日頃から

黄鶯《うぐいす》睍睆《なく》

薬膳ポイント

益腎補肝
健脾益気
辛温発散

一年の最初の節気で、旧暦では年のはじめです。冬は終わり春が始まります。陽気が上昇し万物が芽生え人体の新陳代謝が盛んになります。春は五行学説では木に属し、風が強く気候の変化が大きい時です。ゆったりと大自然に適応させ、心身の調和がとれるようにしましょう。

体内の陽気を体表へ発散させる準備期間に入りました。春とはいえまだ残っている冬の寒さから、からだを守りながら肝がのびやかに働けるような食材を選びましょう。

季節の食材・生薬

さつま芋
大豆
鮭
えび
しょうが
香菜
にら
ねぎ
よもぎ
大棗《たいそう》（なつめ）

セット献立

1 よもぎご飯
2 いわしの卯の花詰め
3 粕汁
4 利休まんじゅう
5 金柑陳皮茶

おすすめ献立

○ 炒り豆ご飯
○ にらとエリンギの煮浸し

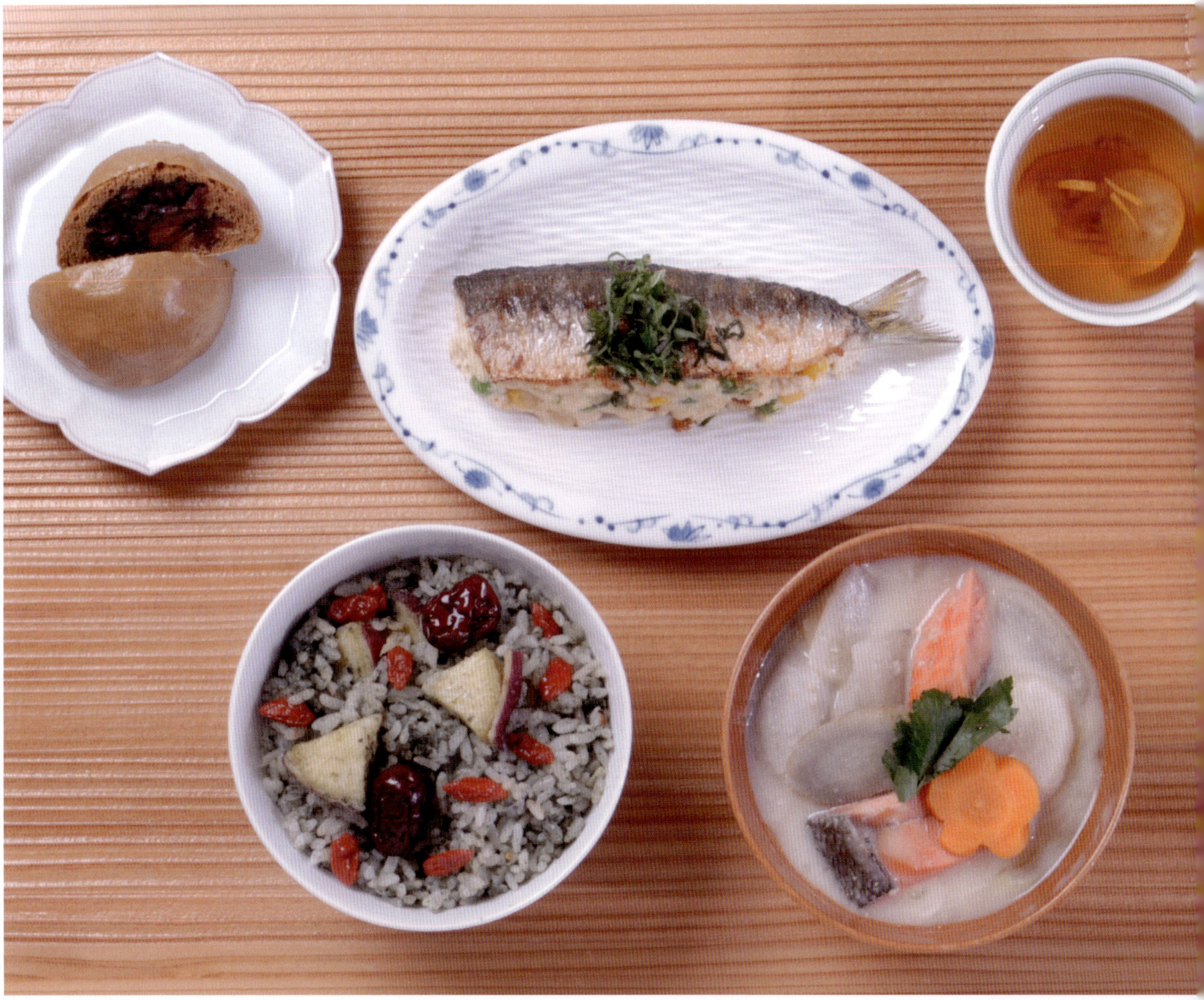

コラム ①

【節分】

各季節の始まりの日(立春・立夏・立秋・立冬)の前日で季節を分けるという意味があり、それは一年に四回あります。旧暦の一年の始まりは立春とされ、江戸時代頃から、他の季節より重要視され今日に至っています。

平安時代に中国から伝えられ、宮中での陰陽師による「追儺《ついな》」の儀式が始まりとされ、その後、邪気を祓うために寺社で行っていた「豆打ち」と重なり庶民にも伝えられました。邪気が生じ易い季節の変わり目に「豆まき」をして、新しい季節に入る風習が残りました。

邪気は鬼門とされる丑寅の北東の方角に当たり、牛の角と寅の皮をまとった空想の動物を鬼と捉え、穀物には魔除けの呪力があるという信仰と、鬼を滅ぼす「魔滅」に通じるので大豆が使われたようです。まいた豆が芽を出すのは縁起が悪いとされ炒り豆を使います。

これを「福豆」と言い、節分の夜に歳の数だけ食べると無病息災でいられると言われます。

1 よもぎご飯

おすすめポイント

気を補う穀類と、血の流れをよくするよもぎを組み合わせたご飯で、からだが温まり元気が出ます。

材料・分量

A［白米 …… 1カップ
　 もち米 …… 1/2カップ
さつま芋 …… 150g
なつめ …… 5〜6粒
よもぎ(乾燥) …… 10g
酒 …… 大さじ2
ごま塩 …… 少量

作り方

❶ Aを洗い、30分位水につける。なつめは水でもどす。よもぎは、熱湯に入れ再沸騰したら取り出して冷水にとり、ペーパータオルで水けをしぼる。
❷ さつま芋は皮をよく洗い、1㎝角に切る。
❸ 炊飯器に① ②と酒を入れ、2カップの目盛りまで水を加えて炊く。
❹ ③を器に盛りつけ、ごま塩をかける。

2 いわしの卯の花詰め

おすすめポイント

気血を補ういわしや、胃腸の機能を整えるおからと豆乳を使った　食べやすい魚料理です。

材料・分量

いわし …… 4尾
下味(酒・塩・こしょう) …… 各少量
玉ねぎ …… 30g
おから …… 100g
A［ミックスベジタブル …… 40g
　 豆乳 …… 1/2カップ
　 ガラスープの素 …… 小さじ1
　 しょうゆ …… 小さじ1
サラダ油 …… 適量
小麦粉 …… 適宜
紫蘇 …… 4枚

作り方

❶ いわしは頭とワタを除き塩水で洗い、手開きして中骨を除き下味をつける。
❷ フライパンに油を熱し、みじん切りにした玉ねぎをよく炒め、おからを加えて軽く炒める。Aの食材を加え、耳たぶ位の硬さになるまで水分をとばす。
❸ ①の水けをペーパータオルでふき、腹の中に小麦粉をふり②を詰め、フライパンで両面をこんがりと焼く。
❹ ③を皿に盛りつけ、せん切りの紫蘇を飾る。

3 粕汁

おすすめポイント

胃腸を温める鮭や酒粕を使い、まだ残る寒さ対策になる具沢山の汁物です。

材料・分量

塩鮭 …… 2切れ
大根 …… 100g
にんじん …… 50g
ごぼう …… 60g
里芋 …… 2個
長ねぎ …… 1/2本
三つ葉 …… 1/2束
しょうが …… 1かけ
酒粕 …… 60g
味噌 …… 大さじ2
水 …… 4カップ

作り方

❶ 鍋に分量の水を入れ1切れを4等分にした鮭と、薄切りにしたしょうがを加え弱火にかける。
❷ 大根は3㎜厚さのいちょう切り、にんじんは同じ厚さの花形に、ごぼうも同様に斜め切りにする。里芋は皮をむき5㎜の輪切りにする。
❸ 長ねぎは縦半分にして斜めのせん切りにする。三つ葉は食べやすい長さに切る。
❹ ①に②を入れ、アクを取りながら軟らかくなるまで煮る。
❺ ④に酒粕・味噌・長ねぎを入れ一煮立ちさせ、器に盛りつけ三つ葉を飾る。

4 利休まんじゅう

おすすめポイント

黒糖となつめを使ったまんじゅうです。脾胃のはたらきを高め心をおだやかにします。

材料・分量(8個分)

小麦粉 …… 80g
手粉用小麦粉 …… 大さじ3
［黒砂糖 …… 50g
　水 …… 30ml
［重曹 …… 小さじ1/3
　水 …… 小さじ1/3
なつめ入り小豆餡《あん》
　［なつめ …… 4個
　　餡 …… 150g
クッキングシート5㎝×5㎝ …… 8枚

作り方

❶ 小麦粉はふるっておく。
❷ なつめは水につけてもどし刻んで餡と混ぜ8等分にする。
❸ 黒砂糖は分量の水につけてしばらくおいてから溶かす。
❹ ③の中に水溶きした重曹、小麦粉を入れて混ぜる。
❺ 手粉をふった台の上に④をおき、手に粉をつけながら数回生地を折りたたみ耳たぶくらいの固さにする。棒状にまとめ8等分し、生地を手で丸め直径5cm位に伸ばす。②の餡を包みクッキングシートにのせる。
❻ 湯気の強く立った蒸し器に固くしぼった布巾をしき⑤をのせて霧をたっぷり吹き、強火で10分蒸す。蒸し上がったらスダレ等の上に取り出し、あおいで冷ます。

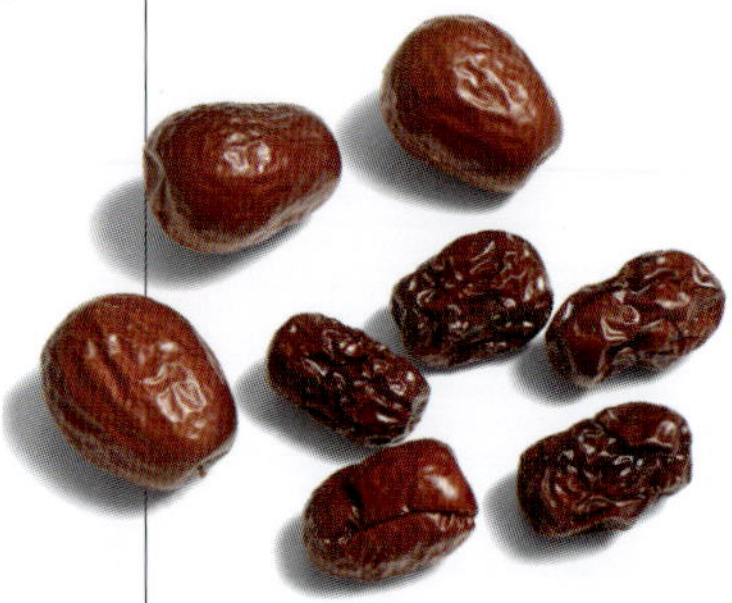

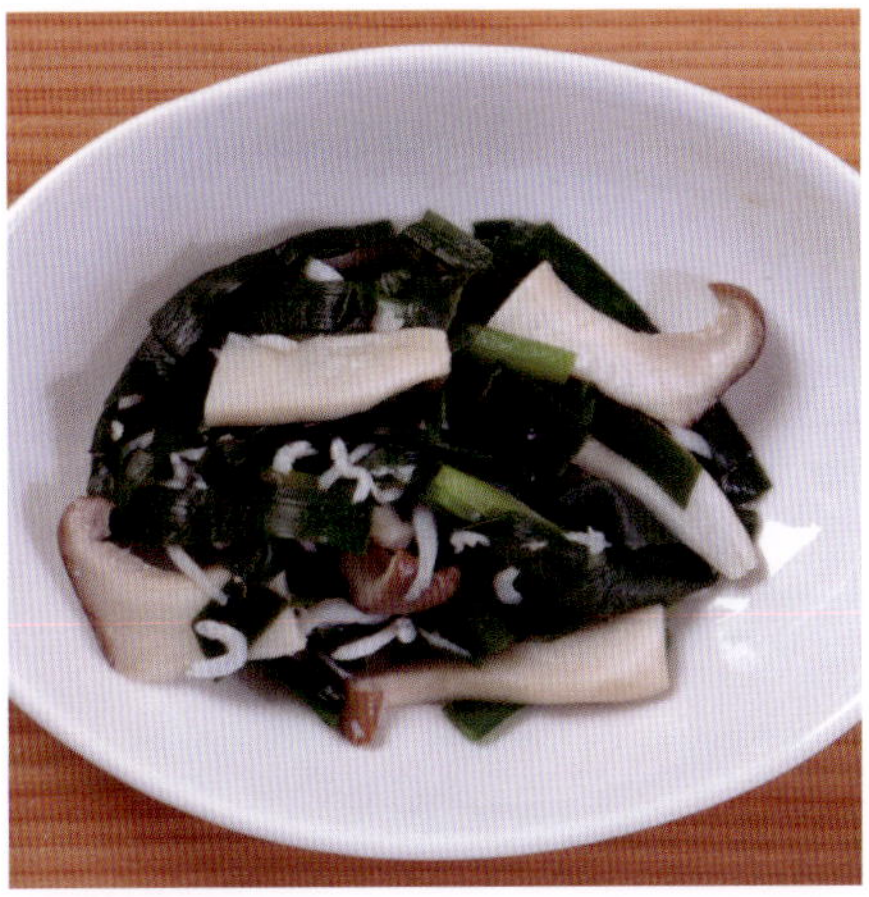

にらとエリンギの煮浸し

おすすめポイント

からだを温め腎の働きを高める作用があるにら韮《にら》は、立春のおすすめ食材です。

材料・分量

にら	1束
エリンギ	1パック
しらす干し	大さじ2
だし汁	100ml
しょうゆ	少量

作り方

❶ にらは4㎝の長さに切る。エリンギは長さを半分に切り縦半分の薄切りにする。
❷ 鍋にだし汁としょうゆを入れ火にかけ、エリンギを加え1〜2分煮る。にらとしらす干しを入れサッと煮て火を止める。

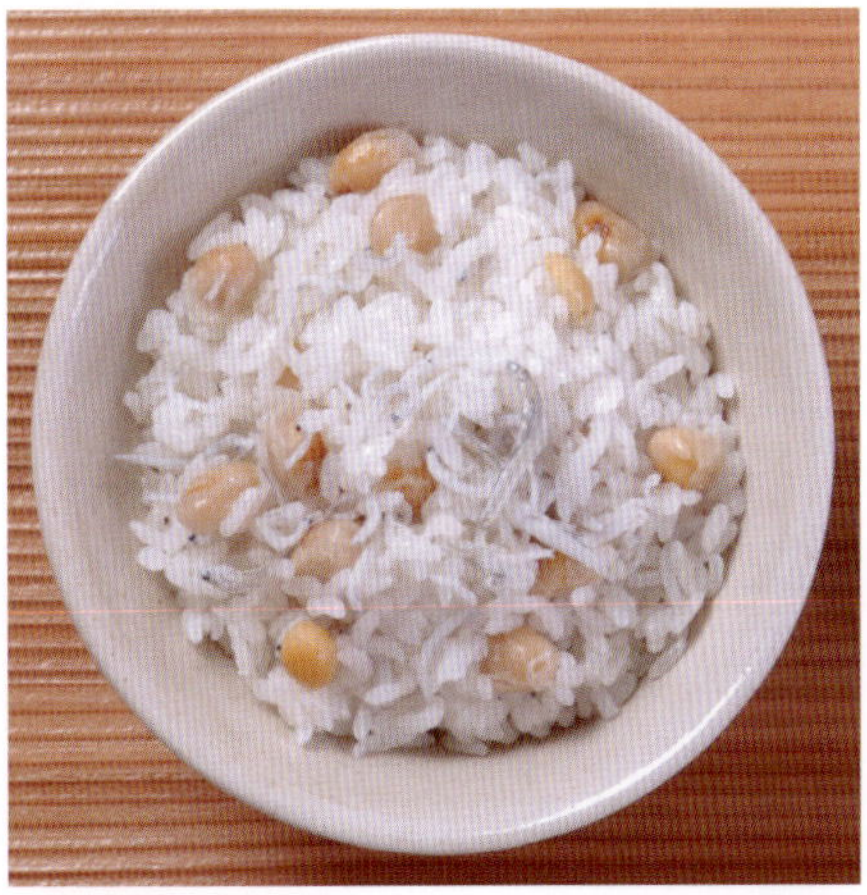

炒り豆ご飯

おすすめポイント

胃腸の調子を整える大豆に、気血を補うしらす干しを加えました。節分で使う「福豆」を入れて炊いた縁起のよいご飯です。

材料・分量

米	1.5カップ
炒り大豆	1/2カップ
水	450ml
酒	大さじ2
塩	小さじ1/2
しらす干し	20g

作り方

❶ 米は洗い、炒り大豆・水・酒に30分つける。
❷ 炊飯器に①と塩を入れて炊く。
❸ ②を器に盛り、軽く炒ったしらす干しを散らす。

5 金柑陳皮茶

おすすめポイント

気の巡りをよくし、痰を取り除く働きのある金柑・陳皮を入れたお茶です。

材料・分量

金柑	4個
陳皮	5g
烏龍茶	10g
熱湯	4カップ

作り方

❶ 金柑は薄切りにし、陳皮はきざむ。湯呑み茶碗に少量ずつ入れる。
❷ ポットに茶葉を入れ熱湯をそそぎ1〜2分おき①の湯呑みに入れる。

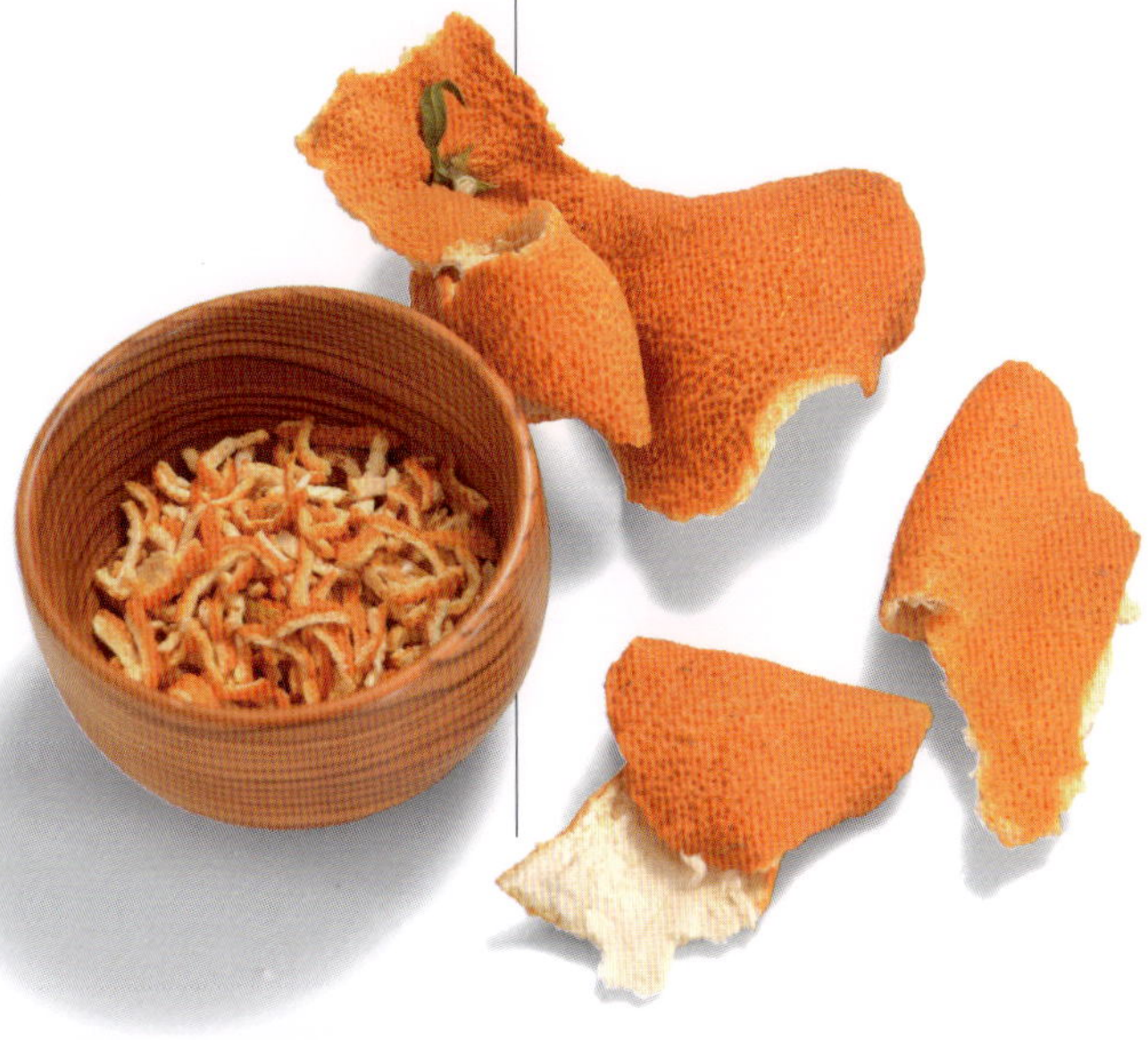

雨水

2月18日頃から

土《ど》脈《みゃく》潤《うるお》い起《お》こる

霞《かすみ》始《はじ》めて靆《たなび》く

草木《そうもく》萌《も》え動《うご》く

薬膳ポイント

補気健脾

抑陰助陽

疏肝和胃

大地を潤す春の雨が降り、草木の芽生えが始まります。この時期は三寒四温と言われるように気温の変化が激しいので、体調がくずれやすくなります。

脾胃の働きを整え養生して免疫機能を高めることが大切です。

脾胃は「後天の本」「気血生成の源」で、健康長寿の基礎です。脾と胃が調和すれば、体の新陳代謝を促進・調和し、生命活動のバランスを保つことができます。

季節の食材・生薬

里芋
桜えび
豚肉
白菜
れんこん
ねぎ
小松菜
しょうが
紅花
花椒

セット献立

1 牛肉巻きおにぎり
2 里芋のお焼き 枸《く》杞《こ》醤《じゃん》ソース
3 水キムチ
4 桃花酒

おすすめ献立

○ 豚肉のねぎ巻きと野菜の南蛮漬け
○ 紅花入りスイートポテト

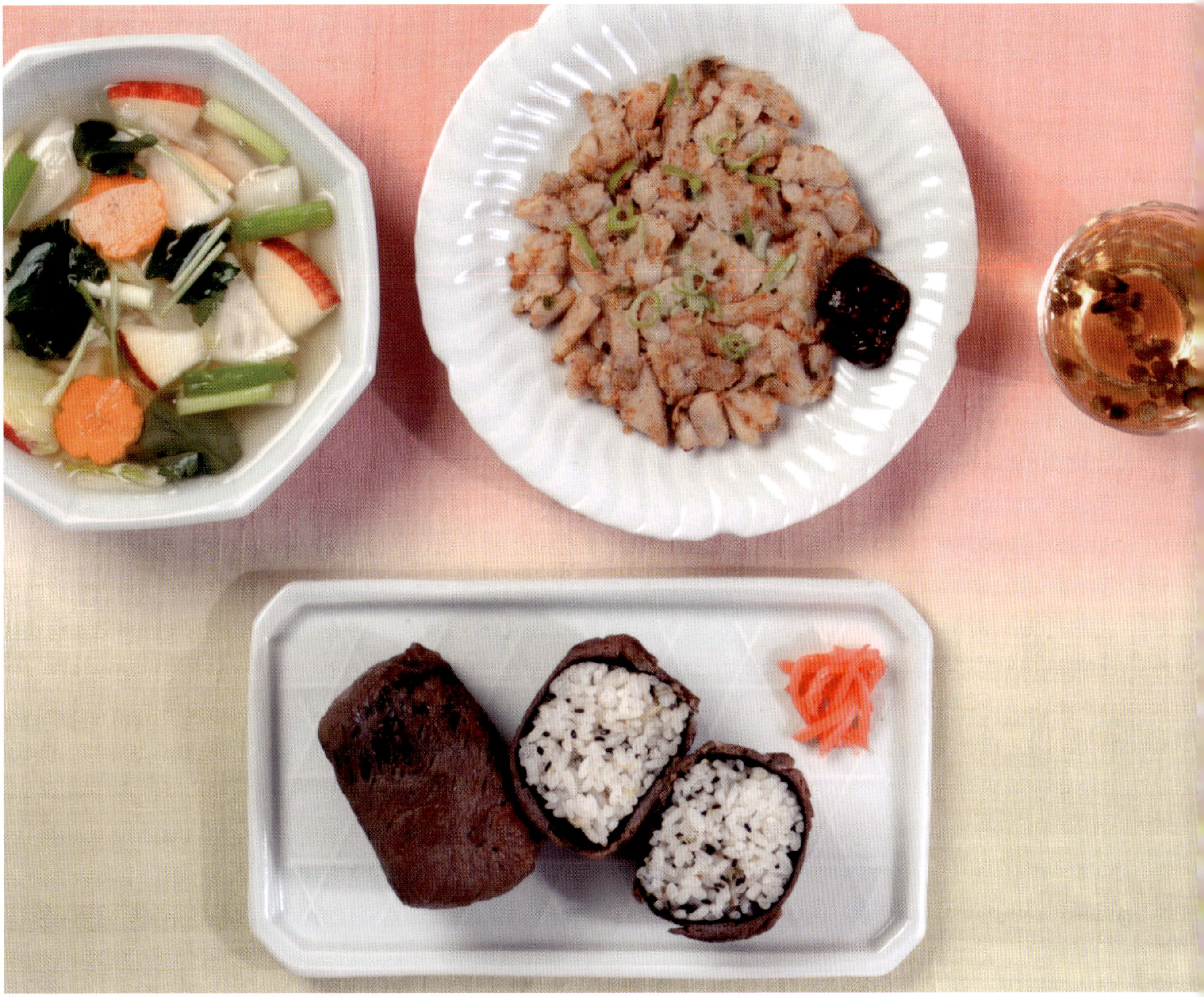

コラム ❷

【上巳《じょうし》の節句と桃】

古代中国では災厄から免れ、不浄を取り除くため、川で厄払いや禊《みそぎ》をして邪気を払う上巳節の神事がありました。上巳とは陰暦三月初めの巳の日という意味で、その時に飾られていたのが桃の花だと言われています。上巳節の行事が日本に伝わり、厄払いの行事は幼い女の子の雛遊びへと変化し、江戸時代には五節句のうちのひとつ「桃の節句」となりました。

桃は「木」に「兆」という文字で表すように、古来より「兆《きざし》」のある木として、未来を予知し、魔を防ぐ仙人の果実・不老長寿をもたらす霊力を持った聖なる木と伝えられています。また「兆」には多数という意味もあり、早春に沢山の花を咲かせ、多くの実を結ぶことから「多産の木」とも言われています。この木には人々の不老長寿の願いがあらわれているのかもしれません。

1 牛肉巻きおにぎり

おすすめポイント

気を補い胃腸の働きを整える米と、気血を補う牛肉を使ったパワフルなおにぎりです。

材料・分量

米 ……… 1.5カップ
A しょうが（みじん切り） ……… 40g
　塩 ……… 1g
　酒 ……… 大さじ2
黒炒りごま ……… 小さじ4
のり ……… 3枚
牛もも肉薄切り ……… 300g
B しょうゆ ……… 小さじ4
　赤ワイン ……… 小さじ4
紅しょうが ……… 少量
七味唐辛子 ……… 適宜

作り方

❶ 米は洗いザルに上げ30分おき、炊飯器に入れ水加減し、Aも加えて炊く。
❷ ①に黒炒りごまを混ぜ8等分にし、俵型のおにぎりにしてのりを巻く。
❸ 牛肉は1枚ずつ広げBをふり、少しおいてから②に巻き、オーブン220℃で約7分焦げ目がつく位に焼く。（オーブントースターでもよい）
❹ 器に③を盛り、紅しょうがを添える。好みにより七味唐辛子をふる。

2 里芋のお焼き 枸《く》杞《こ》醤《じゃん》ソース

おすすめポイント

胃腸の働きを整え通便作用のある里芋を使って、肝腎を強化する枸杞子も加え、臓腑の機能を高めます。

材料・分量

里芋 ……… 200g
桜えび ……… 10g
小ねぎ ……… 2〜3本
小麦粉 ……… 大さじ1
こしょう ……… 少量
サラダ油 ……… 適宜
A 枸杞子 ……… 20g
　水 ……… 40ml
B 八丁味噌 ……… 大さじ1
　花椒（粉） ……… 小さじ1/4
　酢 ……… 小さじ1/2
ごま油 ……… 小さじ1

作り方

❶ 里芋はよく洗い電子レンジに1分程かけ、皮をむき細切りにする。桜えびは軽く炒ってみじん切り、小ねぎは小口切りにする。
❷ ①をボウルに入れ小麦粉をまぶし、こしょうをふって油を熱したフライパンに平らにのばし、両面をヘラで押しつけながらこんがりと焼く。
❸ すり鉢にAの水でもどした枸杞子を入れすりつぶす。（フードカッターでもよい）Bを加えて混ぜ、鍋に移し火にかけてとろみをつけ、枸杞醤ソースを作る。
❹ ②を切り分け器に盛り③を添える。

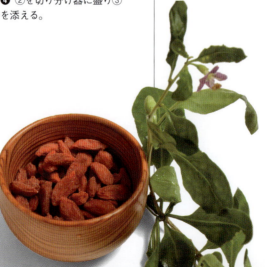

3 水キムチ

おすすめポイント

白菜や大根を使った韓国の漬物です。唐辛子・にんにく・しょうがで胃腸の働きをよくし消化を促進します。

材料・分量

白菜 ……… 200g
大根 ……… 200g
塩 ……… 大さじ1
りんご ……… 1/2個
にんじん ……… 20g
せり ……… 3本
小ねぎ ……… 3本
漬け汁
　水 ……… 5カップ
　りんご果汁 ……… 1/4個分
　A 一味唐辛子 ……… 小さじ1
　　にんにく（みじん切り） ……… 大さじ1
　　しょうが（みじん切り） ……… 小さじ1
塩 ……… 大さじ1

作り方

❶ 白菜は3cm角に切り大根は3mm厚さのいちょう切りにして分量の塩をまぶし、約30分おいてザルに上げ水けをきる。
❷ りんごは芯を取り皮つきのまま3mm厚さに切る。にんじんは花型にして薄切りにする。せり・小ねぎは3cm長さに切る。
❸ 漬け汁の水から50mlボウルに取り分け、Aを入れ混ぜ合わせる。
❹ 広口ビンに残りの水と塩を入れよく混ぜりんご果汁と③を濾して汁だけを加え①②を入れて漬け込み1日常温におき発酵させる。
❺ ④を冷蔵庫で冷やし、器に汁ごと盛りつける。（冷蔵庫で2〜3日は可）

4 桃花酒

おすすめポイント

女の子の成長と幸福を桃に託し、上巳の節句に桃の香りを楽しむお酒です。

材料・分量

桃の花（乾燥の白桃花） ……… 5g
氷砂糖 ……… 10g
ホワイトリカー ……… 300ml

作り方

❶ 保存容器を消毒しておく。
❷ ①にすべての材料を入れ、フタを閉めて直射日光の当たらない涼しい場所におく。
❸ 時々容器をゆすり、3日〜1週間位すると飲めるようになる。（1回に10mlを目安に、3か月くらいが風味がよい）

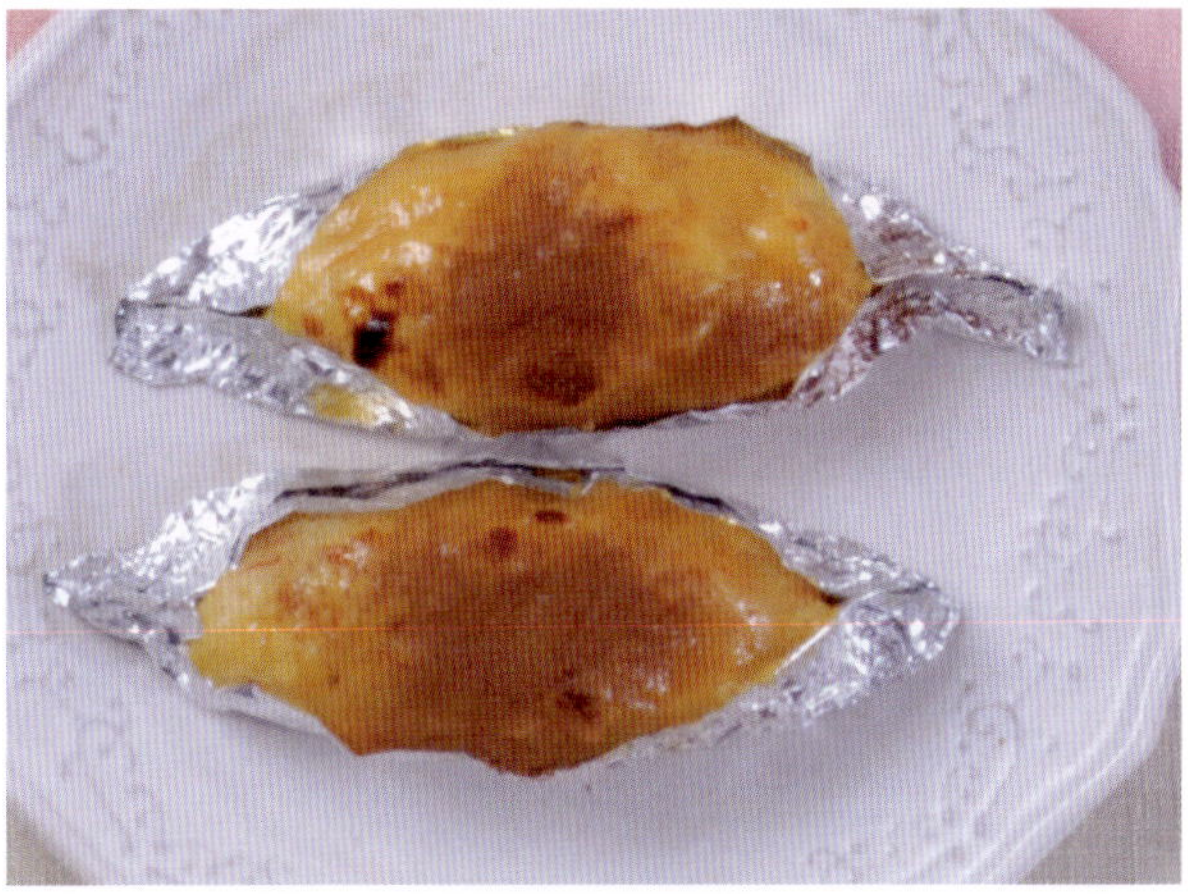

紅花入りスイートポテト

おすすめポイント

気を補う作用のあるさつま芋に、身体を温め血の巡りをよくする紅花を加えたやさしい甘さのスイートポテトです。

材料・分量

さつま芋	200g
牛乳	100ml
バター	8g
砂糖	大さじ1.5
卵黄	1個
紅花	小さじ1
酒	少量
シナモン	少量

作り方

❶ さつま芋は厚めに皮をむき、1cm位の輪切りにして軟らかくゆでる。
❷ ①を裏ごしし、鍋に入れ牛乳・砂糖・バターを加えて火にかけて焦げないようにかき回しながら耳たぶ位の硬さまで煮詰める。
❸ ②の中に卵黄の2/3と酒でもどした紅花を加えよく混ぜ、耐熱容器にきれいに盛りつけ、残しておいた卵黄を表面に塗りオーブンで表面が乾く程度に焼く。
❹ ③を皿に盛りシナモンをふる。

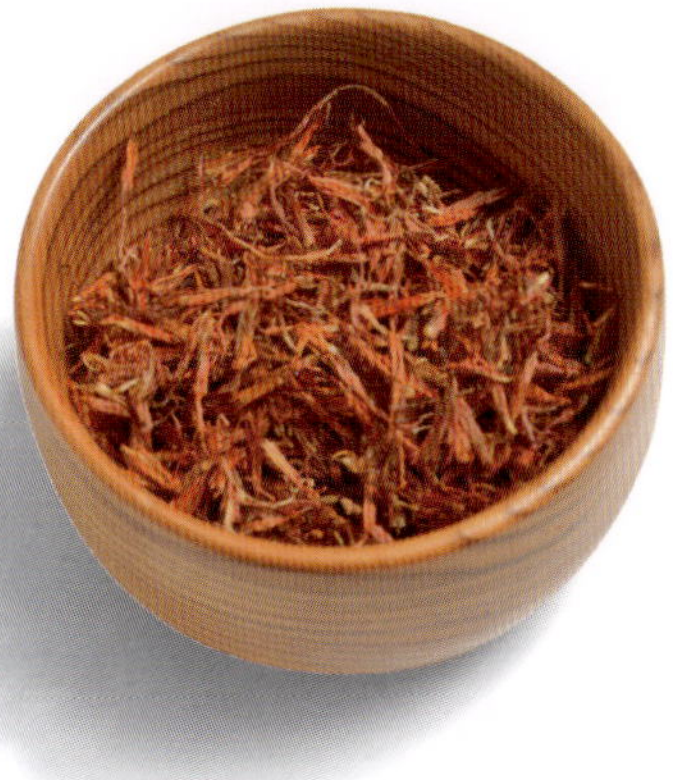

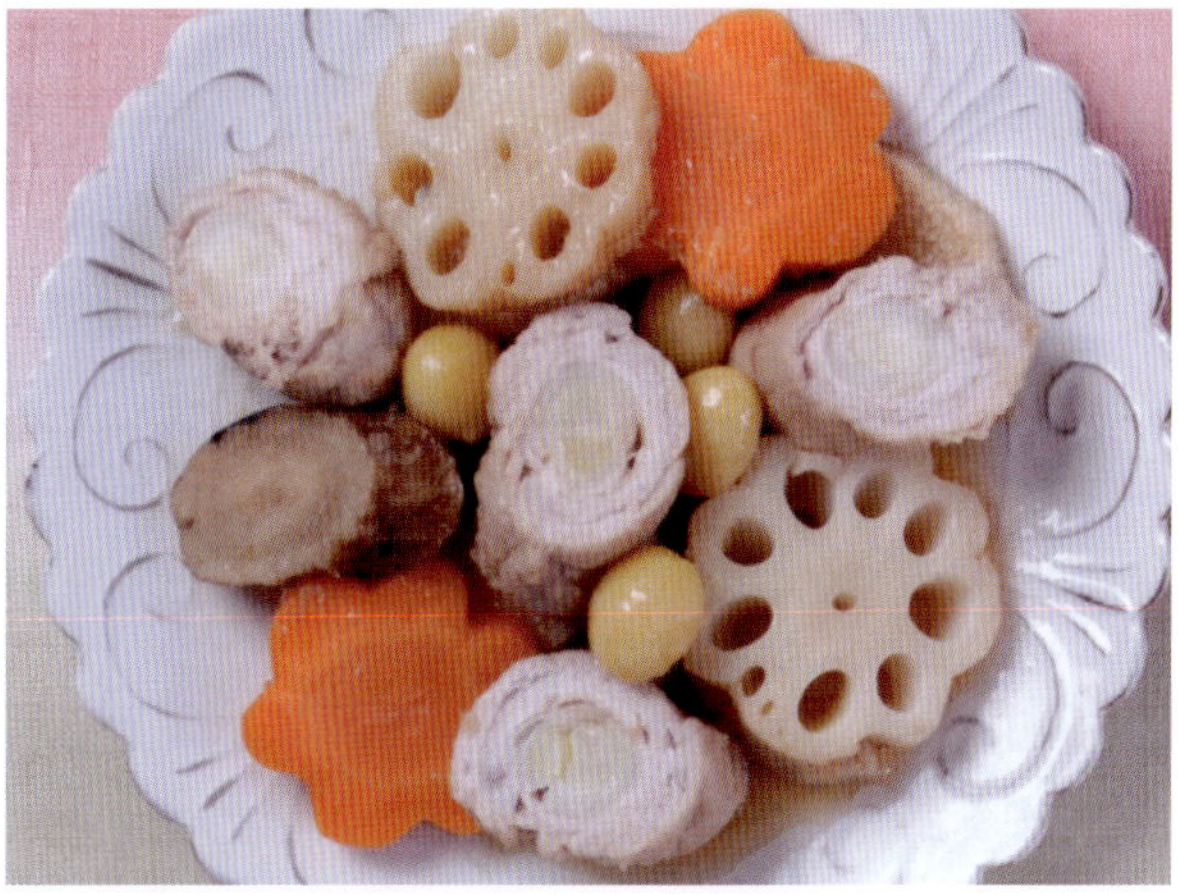

豚肉のねぎ巻きと野菜の南蛮漬け

おすすめポイント

発汗して邪気を外に出す作用のあるねぎに、陰液を補う豚肉と、野菜をたっぷり使った食欲のでる献立です。

材料・分量

豚もも肉薄切り		200g
長ねぎ		1本
にんじん		80g
ごぼう		60g
れんこん		120g
山芋		120g
ぎんなん		20粒
小麦粉		適宜
サラダ油		適宜
A	酢	大さじ4
A	だし汁	大さじ2
A	しょうゆ	小さじ4
A	しょうが すりおろし	1かけ分
A	砂糖	小さじ2
A	酒	大さじ1
A	唐辛子	1本

作り方

❶ にんじんは1cm厚さのねじり梅型に切る。れんこんも同じ厚さで淵を花形に切る。山芋は縦に6角形になる様に皮を落とし、1cmの厚さに切る。ごぼうは皮をよく洗い1cmの斜め切りにする。
❷ 長ねぎはまわりに斜めに包丁目を入れ豚肉の巾に切り、芯にして肉を巻く。
❸ フライパンに油を熱し、水けをふいた①の野菜とぎんなんを素揚げにする。②は小麦粉を薄くつけ、油で揚げる。
❹ ボウルに③を入れ、一煮立ちさせたAをかけしばらく漬け込む。
❺ ④のねぎ巻きを斜め半分に切り、野菜と共に器に盛りつけ漬け汁をかける。

啓蟄

3月5日頃から

蟄虫《すごもりのむし》戸《と》を啓《ひら》く

桃《もも》始《はじ》めて笑《わら》う

菜虫《なむし》蝶《ちょう》と化《か》す

薬膳ポイント

補気健脾
益陰潜陽
疏肝理気

土壌の温度も上がってきて、土の中の虫が動き出す頃です。冬の間、閉じ込められていたものを押し開き、新しくのびやかに成長していきます。人もそれに応じて肉体は活発になり、朝早く目覚め昼間は興奮しがちになります。

この力を抑えないようにしながら、精神を開放させ調和を図って活動するには、春に盛んになる肝の気の上昇・発散させる機能を、落ち着かせるとともにそれを支える十分な営養が必要です。

季節の食材・生薬

落花生
レバー
卵
カリフラワー
せり
玉ねぎ
もやし
しょうが
決明子
陳皮

セット献立

1 古代米ご飯
2 鶏レバーのパリパリ春巻き
3 双耳《そうじ》の落花生和え
4 黄耆入り長芋スープ
5 菊花決明子茶

おすすめ献立

○ しょうがたっぷりもやしご飯
○ 桜薯蕷《じょうよ》（かるかん）

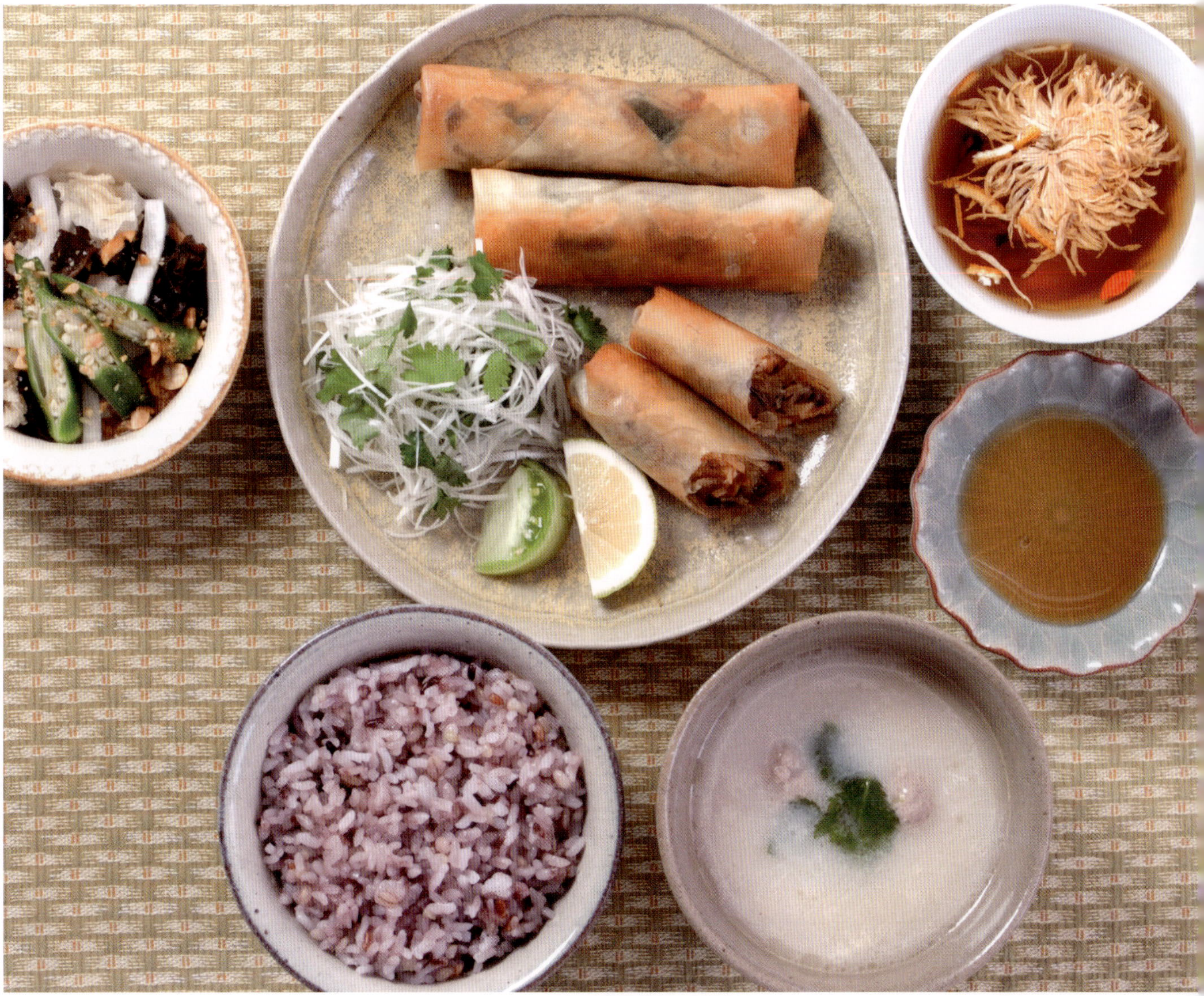

コラム 3

【黒米】

黒米は中国雲南省産・インディカ系のもち米です。中国漢の武帝の時代に張騫《ちょうけん》という人に発見されたと言われるお米です。その効果の高さから「薬米」とも呼ばれています。「本草綱目」にはさまざまな効能が記載されており、ごく少数の高貴な人たちのための高級な薬膳に用いられ、不老長寿を求めた秦の始皇帝の源泉力はこの米であったと伝えられています。

日本には縄文時代の終わりごろから弥生時代のはじめに渡来しました。炊飯すると「紫黒色」になるのは、糠《ぬか》の部分に黒い色素（アントシアニン）が含まれるためです。近年では、血管を保護し動脈硬化の予防、老化防止などの働きがあると言われています。また黒米の各栄養素が白米より多く含まれ、食物繊維含有量はなんと白米の8倍以上と言われ、皇帝を支えた理由がわかる気がします。

春

節気番号 3

夏

秋

冬

1 古代米ご飯

おすすめポイント

大気の変化の時です。それに応じてからだも不安定な状態ですので、生命力旺盛な古代米を食べることによって、からだの安定を維持します。

材料・分量

- 米……2カップ
- 古代米（黒米）……大さじ4
- 塩……小さじ1/2

作り方

❶ 黒米は100mlの水に1時間つける。つけ汁はとっておく。

❷ 米は30分前に洗ってザルに上げる。

❸ 両方の米を釜に入れ、黒米のつけ汁と酒・塩を入れて水加減して炊く。

2 鶏レバーのパリパリ春巻き

おすすめポイント

鶏レバーやにらは腎を補って肝の代謝をスムーズに導きます。金針菜は肝や腎に働き熱を冷ます作用もあり、めまいやイライラ対策におすすめです。

材料・分量

- 鶏レバー……150g
- A
  - おろし生しょうが……小さじ1
  - 酒……大さじ1
  - しょうゆ……小さじ2
- 干し椎茸……2枚
- 金針菜……10g
- 春雨……15g
- たけのこ……10g
- にら……10g
- 春巻きの皮……12枚
- B
  - 酒・しょうゆ……各大さじ1
  - 塩……少量
- 小麦粉、揚げ油……適量
- 長ねぎ……1本
- C
  - 香草……2/3把
  - ミニトマト……4個
  - レモン……1/2個
- 練りがらし・黒酢……適量

作り方

❶ 鶏レバーはきれいに洗って1cm角に切り、Aに15分位つけてから下ゆでする。

❷ 金針菜はぬるま湯に約10分つけてもどし、硬い花軸を取り1/3に切ってサッとゆでる。干し椎茸はもどして1～2cmに切る。春雨はぬるま湯でもどし3cmに切る。たけのこ・にらは3cm長さのせん切りにする。

❸ ①②を炒め、Bで味付けをし冷ましておく。

❹ 具を12等分にし、皮の中央におき両端を折ってきちっと巻く。小麦粉に少量の水を加えて糊を作り止める。（小ぶりに仕上げる）

❺ 170℃に油を熱し、きつね色に揚げる。ねぎは白髪ねぎにしCと一緒に盛りつけ、からし酢を添える。

3 双耳の落花生和え

おすすめポイント

黒・白きくらげは肺腎を強化してからだを潤し、春に興奮する肝を落ち着かせます。大根・オクラは胃を守り消化機能をアップさせます。

材料・分量

- 黒きくらげ（乾）……5g
- 白きくらげ（乾）……5g
- 大根……200g
- オクラ……3本
- 落花生……大さじ2
- 陳皮……適量
- A
  - 酢……大さじ1.5
  - だし汁……大さじ4
  - しょうゆ……大さじ1.5
  - 砂糖……小さじ2

作り方

❶ 黒きくらげはきれいに洗い、石づきを取ってサッとゆでごく細いせん切りにする。白きくらげは水でもどし、10分間ゆでて食べやすい大きさに切る。

❷ 大根はせん切りにして分量外の塩でもみ水分をしぼる。オクラは塩ゆでし輪切りにする。

❸ 落花生は細かく刻む。陳皮は水につけてもどしせん切りにする。

❹ Aを合わせて甘酢を作り①②を和え③を散らす。

※双耳は、白木耳《きくらげ》と黒木耳のこと

4 黄耆入り長芋スープ

おすすめポイント

長芋（山芋）はストレスによる気血の消耗を軽減し、からだをいやしてくれます。ストレスの多い時におすすめのスープです。

材料・分量

- 長芋……200g
- 干しえび……大さじ2
- サラダ油……少量
- 豚ひき肉……100g
- 長ねぎ……1/2本
- 酒……小さじ1
- 塩……少量
- せり……1/2束
- A
  - 黄耆《おうぎ》……10g
  - 水……2カップ
- 牛乳……30ml
- サラダ油……適量
- 塩・黒こしょう……各少量

作り方

❶ 干し海老はヒタヒタのぬるま湯で軟らかくもどし、細かく切る。

❷ Aを煮詰め1カップにし水2カップたす。

❸ せりはゆでて固くしぼり3cm位に切る。

❹ 長ねぎはみじん切りにして豚ひき肉と一緒に粘りが出るまでよく混ぜ合わせ、塩・酒少量で調味し一口大の大きさに丸める。

❺ 油で①を軽く炒め②を加える。沸騰してきたら④を入れ、アクを取りながら10分位煮る。

❻ ⑤に長芋をすりおろしながら加え、牛乳も入れさらに5分ほど煮て塩・黒こしょうで味を調える。仕上げに③を散らす。

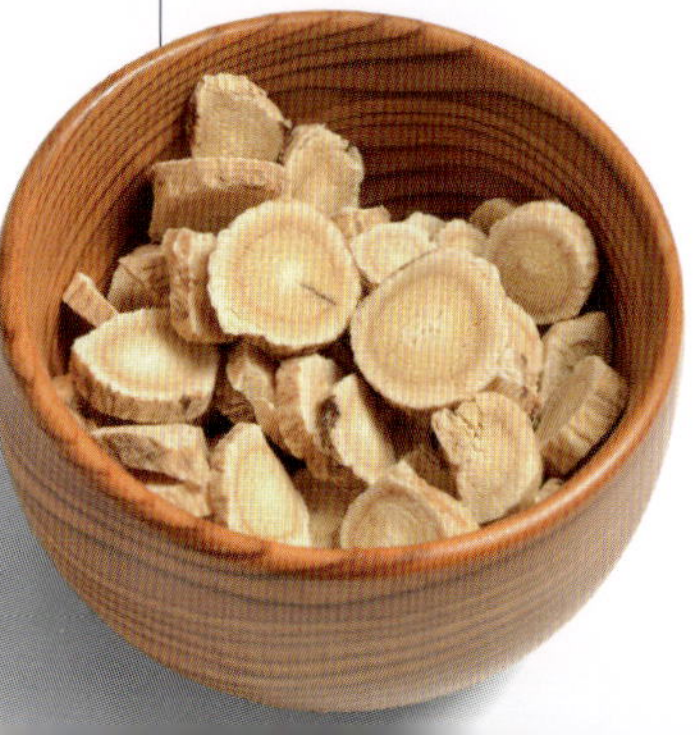

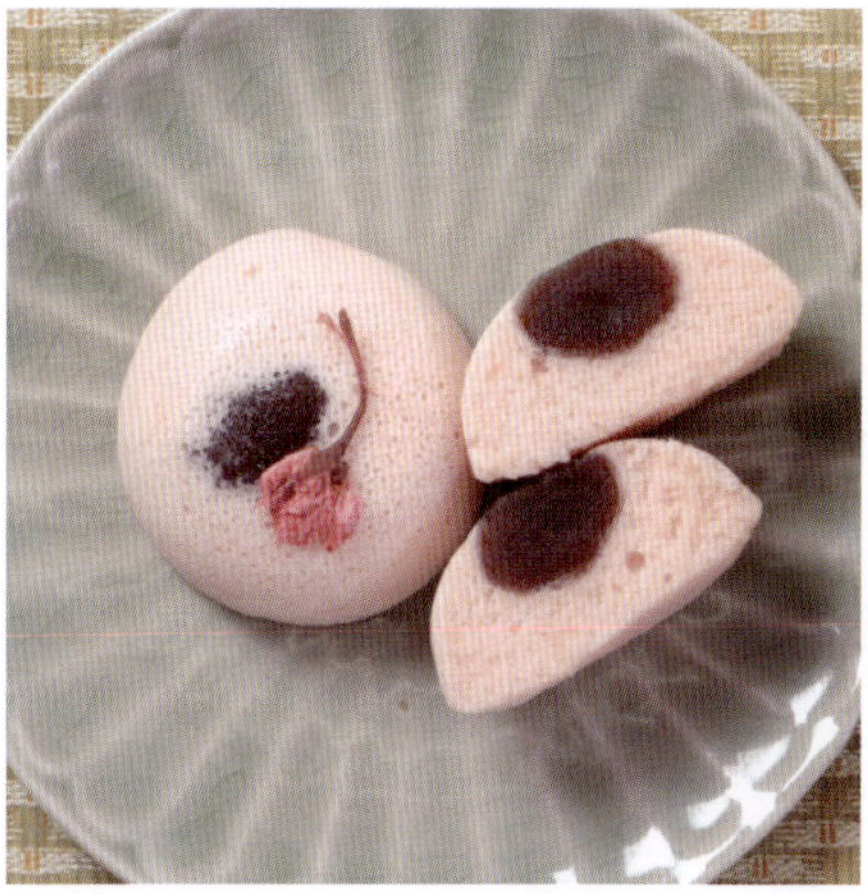

桜薯《じょう》蕷《よ》(かるかん)

おすすめポイント

山芋は消化機能を助けからだを元気にし、春の養生に適した食材です。桜の花を用い春らしいかるかんまんじゅうになりました。

材料・分量

山芋	100g
A 砂糖	70g
A 水	50ml
A 紅麹	少量
上新粉	100g
卵白	1.5個分
こし餡	50g
桜の花の塩漬け	8個
サラダ油	少量(型に塗る)

作り方

❶ 山芋は皮をむきサイコロ状に切り、ミキサーの中に入れる。砂糖・水・紅麹を加えて少し長めに撹拌する。
❷ 桜の花の塩漬けは、サッと洗って水けをきる。
❸ こし餡を8つに丸める。
❹ 卵白を角が立つまでしっかりと泡立てる。
❺ ①と④をゴムベラで軽く混ぜ合わせ、上新粉を加え切るように混ぜ合わせる。
❻ 型にサラダ油を薄くぬり⑤の生地をスプーンで9分目まで入れたら、③をおき軽く差し込む。
❼ 蒸気が上がった蒸し器の中に⑥を入れ20分間途中でフタを開けないようにして蒸し上げる。竹串を刺し、生地がついてこなければ火を止め、型からはずし②を飾る。

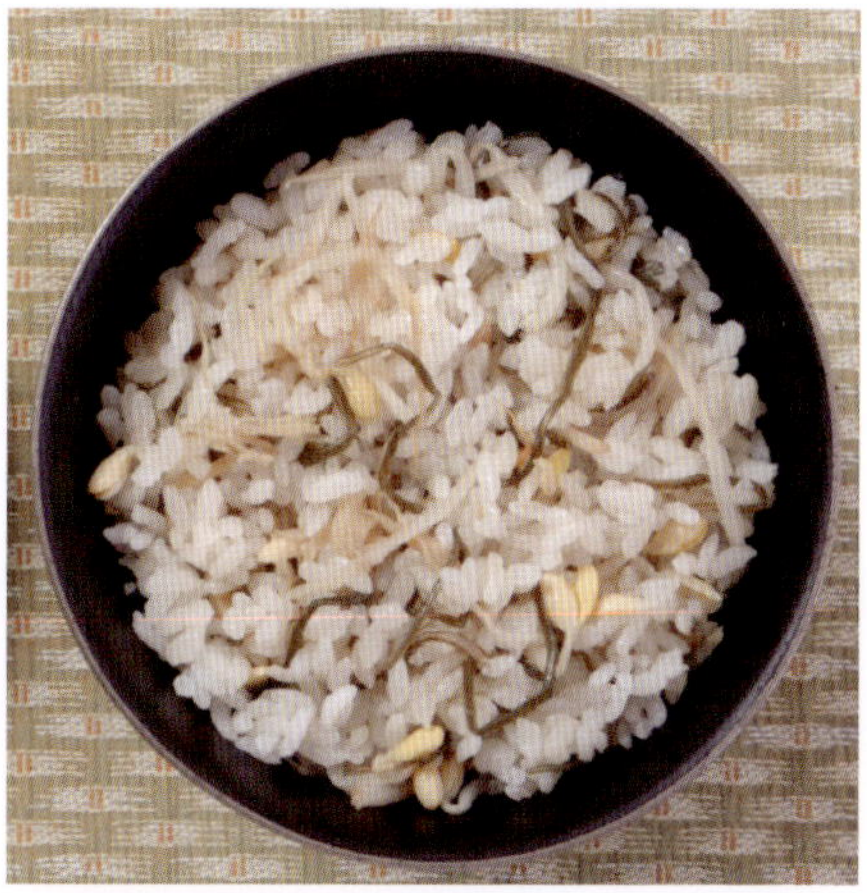

しょうがたっぷりもやしご飯

おすすめポイント

もやしはからだの熱と湿を取るのに効果的ですが冷やしすぎないよう、からだを温めるしょうがを入れてバランスをとり、この時期にあったご飯に仕上げました。

材料・分量

米	2カップ
水	300ml
もやし	1袋
しょうが	20g
昆布	5cm角
A 酒	大さじ2
A 白だし	大さじ2
万能ねぎ	1/2本
薄口しょうゆ	小さじ2

作り方

❶ もやしは半分に切り、しょうがはせん切りにする。
❷ 炊飯器に洗った米と水を入れ、昆布・Aと①を入れて炊く。炊けたら昆布を取り出しせん切りにして混ぜる。(もやしから水分が出るので水加減に注意)
❸ ②に小口切りにした万能ねぎとしょうゆをかけ混ぜ合わせる。

5 菊花決明子茶

おすすめポイント

決明子・菊花・枸杞子とも肝経に入り、春の不調(疲れ目・めまい等)に対応できます。菊花の浮かぶ、美しく香り高いお茶です。

材料・分量

菊花	10～15個
枸杞子	大さじ1
決明子	10g
陳皮	10g
湯	5カップ

作り方

❶ 決明子は細かく砕く。5カップの水を煮立て、菊花以外の材料を煮出して4カップ位にする。
❷ 仕上げに菊花を入れフタをして2～3分蒸らす。または各湯飲み茶碗に菊花を入れ①を注いでもよい。

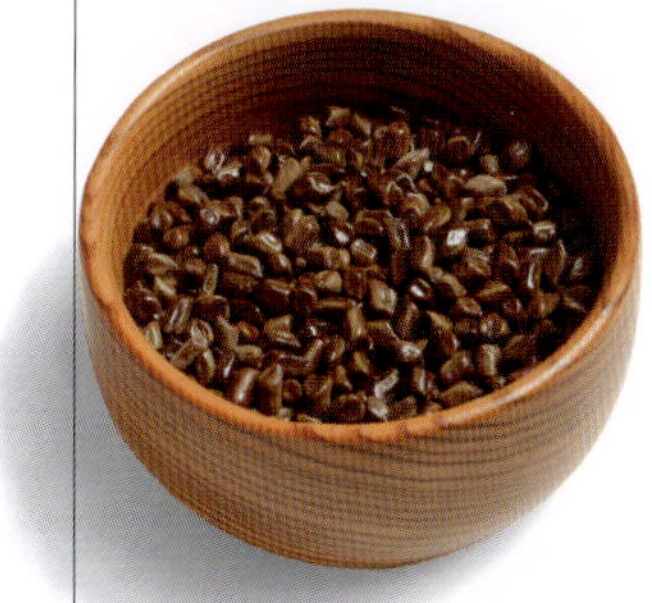

雀《すずめ》始《はじ》めて巣《す》くう

春分

桜《さくら》始《はじ》めて開《ひら》く

雷《かみなり》乃《の》声《こえ》を発《はっ》す

3月20日頃から

薬膳ポイント

補気健脾
調和陰陽
理気補血

この日は、太陽が真東から昇って真西に沈み、昼と夜の長さがほぼ等しくなります。陰陽転化（陰少陽長）の日である春分を境に、夏至までは昼がだんだん長くなり、夜が短くなっていきます。

桜の花が咲き始め、心浮き立つこの時期は、日中の活動量が増え体力が消耗しがちです。寒暖の差が少なくなり、過ごしやすい時なので、無理をせず、ゆったりと過ごすことが養生において大切です。

季節の食材・生薬

じゃがいも
ごま
いちご
ほたて
さわら
にんじん
菜花
ひじき
黒きくらげ
茉莉花《まつりか》（ジャスミン）

セット献立

1 ほたてと三つ葉の香りご飯
2 鰆《さわら》の菜種焼き
3 蕪の射こみ煮 菊花あん
4 ひじきと春菊の曙和え
5 あさりの味噌汁

おすすめ献立

○ 苺と黒胡麻のレアチーズケーキ
○ ジャスミン茶

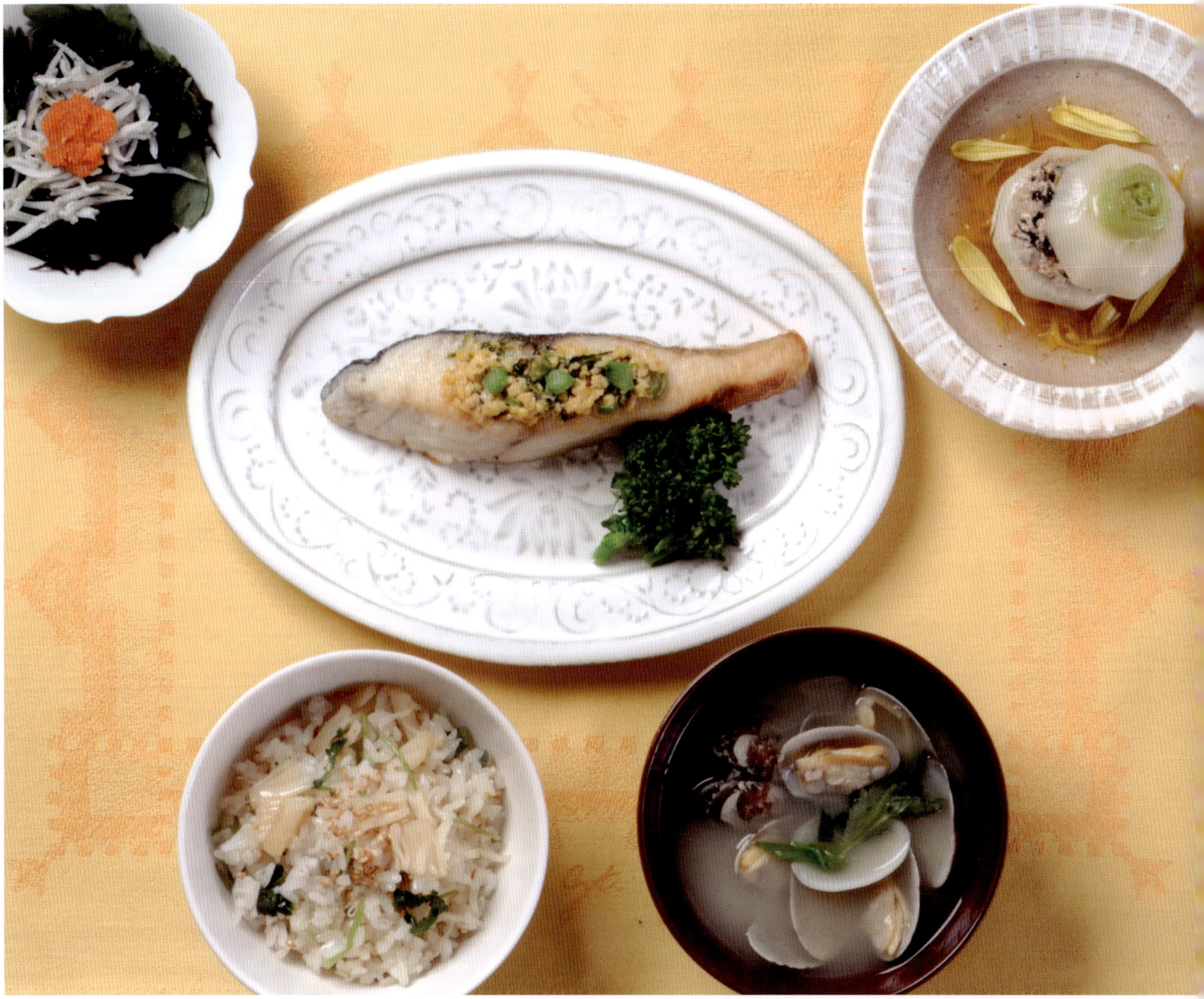

コラム **4**

【子《し》午《ご》流《る》注《ちゅう》】

自然界の陰気・陽気は春分・秋分を起点としてリズムを刻み、季節の変化となっています。では体内の気はどこを起点としてどのように循環していくのでしょうか？ 中医学独特の気の流れを表す子午流注という考え方があります。子午は「時刻」「方角」、流注は「十二経脈・臓腑」のツボへの気血の流れを表し、一日の運行を示したものです。例えば「子《ね》の刻」（23時～1時）は肝胆の時間とされ、肝胆に気が流注するこの時に深い眠りにあることは血液不足を防ぎます。「午《うま》の刻」（11～13時）は心拍が上昇する心《しん》の時間と言われています。つまり「子午流注」は体内時計であり、臓腑や経絡が活発に働き、その機能が最大に発揮される固有の時間を現しています。

最近では時間医学、時間栄養学などで適切な食事や治療の時間も注目されるようになりました。しかし、この子午流注という考えはすでに二千年前の『黄帝内経』の中にあり、治療や日常生活に生かされてきました。

1 ほたてと三つ葉の香りご飯

おすすめポイント

この時期は気が活発になり体力を消耗しがちです。ほたては体を潤し消化機能をアップさせて、旨み十分なご飯です。

材料・分量

米		2カップ
ボイルほたて貝柱		8個
A	酒	大さじ1
	しょうゆ	大さじ1
糸三つ葉		1/2束
炒りごま		適宜

作り方

❶ 米は洗ってザルにあげておく。
❷ 三つ葉は根を切り落とし洗って1cm長さに切る。
❸ ほたてのひもを取り、洗って食べやすい大きさに切る。米・ほたて・ひもを入れAで調味して炊く。炊き上がったご飯に②を混ぜ合わせる。
❹ 茶碗に盛り付け、ひねり胡麻を散らす。

2 鰆《さわら》の菜種焼き

おすすめポイント

鰆で体力の回復、維持を計ります。菜の花の辛味は代謝を高める働きがあるので、細かくきざむかまたはよく噛んで食べると効率よくとれます。

材料・分量

鰆	4切れ
塩	少量
かたくり粉	適宜
菜の花	150g
卵	2個
マヨネーズ	大さじ2
太白ごま油	小さじ1
薄口しょうゆ	小さじ1
白味噌	小さじ1
太白ごま油	炒め用適宜

作り方

❶ 鰆は塩を振り15分ほどおいて、キッチンペーパーなどで水分をふき取り、かたくり粉を薄くつけてごま油で色よく焼く。
❷ 菜の花はゆでて冷水に取り水けをしぼり、しょうゆ洗い（分量外のしょうゆをまぶしてしぼる）をする。穂先は3～4cmを切り取り、茎は小口切りにする。
❸ フライパンに太白ごま油を入れ、香りが出たらマヨネーズを入れ茎を炒める。薄口しょうゆと白みそで調味し、ほぐした卵を加え半熟状に細かい炒り卵を作る。
❹ ①に③を平らにのせ、オーブン（オーブントースターでもよい）で3分程焼く。皿に盛りつけ、②の穂先を添える。

3 蕪《かぶ》の射こみ煮 菊花あん

おすすめポイント

かぶは胃腸の働きを活発にし、消化機能を促進します。豚肉はからだを潤し、疲労回復・免疫力アップに最適です。

材料・分量

かぶ		4個
豚肉		100g
塩		少量
木綿豆腐		80g
金針菜		5g
黒きくらげ		3g
A	出し汁	5カップ
	しょうゆ	大さじ1
	みりん	大さじ2/3
	葛粉	大さじ1
	水	大さじ2
菊花		適宜

作り方

❶ 金針菜を水でもどし、硬いところは除いて半分に切る。黒きくらげはきれいに洗ってサッとゆでせん切りにする。豆腐は十分に水をきっておく。豚肉を細かい角切りにして塩少々をもみ込む。
❷ かぶは上部1/5を切り取ってスプーンで中身をくりぬき細かく刻む。かぶの内部とフタに小麦粉をふる。
❸ ①と②のきざんだ中身を混ぜ合わせて詰め、Aの煮汁で柔らかく煮る。かぶのフタが浮かないように落しブタをする。 煮えたら器に盛りつける。
❹ ③の煮汁を温め菊花を加え、水溶きした葛粉を入れて煮、トロミをつけかぶの上にかける。

4 ひじきと春菊の曙和え

おすすめポイント

新陳代謝が低下すると、脹りや凝りとなって現れます。ひじきは古くから塊りを軟らかくする効能があり、気の巡りをよくする春菊と共に和え物にしました。

材料・分量

芽ひじき（乾）		15g
春菊（葉）		4本分
ちりめんじゃこ		20g
にんじんドレッシング		
	にんじん	60g
	サラダ油	大さじ1
	酢	大さじ3
	しょうゆ	大さじ3
	砂糖	小さじ2/3

作り方

❶ 芽ひじきは水でもどして、熱湯に30秒ほど通して水けを切り、皿に広げて冷ましておく。
❷ 春菊は茎を取り除き、葉を使う。
❸ にんじんはすりおろし他の材料と混ぜ合わせドレッシングを作る。
❹ ①②を混ぜ合わせて器に盛り、③をかけ、ちりめんじゃこを飾る。

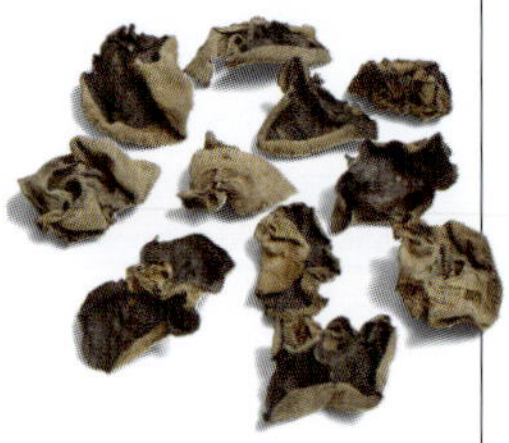

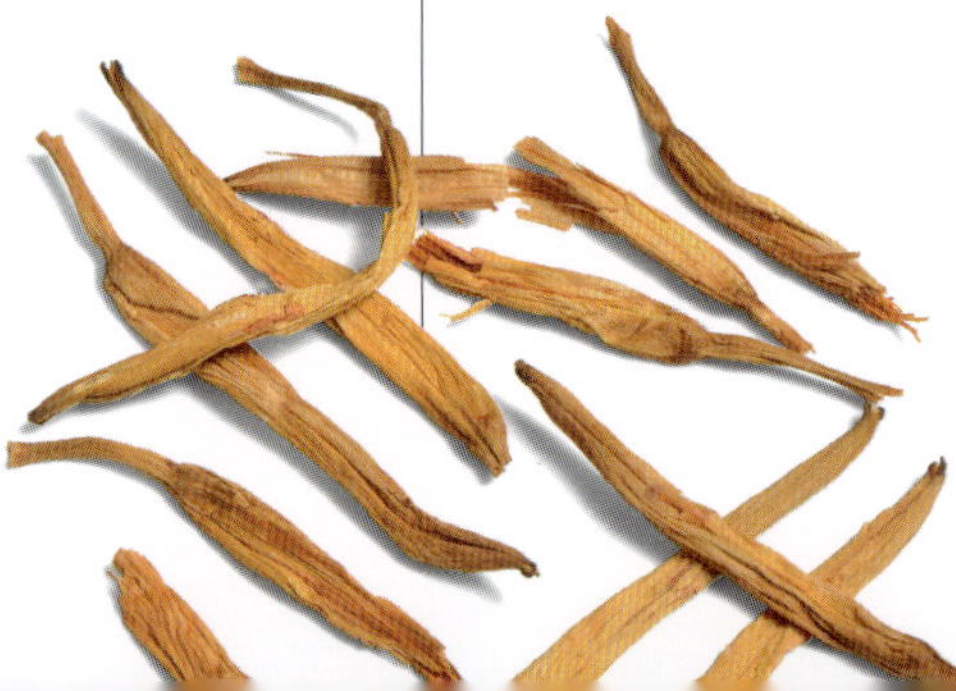

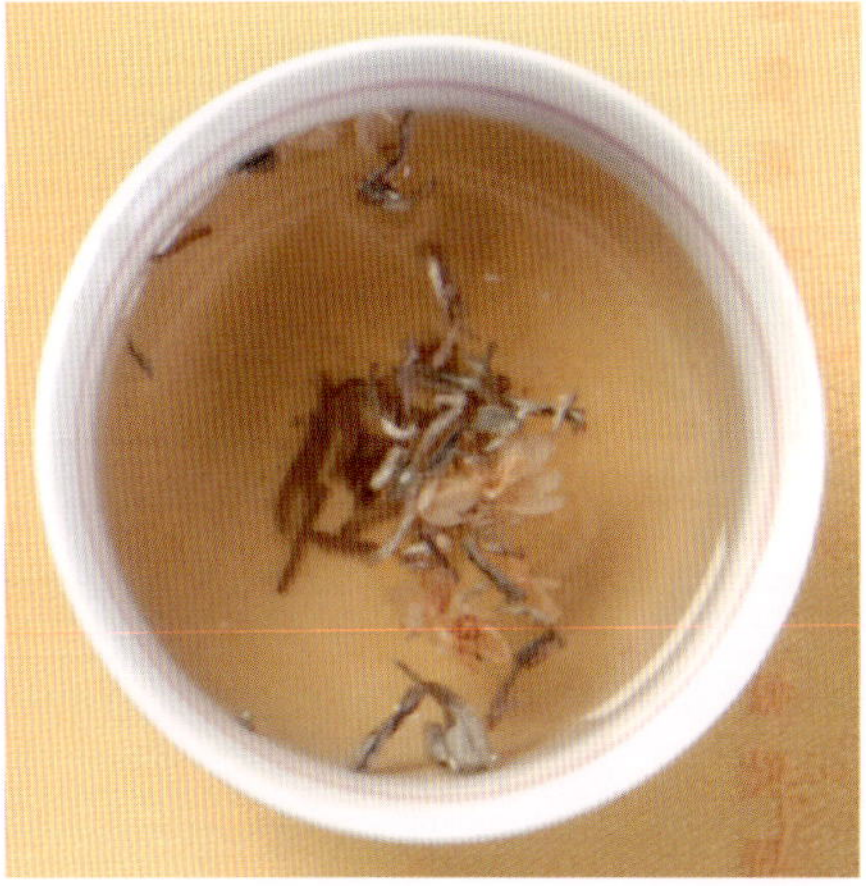

ジャスミン茶

おすすめポイント

この時期のこもった気分の時におすすめです。さわやかなジャスミンと抗ストレス効果のあるルイボスティーで元気にします。

材料・分量

ルイボスティー	1パック
水	4カップ
ジャスミン茶葉	適量

作り方

❶ ルイボスティーを煮だす。
❷ ポットにジャスミンの茶葉を入れ、ルイボスティーを注ぎ2〜3分蒸らしカップに注ぐ。
※ジャスミン等香りがあるものは煮出さない

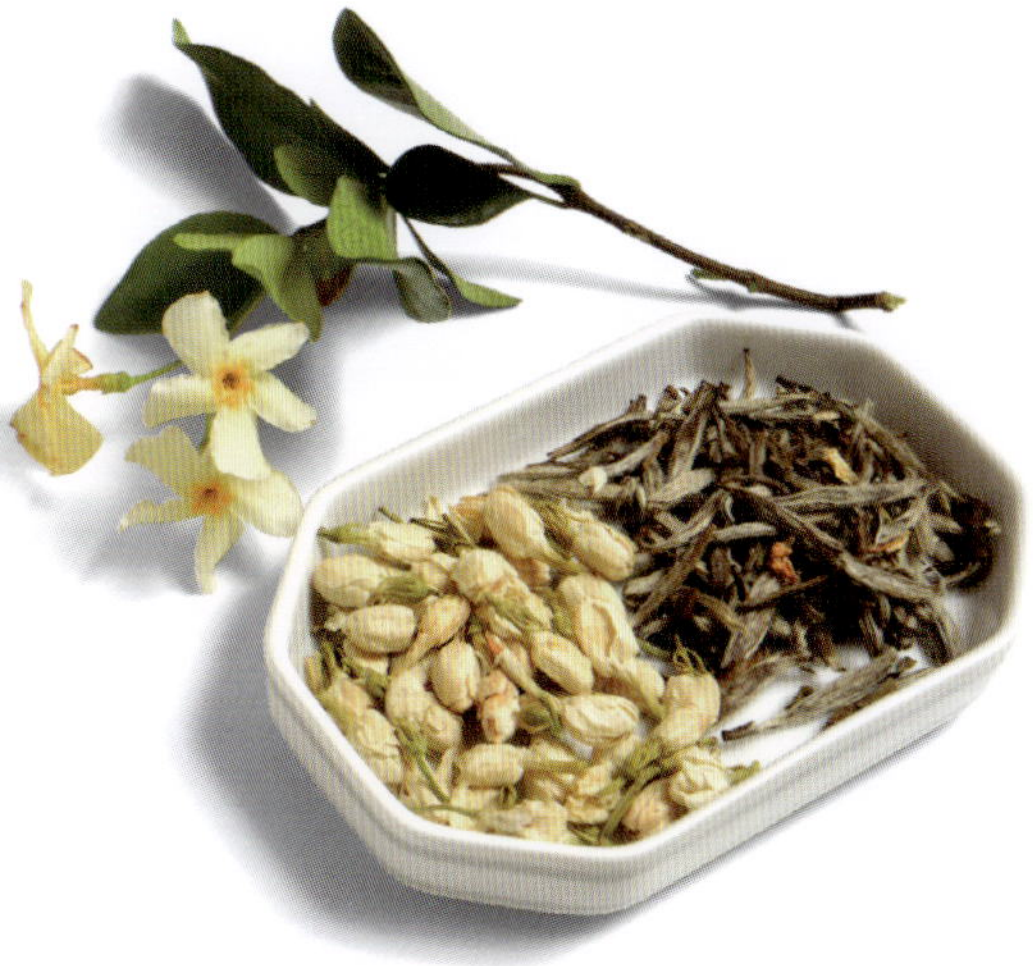

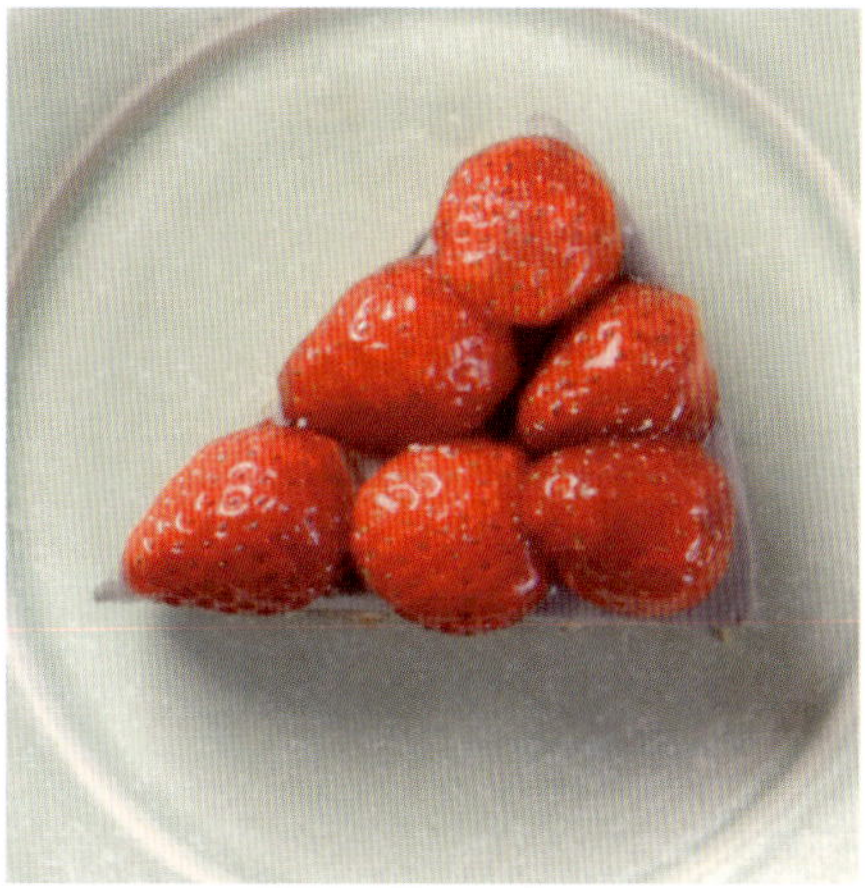

苺と黒胡麻のレアチーズケーキ

おすすめポイント

旬の苺は気を巡らせ、酸味と甘味の相乗効果で体を潤す効果があります。またこの時期の気の上り過ぎを抑え陰陽のバランスをとるため、黒ごまを入れます。

材料・分量　18〜20cmの丸型1台分

	いちご	15〜20個
	枸杞子	10個
	ビスケット	10枚
A	バター	40g
A	白ごま	大さじ2
B	ゼラチン	12g
B	水	大さじ6
C	クリームチーズ	250g
C	プレーンヨーグルト	150g
C	砂糖	60g
C	黒練りごま	30g
C	レモン汁	大さじ2
D	ゼラチン	小さじ1/2
D	水	大さじ2
D	砂糖	小さじ2

作り方

❶ いちごは縦半分に切り枸杞子は水にもどす。
❷ ビスケットは袋に入れ砕きAを混ぜ合わせ型の底に敷き詰める。
❸ Cのクリームチーズは常温にもどし、泡だて器でよく混ぜる。チーズが滑らかになったら残りのCをかき混ぜながら加えてよく混ぜる。
❹ Bの水でふやかしておいたゼラチンを弱火で溶かし③に加えよく混ぜる。②の型に流し入れ1〜1.5時間冷蔵庫で冷やし固め、いちごと枸杞子を飾る。
❺ Dを小鍋に入れ弱火でゼラチンを溶かす。粗熱が取れたら、いちごの上に回しかけ、冷蔵庫で1時間〜 1.5時間冷やす。

5 あさりの味噌汁

おすすめポイント

旬のあさりはからだを潤し、のどの渇きや咳に効果的です。健脾作用のある発酵食品の味噌との相性は抜群です。

材料・分量

あさり	250g
昆布	5cm角1枚
水	3カップ
酒	大さじ1
塩	少量
三つ葉	4本

作り方

❶ 海水程度の塩水を作り、あさりを入れ数時間冷蔵庫で砂出しをする。
❷ 三つ葉は茎だけを軽くお湯にくぐらせ冷水にとって結ぶ。
❸ 昆布を水に30分ほど浸してからあさりを入れ弱火〜中火でじっくりと火を通す。沸騰直前に昆布を取り出す。途中丁寧にアクをとり、あさりの口が全部開いたら火を止める。
❹ ③に味噌を溶き入れて沸騰しないように温め、仕上げに②の結び三つ葉をのせる。

春
節気番号 5
夏
秋
冬

清明

4月4日頃から

玄鳥《つばめ》至《きた》る

鴻雁《がん》北《きた》へかえる

虹《にじ》始《はじ》めて見《あらわ》る

薬膳ポイント

疏肝理気
清肝平肝
補気健脾

肌寒さが少し残るすがすがしい頃です。若葉が萌え草木の花が咲き始め、万物に清明の気があふれてきます。瓜類・豆類の種を蒔く頃です。この時期は人間も生命力に満ちあふれている時期ですが、自然界の動きに対応できないとストレスもたまりやすくなります。陰陽のバランスを取り、理気の食薬やさっぱりして体に熱がこもらないようなものをとりましょう。

(※清明の気とは、全てのものが清らかで生き生きとしていること)

季節の食材・生薬

甘夏柑
いか
キャベツ
グリンピース
春菊
セロリ
三つ葉
蕗《ふき》
緑茶
枸杞子

セット献立

1 甘夏寿司
2 セロリといかの八宝煮
3 新キャベツとにんじんの切り漬け
4 しんじょ椀
5 桜花緑茶

おすすめ献立

○ グリンピースと春菊ジェノベーゼのパスタ
○ 蕗《ふき》の香《か》スープ

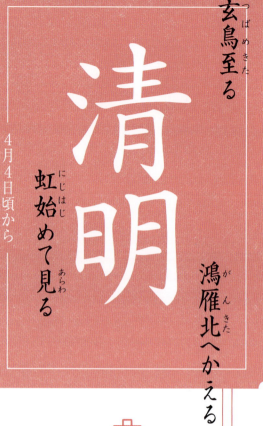

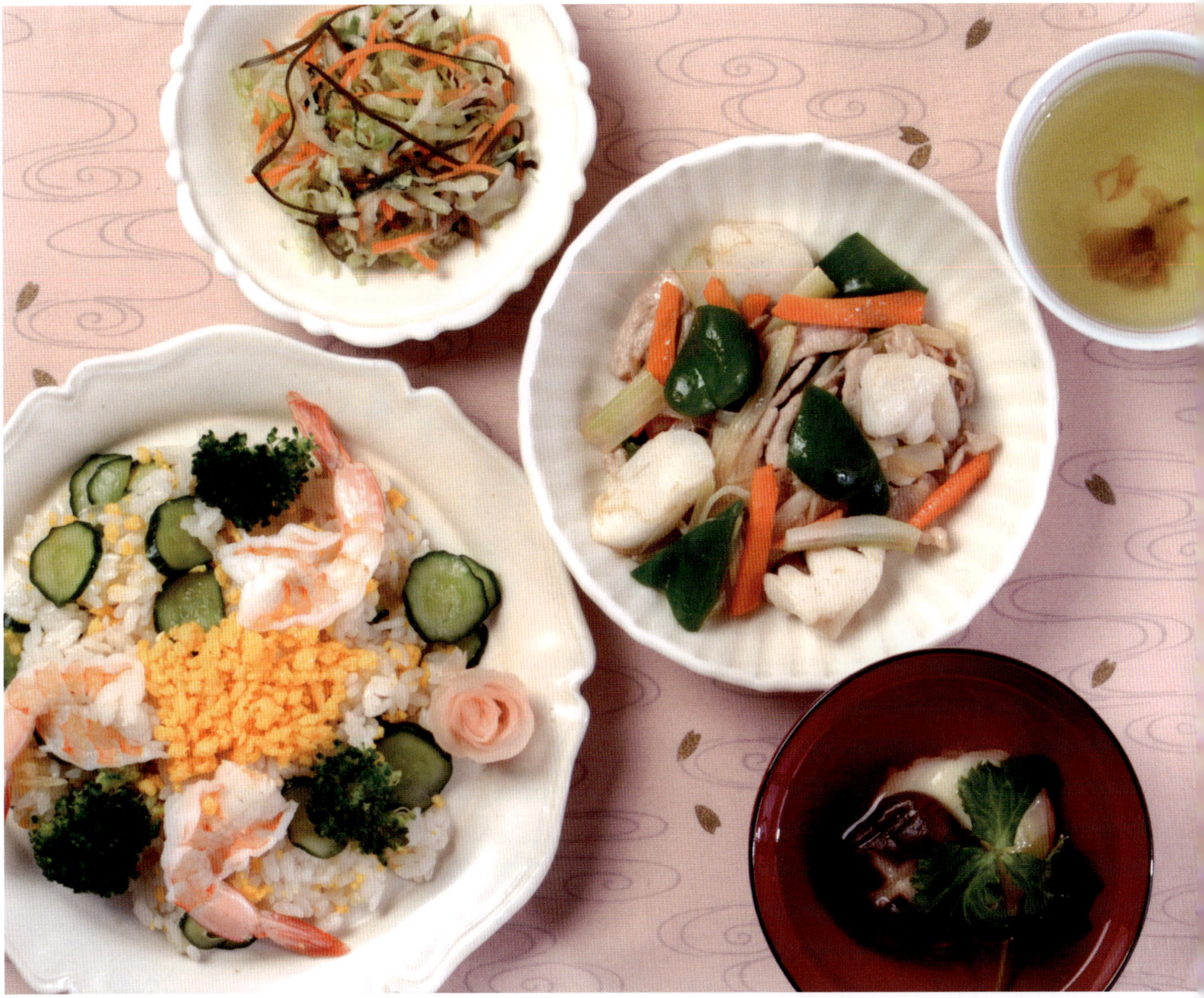

コラム 5

【花を用いた中国茶】

中国茶は、一般的には発酵度によって龍井《ろんじん》茶などの不発酵茶（緑茶）、弱発酵茶（白茶）、烏龍茶などの半発酵茶（青茶）、発酵茶（紅茶）、弱後発酵茶（黄茶）、プーアール茶などの後発酵茶（黒茶）の6タイプに分類されています。

発酵度とは別に楽しまれているお茶に「花茶」があります。茶葉には「においが移りやすい」という性質があります。この性質を利用して、茶葉に花の香りをつけたり、乾燥した花弁を混ぜたりして作られたのが花茶です。甘い香りで、気分転換やリラックス効果を得ることができ、ストレス解消など精神安定に効果的と言われています。茉莉花茶・桂花烏龍茶などがよく知られています。

そのほか、菊花・玫瑰花・金銀花・紅花などの花を、薬効のある食材や茶葉と組み合わせて一緒に煮出した薬膳茶も花茶の仲間です。季節、体調、年齢に合わせて手軽に楽しむことができます。

1 甘夏寿司

おすすめポイント

甘夏みかんのさわやかな香りで気の流れをよくし、肝・腎の働きを助け精神安定をはかります。

材料・分量

米 ………… 2カップ
A［黄耆 ………… 10g
　 水 ………… 3カップ
昆布 ………… 5cm
B［五味子酢 ………… 大さじ4
　 砂糖 ………… 小さじ2
　 塩 ………… 小さじ1
　 甘夏果汁
　 ………… 1/2個分(大さじ3)
甘夏みかん ………… 1と1/2個
きゅうり ………… 1本
むきえび ………… 小8尾
卵 ………… 2個
サラダ油 ………… 大さじ1
ブロッコリー ………… 1/2個
甘酢しょうが ………… 適量
白炒りごま ………… 大さじ1

作り方

❶ 鍋にAを入れ30分おき、フタをして火にかけ2カップに煮詰める。
❷ 甘夏1/2個分の果汁を絞り、残りは袋から実を取り出し種を除く。
❸ 洗った米に①と昆布を入れ30分おいてから炊飯する。
❹ きゅうりは薄い小口切りにし、塩少々（分量外）を振りしんなりしたら水けをしぼる。
❺ ブロッコリーは小房にわけ色よくゆでる。えびはゆでて背開きにし、甘酢生姜の漬け汁につける。
❻ フライパンに油をしき、溶いた卵で細かい炒り卵を作る。
❼ ③にBを加えて混ぜ合わせ酢飯を作り②④を加えサックリ混ぜ、器に盛る。
❽ ⑤と甘酢しょうがを飾り、白炒りごまをふる。

2 セロリといかの八宝煮

おすすめポイント

セロリで気の流れをよくし、いかで血を補い、豚肉でからだを潤します。不眠・イライラなどの改善が期待されます。

材料・分量

セロリ ………… 2本
いか ………… 1杯
豚もも肉薄切り ………… 100g
酒・しょうゆ ………… 各大さじ1/2
にんじん ………… 50g
ピーマン ………… 2個
長ねぎ ………… 10cm
しょうが ………… 1片
A［オイスターソース
　 ………… 小さじ2
　 塩 ………… 小さじ2/3
　 酒 ………… 大さじ1.5
　 スープ ………… 1/2カップ弱
サラダ油 ………… 大さじ2
［かたくり粉 ………… 大さじ1
　水 ………… 大さじ3
ごま油 ………… 小さじ2

作り方

❶ いかは内臓を除き皮をむく。身の方に斜めに細かく切れ目を入れ、足とともに一口大に切り、サッと熱湯を通しておく。
❷ 豚肉は細切りにして酒・しょうゆで下味をつける。にんじん・セロリは3cm長さの短冊切り、ピーマンは一口大に切る。長ねぎは斜め薄切り、しょうがはみじん切りにする。
❸ 鍋に油を熱し豚肉を炒め、色が変わったら長ねぎ・しょうがを炒めて香りを出し、にんじん・セロリ・ピーマンを炒める。①を加えて炒めAを回しかけ、煮立ったら水溶きかたくり粉でトロミをつけ、仕上げにごま油をふる。

3 新キャベツとにんじんの切り漬け

おすすめポイント

やわらかく甘みのあるキャベツは消化を助け活力をつけます。この時期に活用したい食材です。

材料・分量

キャベツ ………… 50g
にんじん ………… 50g
紫蘇 ………… 8枚
みょうが ………… 少量
きざみ昆布 ………… 8g
塩 ………… 小さじ1

作り方

❶ キャベツ・紫蘇・みょうがは4cm位のせん切りにする。にんじん・しょうがは皮をむき、同じ長さにせん切りにする。
❷ ①をボウルに入れ、きざみ昆布と塩を加えよく混ぜる。
❸ ②の上にお皿を2〜3枚重ねてのせ、重しをしておく。
❹ 2〜3時間おき、水けを軽くしぼり器に盛る。

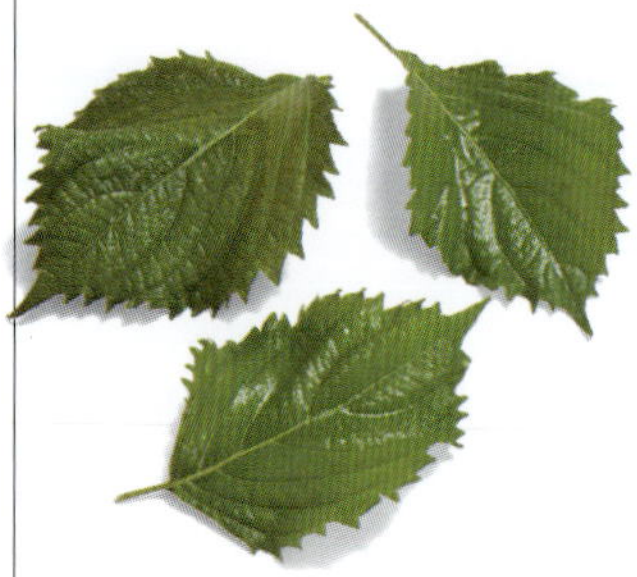

4 しんじょ椀

おすすめポイント

身近にある白いはんぺんと、山芋や卵にゆり根を加えたしんじょで、からだを潤し気持ちをおだやかにします。

材料・分量

はんぺん ………… 100g
山芋 ………… 50g
A［卵 ………… 1/2個
　 酒 ………… 小さじ1
　 かたくり粉 ………… 小さじ2
ゆり根 ………… 1/4個
生椎茸 ………… 4枚
B［だし汁 ………… 1カップ
　 しょうゆ ………… 小さじ1/2
　 みりん ………… 大さじ1
三つ葉 ………… 50g
だし汁 ………… 5カップ
C［酒 ………… 小さじ2
　 塩 ………… 小さじ1/2
　 薄口しょうゆ ………… 小さじ1
柚子 ………… 適宜

作り方

❶ はんぺんは裏ごしし、すりおろした山芋とAを入れてよく混ぜ、ほぐしたゆり根を加える。
❷ ①を4等分してラップに包み、しっかりしぼって蒸し器に入れ、15分間蒸してしんじょうを作る。
❸ 椎茸は笠に飾り切りを入れ、Bで煮る。
❹ だし汁を一煮立ちさせCで調味する。
❺ 椀に、温かい②のラップをはずして入れ③と、きざんだ三つ葉を添え④を注ぎ、柚子の皮を削って入れ吸い口にする。

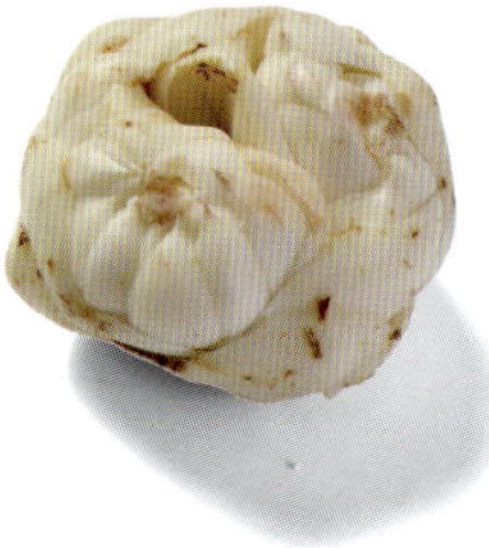

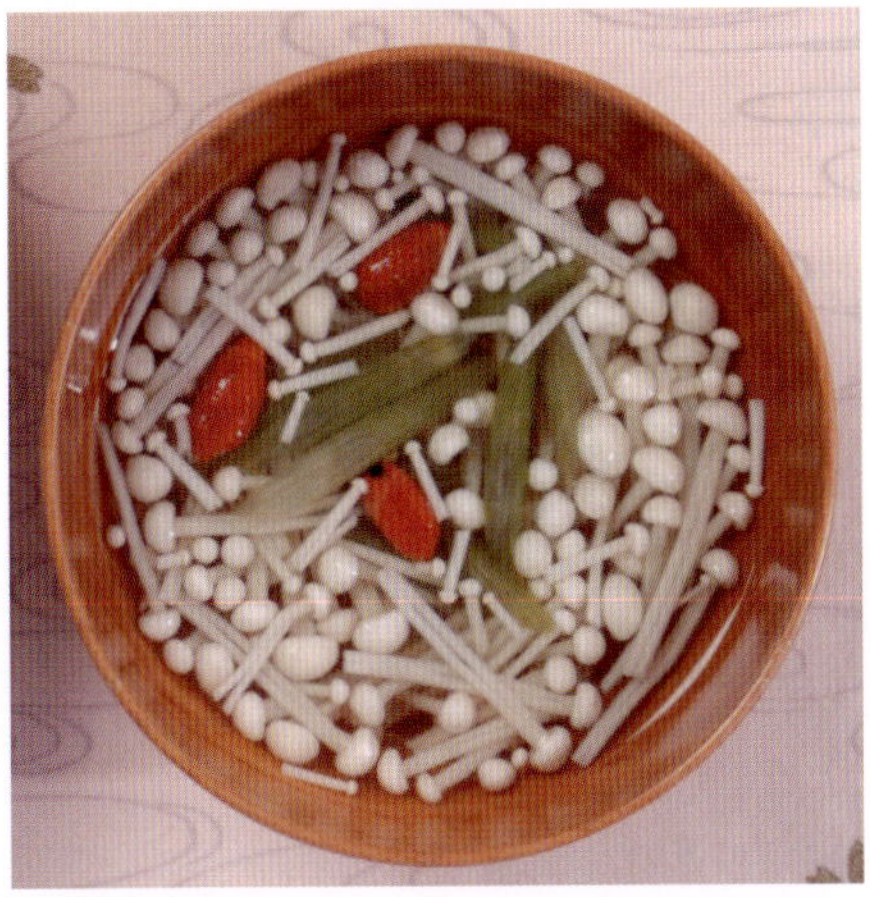

蕗《ふき》の香《か》スープ

おすすめポイント

活動の高まる春の季節は、香りが高く胃腸の働きを助ける蕗のスープがおすすめです。枸杞子は肝血や目を潤し、茯苓は精神安定の働きがあります。

材料・分量

ふき	180g
えのき茸	1パック
枸杞子	15g
［茯苓	15g
水	5カップ
和風だしの素	小さじ1
塩	小さじ1/4

作り方

❶ 茯苓は5カップの水に20〜30分浸してから、フタをして20分ほど煎じる。
❷ えのき茸は根元を除き2等分する。枸杞子はヒタヒタの水でもどす。
❸ ふきは板ずりして少しおき、色よくゆでて皮をむき、3〜4cm長さの斜め切りにする。
❹ ①を漉して3カップにし、和風だしの素と②③を加え、サッと一煮立ちさせ塩で味を調える。

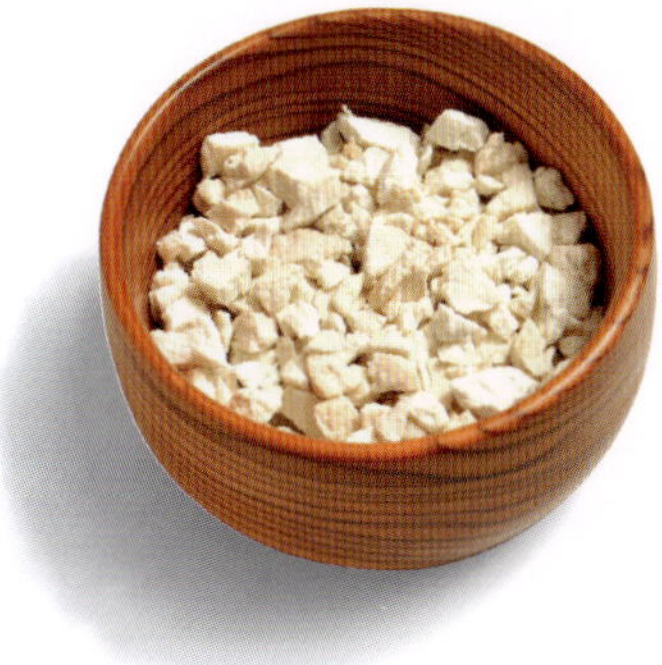

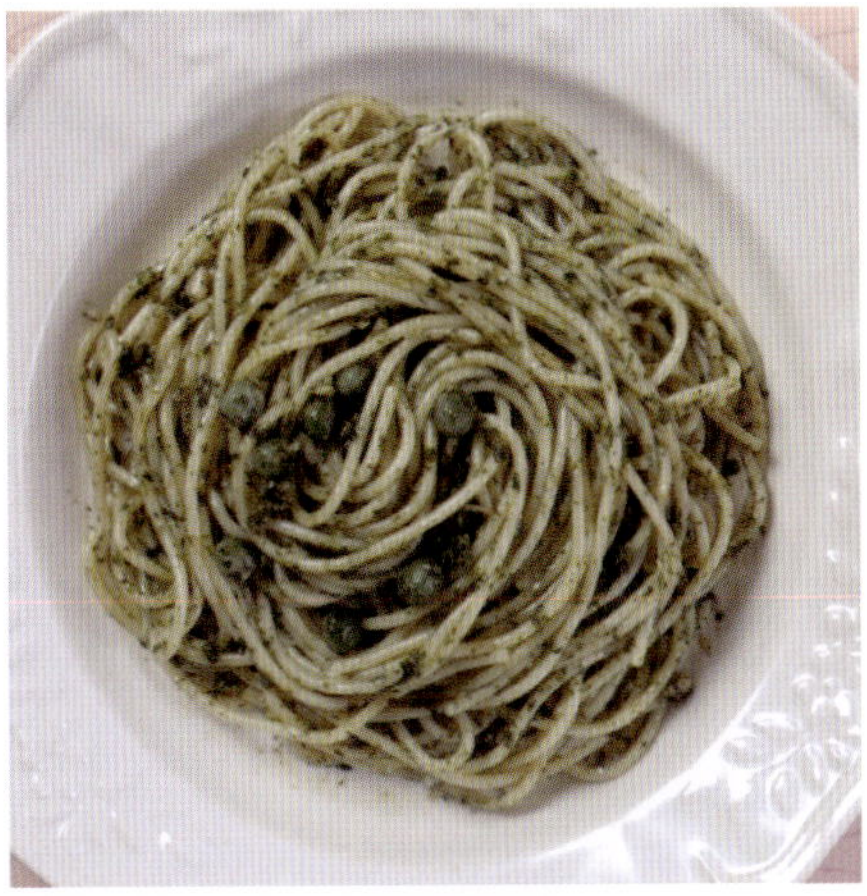

グリンピースと春菊ジェノベーゼのパスタ

おすすめポイント

旬のグリンピースは体調維持、疲労回復にふさわしい食材です。春菊を使って爽やかなパスタに仕上げました。

材料・分量

春菊のジェノベーゼソース

A	春菊	1束（約150g）
	パルメザンチーズ	大さじ3
	松の実	大さじ2
	オリーブオイル	50ml
	にんにく	1片
	塩	小さじ2/3
	スパゲッティー	320g（1.6 mm）
	むきグリンピース	70g

作り方

❶ オリーブオイルとにんにくを火にかけ、にんにくが薄く色づく程度に熱して火からおろし冷やしておく。春菊は細かく切り、松の実はから炒りする。
❷ フードプロセッサーにAの材料を入れ1分ほど攪拌してなめらかなペーストにし、ソースを作る。
❸ 塩少々入れた水にグリンピースを入れ火にかけ、沸騰したら中火で2〜3分ゆでる。鍋ごと水をはったボウルに入れ、水を細く流し入れながらシワがよらないようにゆっくり冷ます。
❹ たっぷりのお湯を沸かし、分量外の塩を入れパスタをアルデンテにゆでる。フライパンに②を入れて、パスタのゆで汁を少しずつ分離しないように味をみながら加えてソースとなじませる。グリンピースとパスタを入れて和える。

5 桜花緑茶

おすすめポイント

桜花（八重桜）は、安眠やのどの痛みに有効といわれています。渇きをいやす緑茶と合わせました。

材料・分量

桜の花の塩漬け	4枚
緑茶	適宜

作り方

❶ 桜の花はたっぷりの水に浸けて塩出しをし、水気をとる。
❷ 色よく出した緑茶を器に入れ、①の桜の花の一枝を加え供する。

穀雨

4月20日頃から

葭始《あしはじ》めて生《しょう》ず

牡丹華《ぼたんはな》さく

霜止《しもや》んで苗出《なえい》ず

薬膳ポイント

疏肝健脾
行気利湿
補血益気

たくさんの穀物を潤す春の雨が降ります。五穀がすくすくと成長し、農作業が多忙を極める時期になります。降水量が多くなり湿度が高くなるので、消化機能に影響を与える湿邪が体内に侵入しないようにしましょう。この頃の気温は、寒暖の差が大きいので、それに対応した食材を選ぶよう心がけます。また神経痛などが起こりやすく、風・湿・寒の邪気により、経絡・気・血の滞りがもたらされるので、からだを冷やすものや、のぼせをひどくするものなどは避け、気・血の巡りをよくするものを摂るようにしましょう。

季節の食材・生薬

はと麦
鮭
たこ
あさり
椎茸
ごぼう
いんげん
紫蘇
金針菜
茯苓《ぶくりょう》

セット献立

1 新ごぼうと金針菜の炊き込みご飯
2 鮭の千草焼きセロリあん
3 春野菜の豆腐ドレッシング
4 マシュマロムース
5 菊花薄荷茯苓茶

おすすめ献立

○ あさりとそばの実入り枸杞菜めし
○ たこと水菜の蕪《かぶ》おろし和え

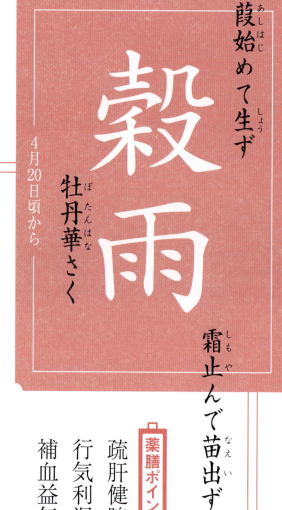

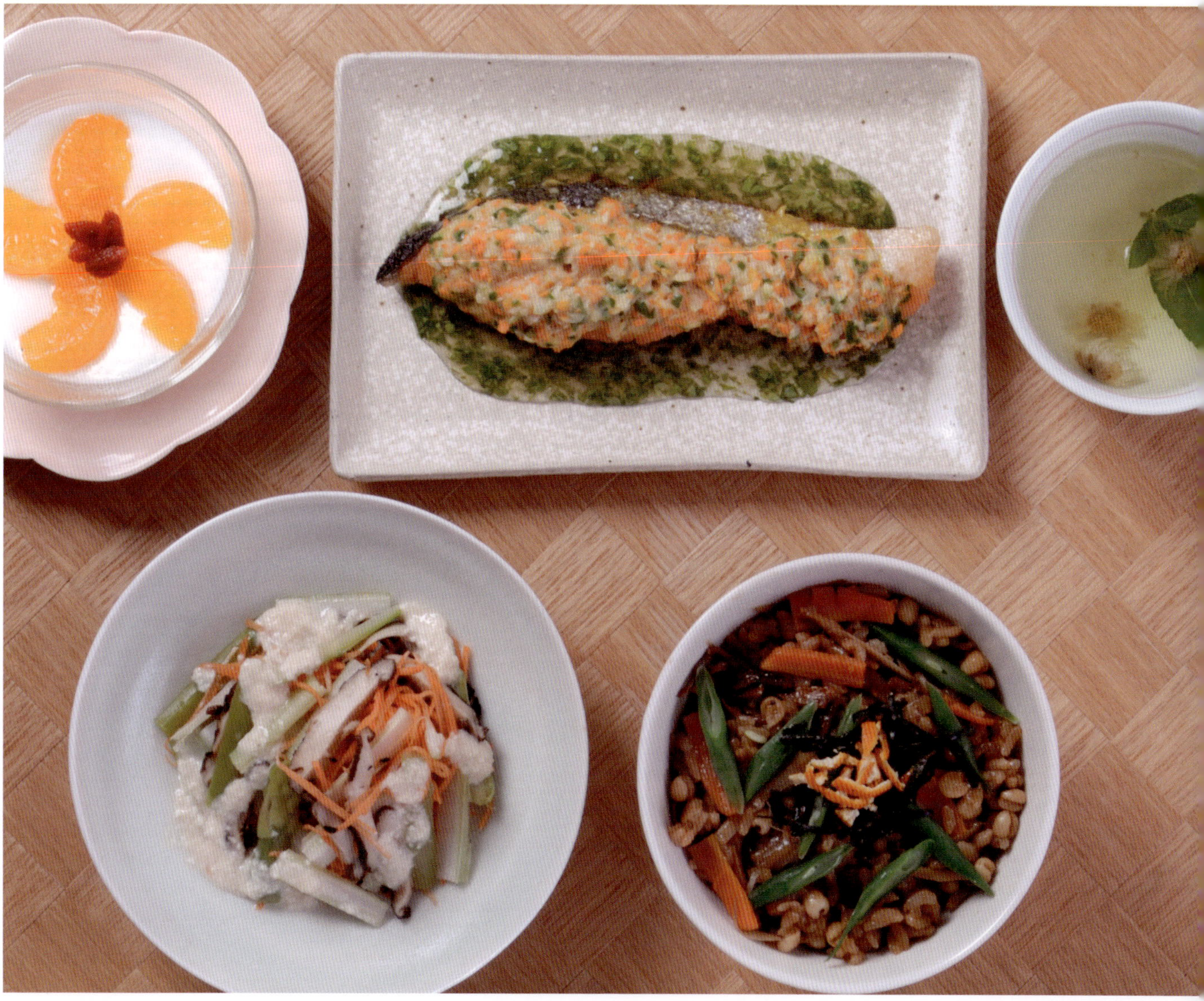

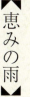

コラム 6

【恵みの雨】

この頃の雨は大地を潤し、作物を育て、恵みをもたらすので「穀雨」と言われ、季節を表すさまざまな名前があります。3月から4月にかけての長雨は春霖《しゅんりん》、菜の花の咲く頃に降る菜種梅雨《なたねつゆ》、杏の花が咲く頃は杏花雨《きょうかう》、栗の花が散って落ちる頃に梅雨入りするので、栗花落《つゆり》、穀物や草木を潤すのは瑞《ずい》雨《う》、甘雨《かんう》、麦の熟す頃に降る雨は麦雨《ばくう》と言います。

釈迦の誕生を祝う灌仏会《かんぶつえ》で釈迦にかける「甘茶」は「寒露の雨」と言われ、天地陰陽の気が調和すると天から降るとされています。もうすぐ初夏を迎える時期を、五風《ごふう》十雨《じゅうう》と言い、五日に一度風が吹き十日に一度雨が降るような順調で農耕にも適した気持ちの良い天気のことです。立春から数えて八十八夜に摘んだ新茶は葉が柔らかく、香りがやさしくほのかに甘みがあります。冬の間、養分をしっかり貯え、春の芽生えとともに「恵みの雨」に支えられ成長した新芽だけで作られるので長寿の薬とも言われています。

1 新ごぼうと金針菜の炊き込みご飯

おすすめポイント

春の長雨の時はからだから湿気を追い出すことが必要です。清熱利湿の働きのある金針菜やはと麦、化痰作用のあるごぼう、理気作用の陳皮などを入れて、食べやすいご飯にしました。

材料・分量

米		1.5カップ
はと麦		0.5カップ
ごぼう		1本(100g)
金針菜		15g
にんじん		30g
A	塩	小さじ1
	酒	大さじ2
	しょうゆ	小さじ2
	粉末だし	適量
さやいんげん		30g
陳皮		5g
もみのり		1/2枚

作り方

❶ 米を洗いザルにあげる。はと麦はよく洗いかぶるくらいの水につけてから7〜8分煮る。

❷ ごぼうは皮をよく洗い、ささがきにして水にくぐらせる。

❸ 金針菜は水でもどし、硬いところをとり3cm長さに切る。にんじんも3cm長さのせん切りにする。

❹ さやいんげんは色よくゆで、斜め薄切りにする。陳皮は水につけてもどしせん切りにする。

❺ 炊飯器に①とはと麦のゆで汁を加えたりない分水を加えてメモリを合わせて30分おく。Aと②③をのせて炊く。

❻ 器に盛り④と、もみのりをのせる。

2 鮭の千草焼きセロリあん

おすすめポイント

寒暖の差があるこの時期は、気血を補い胃腸を温める鮭や、清熱利尿作用のあるセロリで湿・熱を除くことが大切です。

材料・分量

生鮭		4切れ
小麦粉		適量
サラダ油		大さじ1
A	にんじん	50g
	玉ねぎ	50g
	ピーマン	1個
B	卵	小1個
	小麦粉	大さじ1
	塩	小さじ1/3
C	だし汁	250ml
	薄口しょうゆ	大さじ1
	かたくり粉	大さじ1
セロリの葉		適量

作り方

❶ Aをみじん切りにしBに加えサックリと混ぜる。

❷ 鮭の切り身に小麦粉をまぶす。

❸ フライパンに油を熱し、②の片面を軽く焼き、裏返して上に①をのせ、フタをして蒸し焼きにする。

❹ Cをよく混ぜて加熱し、セロリの葉をみじん切りにして加えサッと火を通しセロリあんを作る。

❺ 皿に④をしき、③の千草焼きを盛る。

3 春野菜の豆腐ドレッシング

おすすめポイント

暑い日が多くなりはじめるこの時期は、涼性の豆腐・アスパラガス・セロリなどを用い体調を整えましょう。

材料・分量

セロリ		1本
アスパラガス		4本
生椎茸		4枚
にんじん		40g
絹ごし豆腐		2/3丁
A	しょうゆ	小さじ2
	だし汁	大さじ2
B	白ねりごま	大さじ2
	だし汁	90ml
	砂糖	大さじ1.5
	薄口しょうゆ	小さじ2
	塩	小さじ1/2
白炒りごま		小さじ1

作り方

❶ セロリとにんじんは、3cm長さの薄切りにする。アスパラガスは根元の硬いところを除いてゆで、3〜4cm長さの薄切りにする。生椎茸は軸を取り、酒少々(分量外)をふりかけフライパンで焼き、Aの調味料で下味をつける。

❷ 豆腐は水けをきり、くずしてBとよく混ぜ合わせる。

❸ ①を器に盛って②をかけ白炒りごまを散らす。

4 マシュマロムース

おすすめポイント

牛乳・ヨーグルトで腸を整えます。市販のマシュマロを使った幼児から高齢者まで食べやすいデザートです。

材料・分量

マシュマロ	100g
牛乳	1/2カップ
ヨーグルト	1カップ
枸杞子	大さじ1
みかん(缶)	100g
陳皮	適量

作り方

❶ 耐熱ボウルに牛乳とマシュマロを入れて、電子レンジで2分加熱し、よく混ぜて溶かす。

❷ ヨーグルトを水きりして加えさらによく混ぜて4つの器に分けて入れ、冷蔵庫で冷やし固める。

❸ 枸杞子は水でもどし、みかんとともに②の上に飾る。

❹ 陳皮はもどしてきざみ③に散らす。

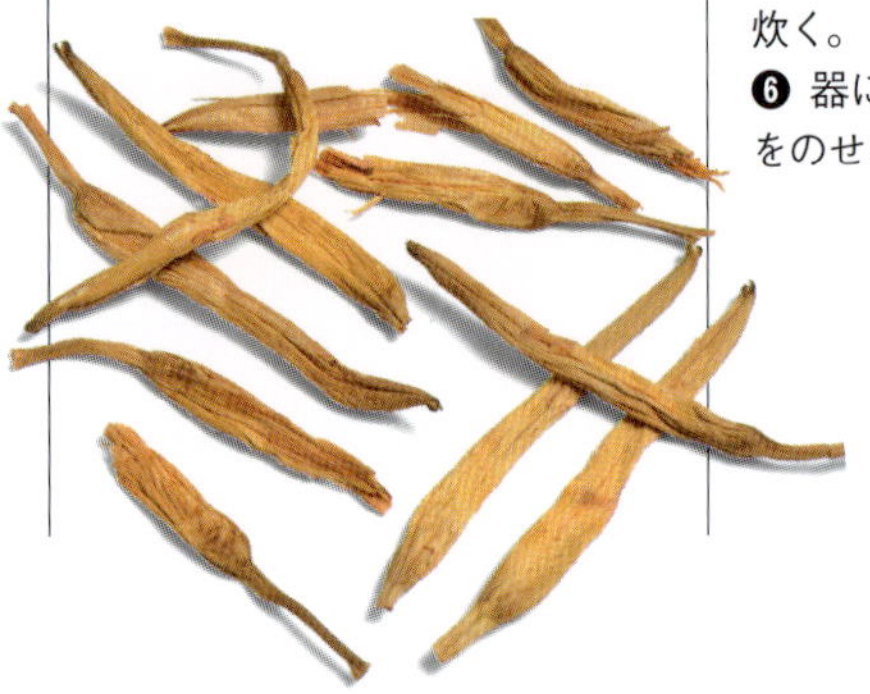

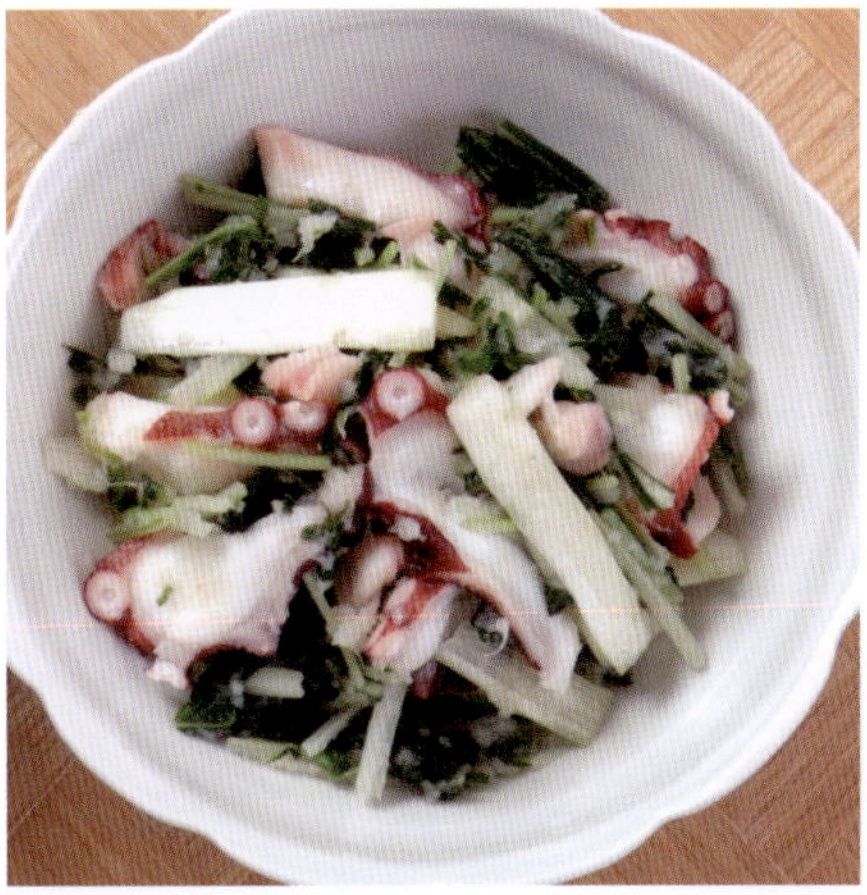

たこと水菜の蕪《かぶ》おろし和え

おすすめポイント

雨の多い穀雨の時は消化機能が衰えやすいので、たこで気や血を補い、停滞した気を整える利湿作用のあるかぶを利用します。

材料・分量

たこ		120g
水菜		100g
かぶ		100g
しょうゆ		小さじ1
A	酢	大さじ5
	塩	小さじ1
	みりん	大さじ1.5

作り方

❶ 水菜は洗ってサッとゆで、冷水に取りしぼる。食べやすい長さに切り、しょうゆをふりかけ軽くしぼる。
❷ かぶをすりおろして軽くしぼりAと混ぜる。
❸ たこは食べやすく薄切りにする。
❹ ①②③を混ぜ合わせ、器に盛る。

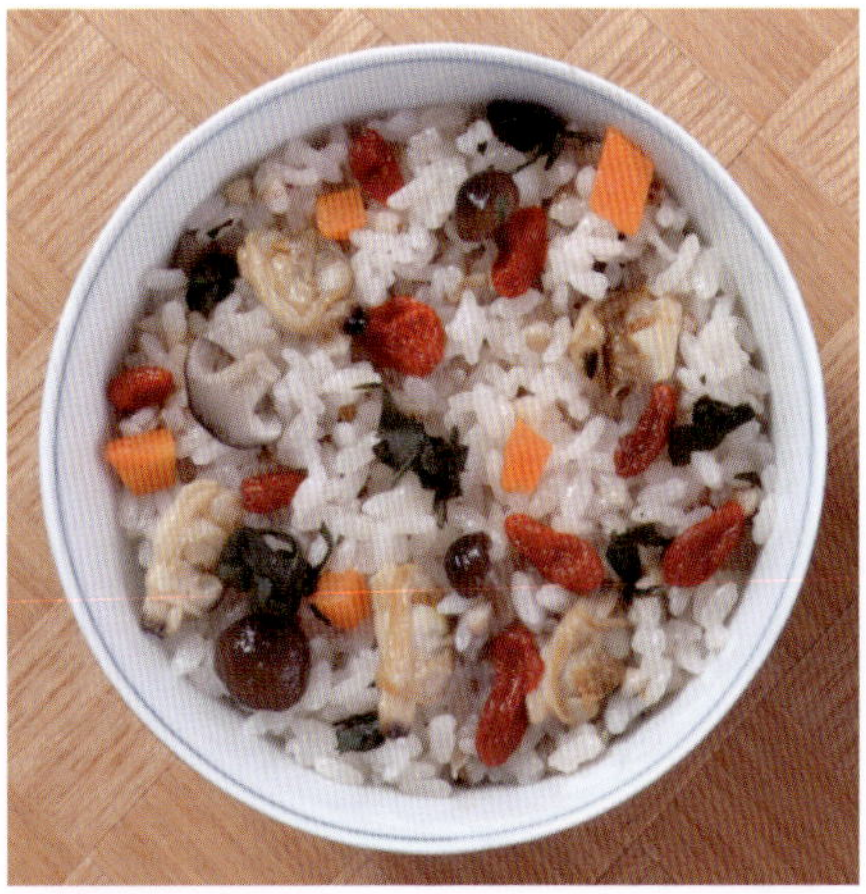

あさりとそばの実入り枸杞菜めし

おすすめポイント

不順な天候で、気血の巡りが低下しやすくなります。からだの余分な水分を除き、気の巡りをよくするそばの実や、古くから健康茶としても使われている枸杞葉などを入れたご飯がおすすめです。

材料・分量

米		2カップ
そばの実		30g
あさり(むきみ)		80g
にんじん		80g
しめじ		1/2パック
しょうが		1カケ
枸杞の葉(生)		50g
A	酒	大さじ1
	みりん	大さじ1
	しょうゆ	大さじ1.5

作り方

❶ 米を洗いザルにあげる。そばの実も洗い一緒に炊飯器に入れ、炊き水を加えて30分おく。
❷ にんじんは7~8mm角に切る。しめじは石づきを取り、ほぐしておく。しょうがはせん切りにする。
❸ あさりのむきみはサッと洗う。
❹ ①の炊飯器にAを加え、②③をのせて炊く
❺ 枸杞の葉はゆでて粗めにきざみ④と混ぜ合わせて器に盛る。

5 菊花薄荷茯苓茶

おすすめポイント

イライラを鎮める菊花や薄荷と、脾のはたらきを助けて祛湿作用のある茯苓を組み合わせました。春に多い不安定な症状をおだやかにします。

材料・分量

杭菊花	8g
薄荷	4g
茯苓	15g

作り方

❶ 茯苓は1リットルの水に入れ20分つけてから30分煎じる。
❷ 菊花と薄荷を加え、サッと沸騰させて火を止め、フタをしたまましばらく蒸らす。

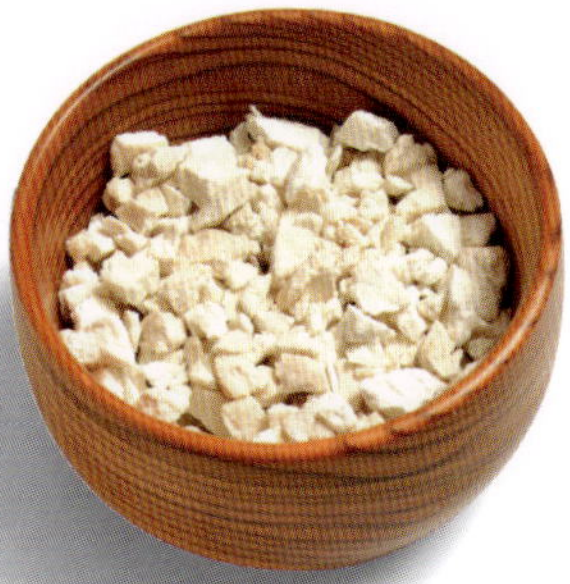

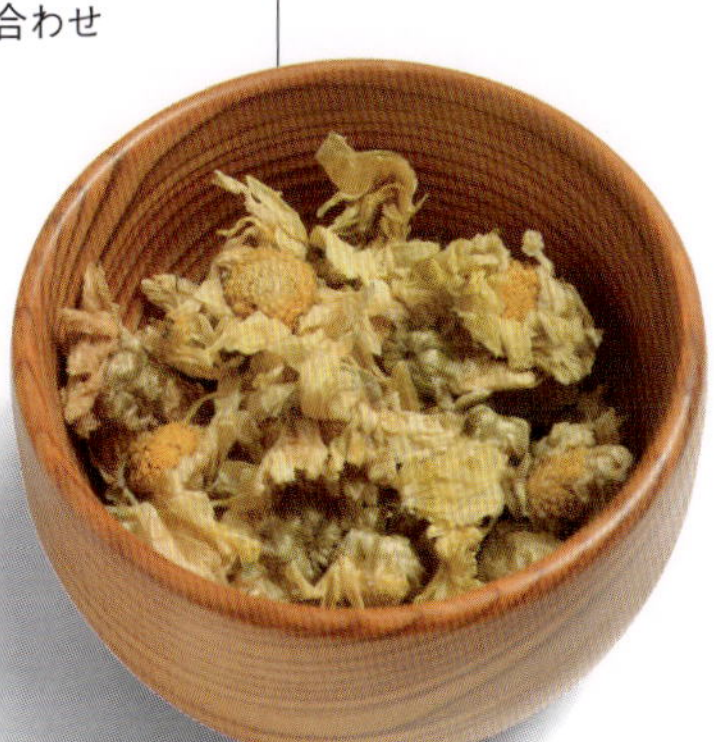

春
夏
気節番号 7
秋
冬

立夏

5月5日頃から

蛙《かえる》始《はじ》めて鳴《な》く

蚯蚓《みみず》出《い》ずる

竹笋《たけのこ》生《しょう》ず

薬膳ポイント

疏肝解鬱
養心安神
補気健脾

五月初旬、爽やかな風が木々の間を吹き渡り、新緑は日ごとに色を増し深緑へと変わっていきます。春に別れを告げ、夏の日の始まりです。夏は五行学説では自然界は「火」に属し、季節の特徴は「暑」で陽気が盛んになります。五臓の中で「心」の機能が活発となります。そのため精神面が不安定な人は陽気の上昇に過剰反応し、自律神経をコントロールできなくなり、イライラ、のぼせ、頭痛などの症状がみられます。常に楽しむ気持ちを持って、体内の陽気を外に向け解放できるようにゆったりとした状態で過ごしましょう。

季節の食材・生薬

オレンジ
うずら卵
あじ
春菊
玉ねぎ
干し椎茸
陳皮
大棗《たいそう》（なつめ）
薄荷
玫瑰花《まいかいか》

セット献立

1 ごまと春菊のご飯
2 鯵とアボカドのなつめ入り塩麹ソース
3 粉皮の和え物
4 玫瑰花のゼリー
5 菖蒲酒

おすすめ献立

○ ちまき
○ 変わりシュウマイ

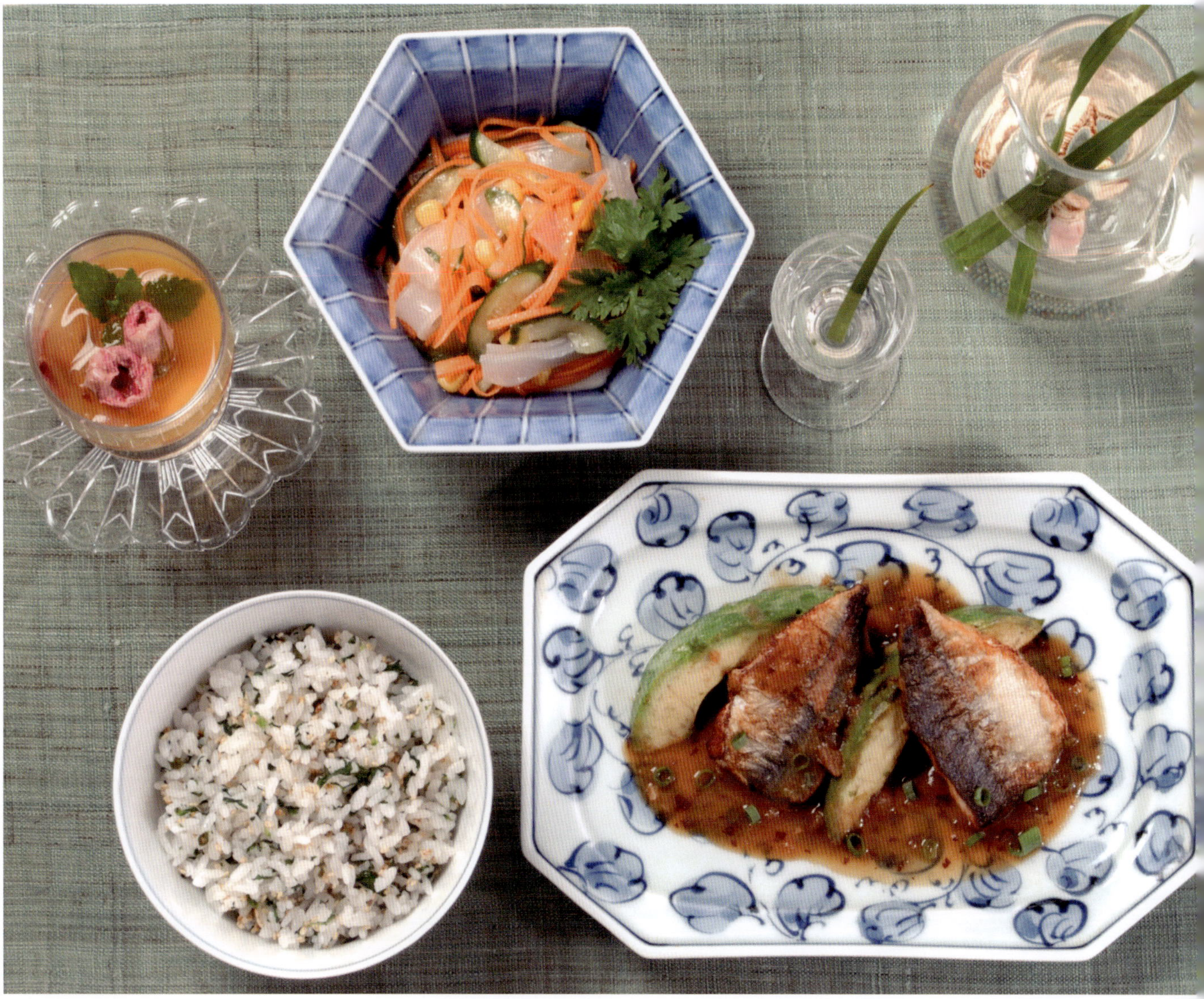

コラム

端午《たんご》の節句と菖蒲 7

五月五日は端午の節句です。「端」は初めの、「午」は午《うま》の意味で「端午」とは月の初めの午の日という意味です。古代中国では五月は天災などがよく発生し、あまりよくない月と言われ、蓬《よもぎ》で人形を作って門にかけ、香りの高い菖蒲を浸した酒を飲んで、穢《けが》れや災厄を祓《はら》う行事が行われていました。邪気をはらうという習慣は奈良時代、日本に伝わったと言われています。鎌倉時代以降の武家社会になると、菖蒲の葉の形が刀に似ていること、菖蒲が尚武に通じるという縁起から、「祓《はらえ》」の行事は武を重んじる行事となり、男の子の生長を祈願する行事へと変化しました。江戸時代に五節句の一つ「端午の節句」として五月五日が祝いの日となりました。祓の行事で用いられる「菖蒲」はサトイモ科の植物で、葉や茎に高い香りがあります。「花菖蒲」はアヤメ科の植物で、香りはありませんので、花を楽しみます。どちらも葉の形は似ていますが、別種です。

1 ごまと春菊のご飯

おすすめポイント

気の巡りと胃の働きを整える春菊と、腸を潤す白ごま入りのご飯です。消化力を整え元気に過ごしましょう。

材料・分量

米		2カップ
春菊		1把
白ごま		20g
A	酒	大さじ1
	塩	小さじ1/2

作り方

❶ 米を洗い炊飯器に入れ、調味料Aと定量の水を加え炊飯する。
❷ 春菊はゆでて水けをしぼってきざむ。ごまは焦がさないように炒る。
❸ 炊き上がったらすぐに②を加え10分間むらし、盛りつける。

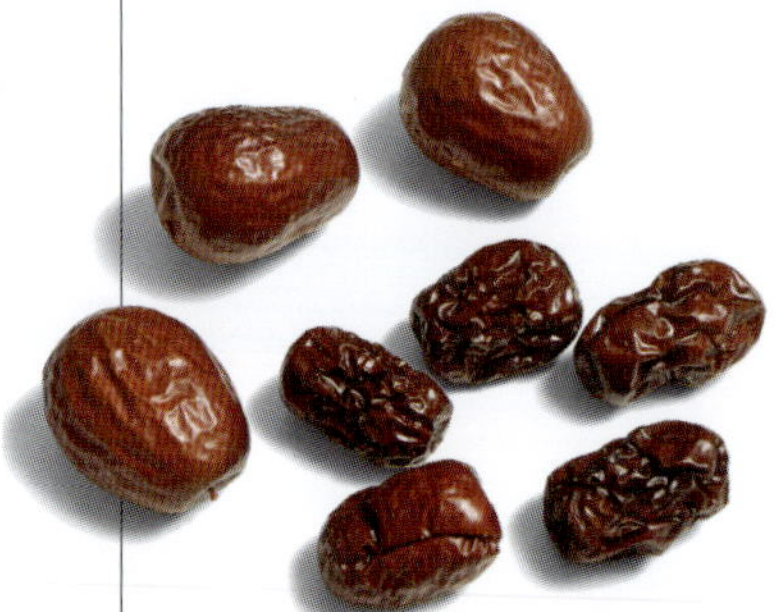

2 鯵とアボカドのなつめ入り塩麹ソース

おすすめポイント

自律神経の不安定になりやすい初夏は、気持ちを安定させることが大切です。旬のあじは消化器の働きを整え体力をつけます。気持ちを安定させる作用のあるなつめを組み合わせました。

材料・分量

あじ		4尾
A	しょうが汁	小さじ1
	酒	小さじ1
	しょうゆ	小さじ1
アボカド		1個
小麦粉		適宜
サラダ油		適宜
なつめ		3個
はと麦粉		大さじ2
スープ		1.5カップ
塩麹		小さじ1
酒・しょうゆ		各大さじ1
青ねぎ		適宜

作り方

❶ あじはAに15分つけ下味をつける。アボカドは皮をむいて8等分する。
❷ なつめは500mlの水に軟らかくなるまでつけてから300mlまで煮詰めスープの素を加える。みじん切りにしたなつめと、はと麦粉をよく混ぜる。
❸ あじの水気をふき取り、皮目だけに小麦粉をつけ、熱したフライパンに油少々入れて強火で皮目からこんがりと焼く。裏返したら中火にし、アボカドを加えて焼いて皿に盛る。
❹ 鍋に②を入れよく混ぜ火にかけ、透明感が出てとろみがつくまで中火で加熱する。
❺ ③にかけ、青ねぎの小口切りを散らす。

3 粉皮の和え物

おすすめポイント

陽気が盛んになる初夏は、からだの余分な熱を冷まし気持ちをおだやかにする必要があります。清熱作用のある緑豆から作った粉皮を五味子酢で和えました。

材料・分量

粉皮（または緑豆春雨）		40g
きゅうり		1本
にんじん		40g
とうもろこし		40g
A	五味子酢	大さじ2
	サラダ油	大さじ1
	ごま油	大さじ1/2
	薄口しょうゆ	小さじ1
	砂糖	小さじ1/2
	塩	小さじ1/2
紫蘇		8枚

作り方

❶ 粉皮は熱湯で柔らかくなるまで8分ほどゆで、水にとって冷やし1cm巾4～5cm長さに切る。
❷ きゅうりは縦半分に切ってから斜め薄切り、にんじんはせん切りにして軽く塩もみする。とうもろこしはゆでて実をはずしておく。
❸ ドレッシングの材料Aをよく混ぜ①②を和え器に盛り、紫蘇を添える。

4 玫瑰花《まいかいか》のゼリー

おすすめポイント

蒸し暑さと湿気で心がなんとなく落ちつかない季節です。玫瑰花の香りとオレンジの酸味で気持ちを落ち着かせます。

材料・分量

玫瑰花		12g
陳皮		5g
オレンジ100%果汁		大さじ2
ミント		適宜
	粉ゼラチン	6g
	水	大さじ2
砂糖		30g
熱湯		1.5カップ

作り方

❶ ゼラチンは分量の水にふり入れてふやかしておく。
❷ ポットに玫瑰花と陳皮、熱湯300mlを入れ15分蒸らして濾す。飾り用の玫瑰花8個をオレンジ果汁につけ、残りの玫瑰花は花弁のきれいなところだけをほぐしておく。
❸ ②のほぐした玫瑰花と蒸らし汁を鍋にいれて火にかけ温まったら、①と砂糖を加えよく混ぜる。
❹ ゼラチンがきれいに溶けたら、鍋底を氷水につけてゆっくりとかき混ぜながら固まる寸前まで冷やし、手早くグラスに注ぎ冷蔵庫に入れる。
❺ 固まったら②のオレンジ果汁を静かにそそぎ、果汁につけた玫瑰花とミントを飾る。

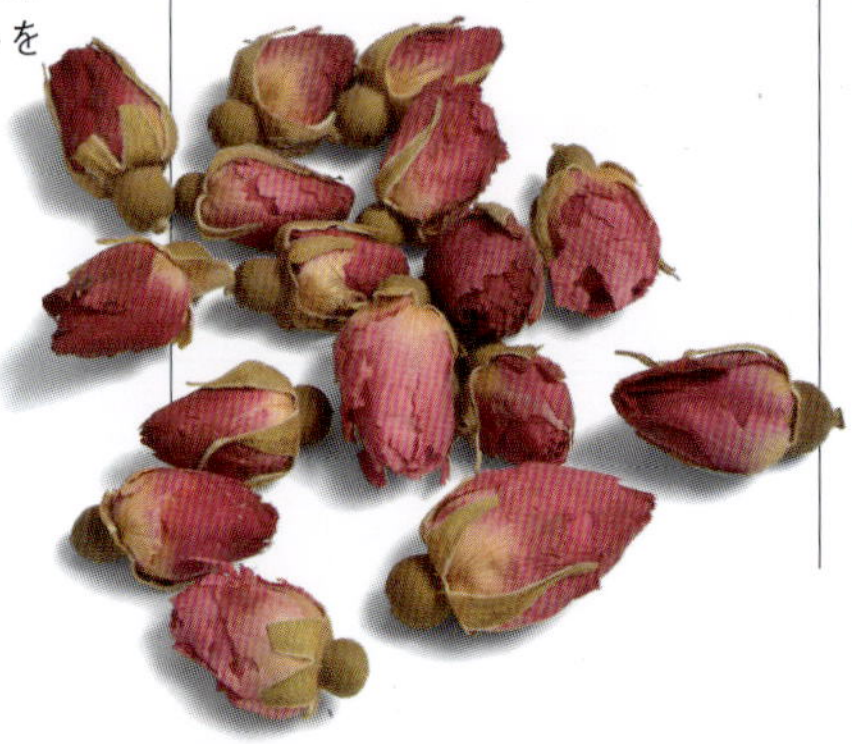

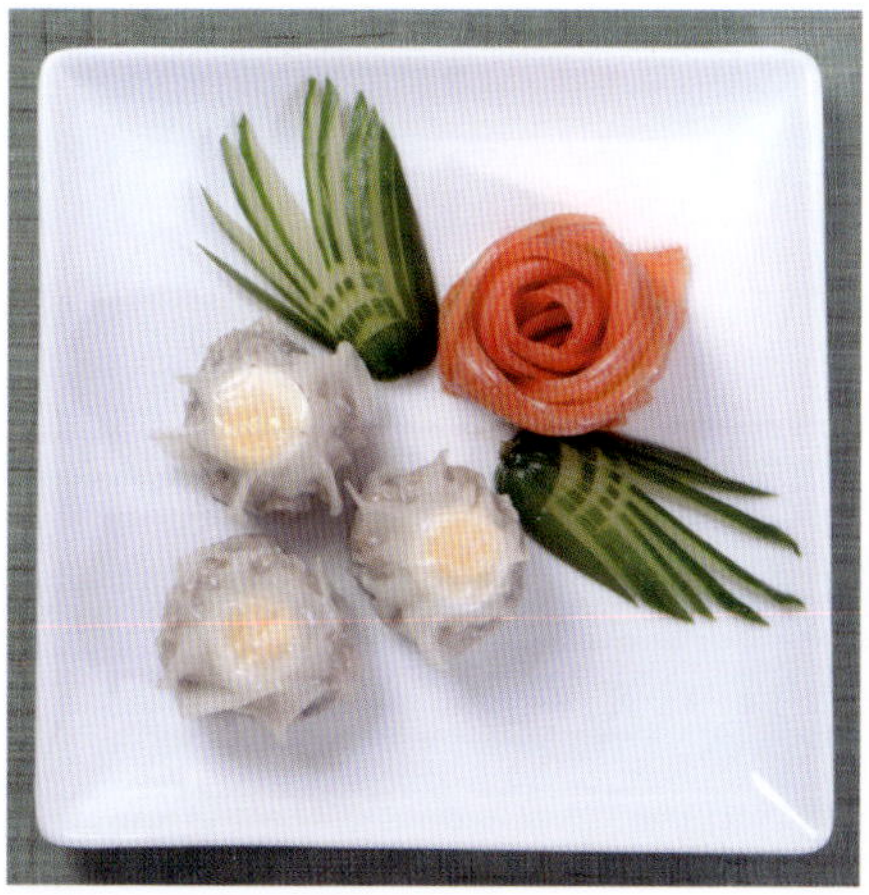

変わりシュウマイ

おすすめポイント

気血を養う力が強いうずらの卵、からだを滋養する豚肉や干し貝柱で作ったシュウマイです。からだの働きを整え潤して活力を高めます。

材料・分量

	豚ひき肉(粗引き)	200g
	塩	小さじ2/5
	小えび	100g
	黒きくらげ	10g
	干し貝柱	10g
	しょうが汁	小さじ1
A	砂糖	小さじ1/2
A	コンソメ顆粒	小さじ2/5
A	オイスターソース・ねぎ油・ごま油	各小さじ2/5
A	酒	大さじ1
	かたくり粉	大さじ2
	シュウマイの皮	12枚
	ゆでうずら卵	6個
	トマト	小2個

作り方

❶ 小えびを洗ってまな板に乗せ、包丁の腹でつぶすようにしてみじん切りにする。
❷ もどした黒きくらげと干し貝柱は、みじん切りにする。
❸ ボウルに、肉・塩・②を入れ混ぜAを加えてよく混ぜ、12等分にして丸めかたくり粉をまぶす。
❹ かたくり粉をまぶしたうずら卵は横1/2に切っておく。
❺ ③の中央に④を黄身が上になるように1個のせてから、シュウマイの皮をかぶせるようにおく。肉の面を下にしてクッキングシートをしいたセイロに並べる。
❻ 強く湯気の立った蒸器にのせ、強火で10分蒸す。皿に盛りトマトと青味(きゅうりなど)を飾る。

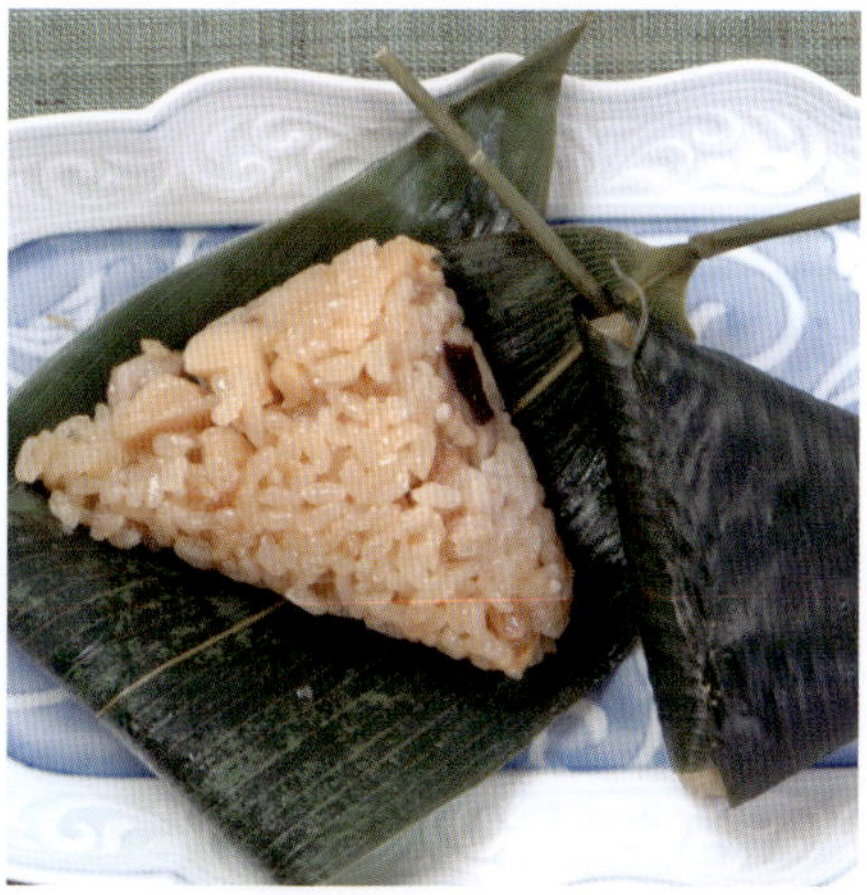

ちまき

おすすめポイント

もち米はからだに活力をもたらせ、たけのこはからだの余分な水分を調節します。ちまき(粽)は邪気を除くという言われがあります。節句に食べるちまきに子供の成長を託しました。

材料・分量

	もち米	2カップ
	豚肉	100g
	たけのこ	100g
	干し椎茸	2枚
	干しえび	20g
	しょうが	10g
	サラダ油	大さじ2
A	しょうゆ	大さじ1.5
A	砂糖	大さじ1.5
A	塩	小さじ1/2
A	こしょう	適宜
A	酒	大さじ2
A	牡蠣油	大さじ1
	スープ	1カップ
	笹の葉	20枚

作り方

❶ もち米は一晩水につけ、ザルに上げる。
❷ 豚肉は1㎝の角切りにする。
❸ たけのこ・もどした干し椎茸は5㎜角に切る。
❹ サッと洗った干しえび・しょうがはみじん切りにする。
❺ 中華鍋をよく熱して油を入れ④②を炒め、肉が白くなってきたら③を加えてさらに炒め、スープと調味料Aを加えてひと混ぜし①を入れ、かき混ぜながら水分がなくなるまで炒め煮する。火を止めバットにあけて粗熱を取る。
❻ 笹を洗い表面の水分をふき取り、葉先を三角になるよう丸め⑤を入れる。笹の柄をフタをするように三角の先に差し込み形を整え、強く湯気の上がった蒸器に入れて25分蒸す。

5 菖蒲酒

おすすめポイント

菖蒲には気分をすっきりさせ、食欲を増進する働きがあります。清々しい香りを楽しみ、端午の節句を祝いましょう。

材料・分量

菖蒲根	2〜3切れ
日本酒	1合

作り方

❶ 菖蒲の根を掘り、よく水で洗い、薄く斜めにスライスする。日本酒(冷酒)に入れ30分ほど浸す。

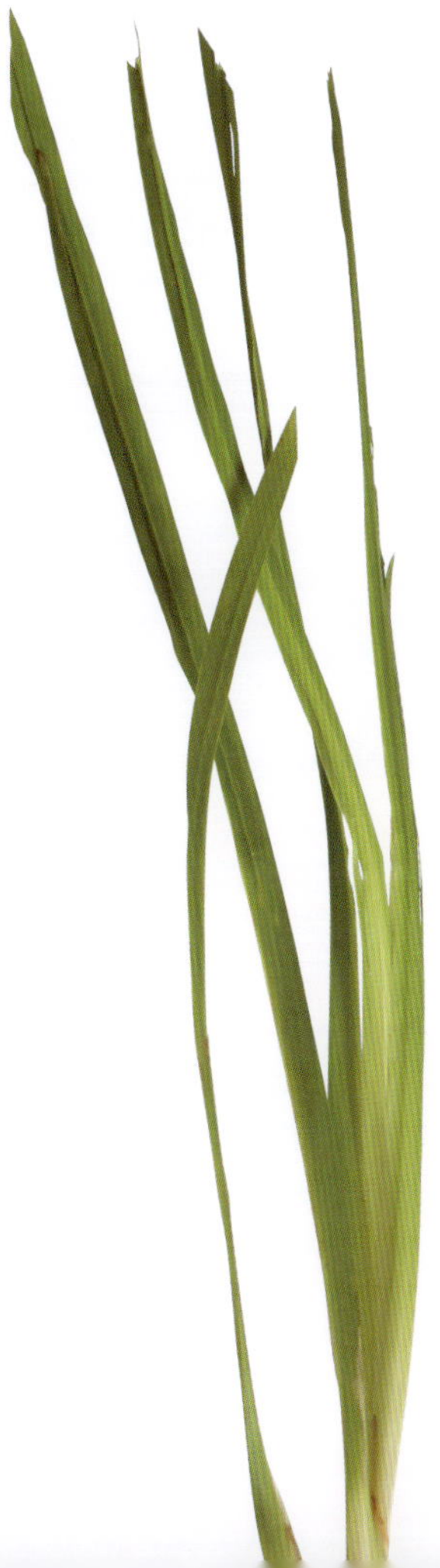

小満

5月21日頃から

蚕起《かいこお》きて桑《くわ》を食《く》う

麦秋至《ばくしゅういた》る

紅花栄《べにばなさか》う

薬膳ポイント

健脾益気
行気祛湿
滋陰清熱

小満とは大麦、冬まき小麦などの作物がすでに実を結び、ホッと一息する頃です。湿気と暑さが加わり始めたこの時期、気が緩むと様々な病邪が入りやすくなります。日ごろから予防を心がけ病気にならないように注意しましょう。このことを中医学では「未病先防」といいます。

季節の食材・生薬

じゃが芋
豚肉
鶏肉
トマト
きゅうり
いんげん
紫蘇
金針菜
枸杞子
桑葉

セット献立

1 トマトの炊き込みご飯
2 さやいんげんとひき肉のレタスカップ
3 じゃが芋団子と蕪のスープ
4 桑葉ゼリー
5 桑菊茶

おすすめ献立

○ かに玉のおろしあんかけ
○ きゅうりの甘酢和え

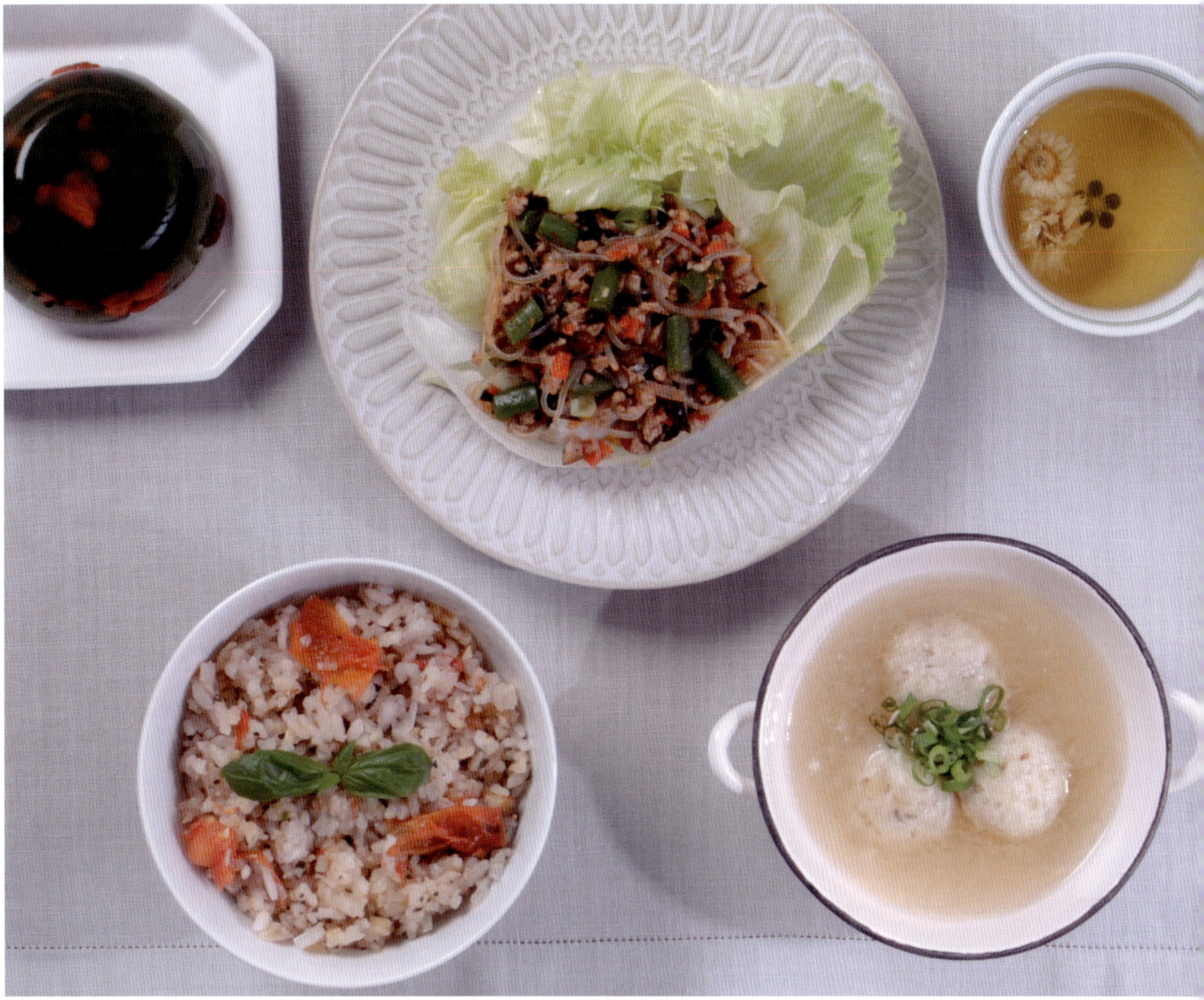

コラム 8

【五月の養生】

五月は、人間も自然も生命力にあふれ元気いっぱいな季節です。その反面、新社会人・新入学生・職場環境・生活環境の変化などによるさまざまなストレスにより、うつ状態・食欲不振・月経不順などが現れやすくもなります。これは、この時期に肝気の流れが停滞し、気を上昇・発散させる働きも低下するため、精神や情緒に乱れが出てきている状態です。

香りのある野菜や柑橘類・お茶などで気の巡りを良くして、血液の循環を正常にし代謝を順調に行い、消化吸収を促進して心身のバランスを保ち、ストレスをためないようにすることが大切です。

春

夏

節気番号 8

秋

冬

1 トマトの炊き込みご飯

おすすめポイント

トマトで消化を促進し、バジルや玉ねぎで気の巡りを整え食欲を引き出します。夏を迎える前に胃腸の働きを高めておきましょう。

材料・分量

- A
  - 米 …… 2カップ
  - 水 …… 2カップ
  - 完熟トマト …… 中2個
  - ドライバジル …… 大さじ2
  - 塩 …… 小さじ1
  - スープの素 …… 小さじ1
- B
  - 玉ねぎ …… 100g
  - くるみ …… 40g
- フレッシュバジル …… 適宜

作り方

❶ 米は洗って30分ほど水につけてからザルにあげる。
❷ トマトはヘタを取り、皮つきのままザク切りにする。
❸ 玉ねぎはみじん切りにする。くるみは炒って粗みじんにする。
❹ トマトからの水分を計算に入れて分量よりやや少なめに水加減し、Aを入れてやや硬めに炊き上げ③を加えて混ぜ、器に盛る。
❺ フレッシュバジルを添える。

2 さやいんげんとひき肉のレタスカップ

おすすめポイント

いんげんは消化機能を整え身体の重だるさを軽減し、豚肉は臓腑をいたわります。湿度が高い日が続く時におすすめです。

材料・分量

- いんげん …… 200g
- 豚ひき肉 …… 200g
- 赤ピーマン …… 1個
- 春雨 …… 40g
- 干し椎茸 …… 2枚
- 黒きくらげ …… 5g
- にんにく・しょうが …… 各1かけ
- 豆板醤 …… 小さじ1
- A
  - 塩 …… 小さじ1
  - 砂糖 …… 大さじ1
  - オイスターソース …… 大さじ1
  - 湯 …… 大さじ4
  - こしょう …… 少量
- サラダ油 …… 適宜
- かたくり粉 …… 大さじ1/2
- レタス …… 1/2個

作り方

❶ いんげんとピーマンは、1.5cm長さに切り、ゆでる。
❷ 春雨はもどして4〜5分ゆでて水に取り、食べやすい長さに切る。
❸ 干し椎茸・黒きくらげもそれぞれもどして粗みじんに切る。
❹ 鍋にサラダ油を熱し、ひき肉を香ばしく炒め、にんにく・しょうが・豆板醤を加えて焦がさないよう炒め、①②③と調味料Aを加えて炒め合わせ、火が通ったら水溶きかたくり粉でとろみをつける。
❺ 洗ってよく水けをきったレタスと共に盛りつける。

3 じゃが芋団子と蕪《かぶ》のスープ

おすすめポイント

暑さと湿気で弱り始めた胃腸の働きを元気にします。停滞した消化器の気の巡りを整えるやさしい味のスープです。

材料・分量

- 鶏ひき肉 …… 100g
- 酒・しょうが汁 …… 少量
- じゃが芋 …… 200g
- 炒りごま …… 大さじ2
- A
  - かたくり粉 …… 大さじ2
  - 塩 …… 小さじ1/2
- かぶ …… 200g
- スープ …… 1.5カップ
- B
  - 酒 …… 大さじ1
  - 塩 …… 小さじ1/2
  - しょうゆ …… 小さじ1/2
- 青ねぎ …… 少量

作り方

❶ ボウルにザルを重ねてペーパータオルをおき、皮をむいたじゃが芋をすりおろし水けをしぼる。
❷ 鶏ひき肉に、酒・しょうが汁を入れ混ぜあわせて下味をつける。
❸ ②に①・炒りごま・Aを入れ、8〜12個の団子にしてゆでる。
❹ かぶは皮ごとすりおろし、スープの入った鍋に入れ煮立ったら③を入れて煮、Bを加えて味を調える。
❺ 器に盛り、青ねぎの小口切りを加える。

4 桑葉ゼリー

おすすめポイント

季節の変わり目はからだのバランスが崩れやすくなります。桑葉と、気血を補うベリー類で不調を整えましょう。

材料・分量

- 粉寒天 …… 4g
- 水 …… 2カップ
- 砂糖 …… 40g
- 桑葉粉末 …… 小さじ1
- 枸杞子 …… 大さじ1
- レーズン …… 大さじ1

作り方

❶ 枸杞子・レーズンはぬるま湯につけ柔らかくもどす。
❷ 鍋に水と寒天を入れ10分ほどおき、火にかけて2〜3分沸騰させて煮溶かし、砂糖を加える。
❸ 桑葉粉末を入れよく混ぜ合わせる。
❹ 鍋底を水につけ、粗熱を取りながら①を加えて混ぜる。
❺ 手早くゼリー型に流し入れ固める。

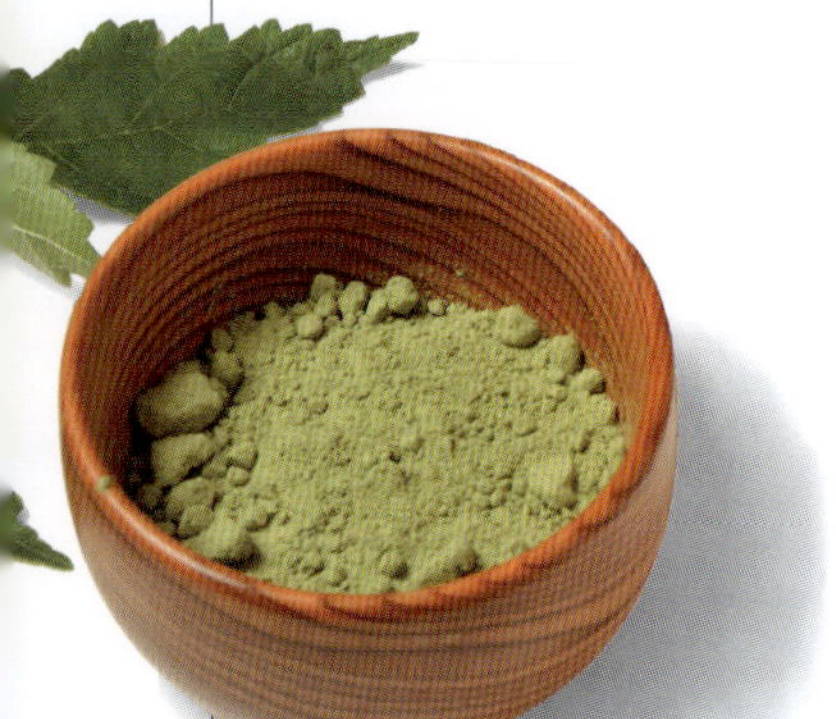

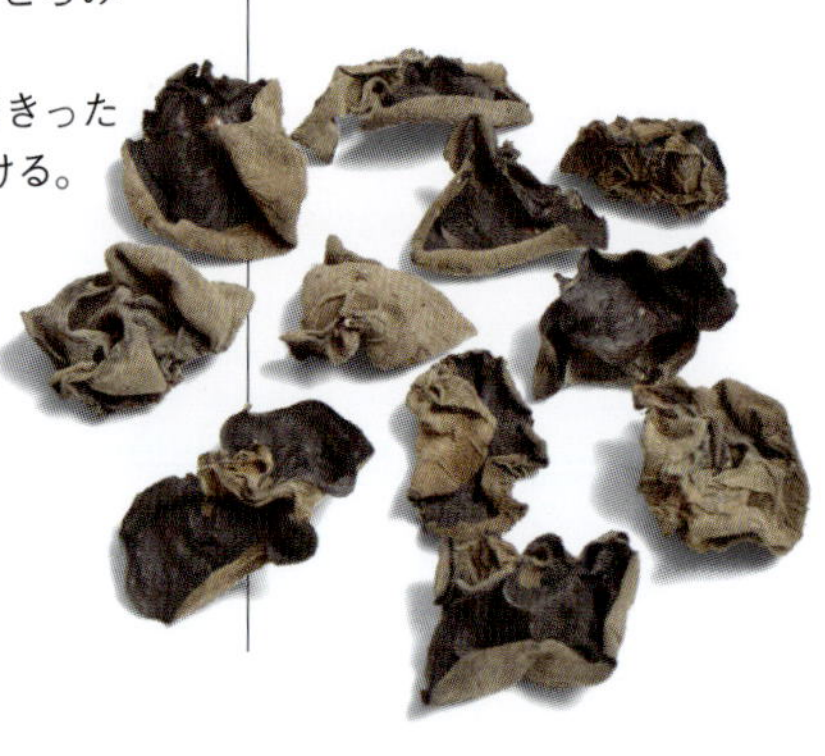

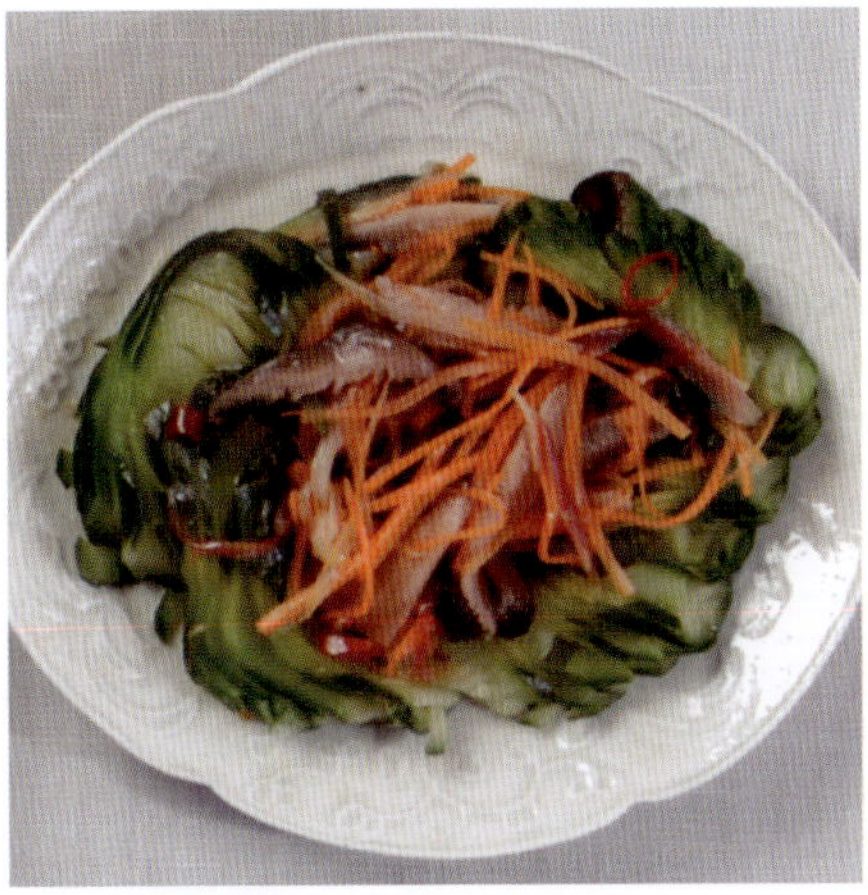

きゅうりの甘酢和え

おすすめポイント

きゅうりはからだの熱と湿を取る作用があります。湿気と暑さが増してくるこの頃に使いたい食材です。

材料・分量

	きゅうり	4本
	にんじん	30g
	干し椎茸	2枚
	しょうが	10g
	みょうが	4個
	唐辛子	1本
	ごま油	大さじ1.5
A	酢	大さじ3
A	砂糖	大さじ1.5
A	塩	小さじ1/2

作り方

❶ きゅうりはヘタを取り蛇腹切りにし、軽く塩（分量外）をふっておく。
❷ にんじん・もどした干し椎茸・しょうが・みょうがはせん切りにする。
❸ 唐辛子は種をとり、ごく細い輪切りにする。
❹ ①をサッと水洗いし、軽くしぼってボウルに入れておく。
❺ 中華鍋に、②③を入れてからごま油を加えて炒め、調味料Aを加えて一煮立ちさせ④の中に熱々のまま加える。軽く混ぜ合わせて、そのまま冷ます。

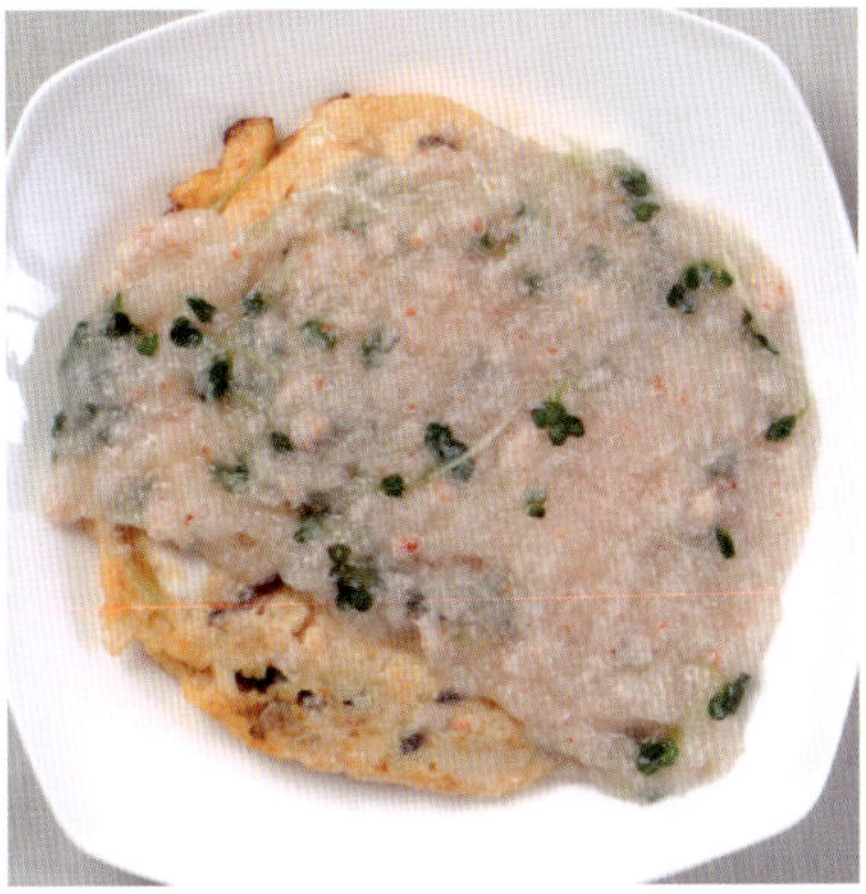

かに玉のおろしあんかけ

おすすめポイント

五臓の働きを整える卵に、消化を助け気の巡りを整える大根をたっぷり使った、変わりかに玉です。

材料・分量

	卵	8個
	干し椎茸	4枚
	ゆでたけのこ	100g
	長ねぎ	1本
	水溶きかたくり粉	大さじ2
	大根おろし	2カップ
	油	大さじ5
A	塩・砂糖	各小さじ1
A	しょうゆ	小さじ1.5
A	こしょう	少量
	スープ	2カップ
B	塩	小さじ1/2
B	酒	大さじ1.5
B	水溶き片栗粉	適宜
	かに身	160g
	ごま油	適宜
	かいわれ菜	1パック

作り方

❶ もどした干し椎茸とゆでたけのこは細切り、長ねぎは縦1/2に切ってから細い斜め切りにし、油大さじ1で軽く炒めボウルに入れる。水溶きかたくり粉・A・軽く水切りした大根おろし1カップ分を入れて混ぜて合わせ4等分にしておく。
❷ 卵2個を溶きほぐして①の1/4量を混ぜ、よく熱したフライパンに油大さじ1を入れて半熟に焼く。形を整えながら丸くなるように焼きあげ盛り付け皿に取る。（繰り返して4枚焼く）
❸ 鍋にスープ2カップを沸かし、Bとかに身・残りの大根おろし1カップを入れ、水溶き片栗粉でとろみをつける。仕上げにごま油と半分に切ったかいわれ菜を加えて②の皿にかける。

5 桑菊茶

おすすめポイント

桑の葉・菊花ともからだを冷やす働きがありますので、体に熱がこもりやすい時などにおすすめです。

材料・分量

桑の葉	6g
菊花	10g
湯	600ml

作り方

❶ 分量の湯を沸かし、桑の葉と菊花を入れ15分蒸らし、濾して供する。

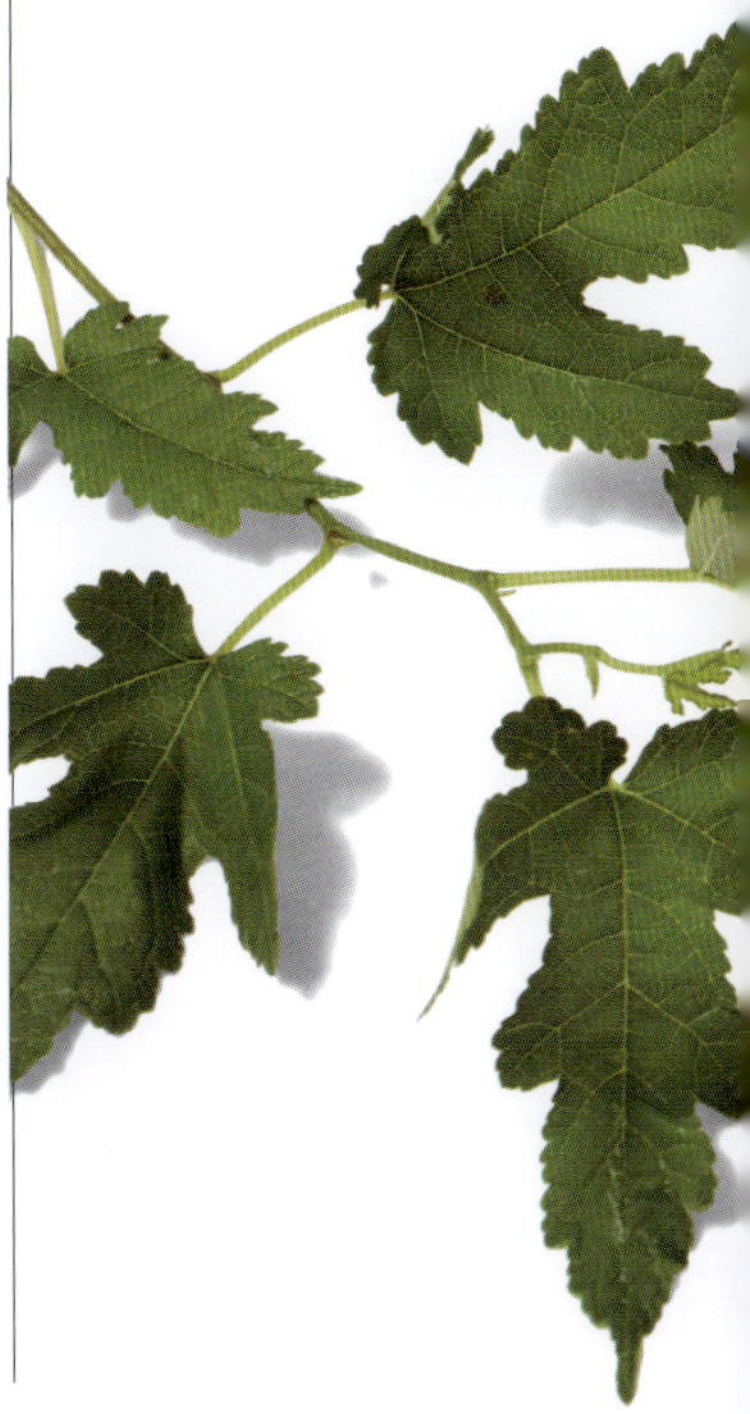

蟷螂《かまきり》生《しょう》ず

芒種

梅子《うめのみ》黄《き》なり

腐草《ふそう》螢《ほたる》と為《な》る

6月5日頃から

薬膳ポイント

補益脾胃
清熱利湿
養血安神

芒《のぎ》がある稲や麦などの穂の出る穀物の種をまく季節という事から芒種と言われています。梅の実が青から黄色に変わり、かまきりや蛍が現れ始めるころです。

芒種の時期は気温もだんだん上昇し、湿度も高くなります。動くと汗が出ますが、過剰な発汗は体液不足となり、疲労倦怠感・息切れ・動悸など体調不良を引き起こすので注意が必要です。湿度が高まると食物が腐りやすくなるので注意しましょう。

（※芒とは稲の穂先にある針のような突起の部分）

季節の食材・生薬

梅
グレープフルーツ
卵
牛乳
鶏肉
とうもろこし
セロリ
トマト
にんじん
らっきょう

セット献立

1 緑茶とうもろこしご飯
2 鶏むね肉のトマト煮込み
3 シーチキンの五色サラダ
4 かぼちゃプリン
5 とうもろこしの鬚茶（玉米鬚茶）

おすすめ献立

○ グレープフルーツサラダ
○ レモンゼリー ココナッツソース

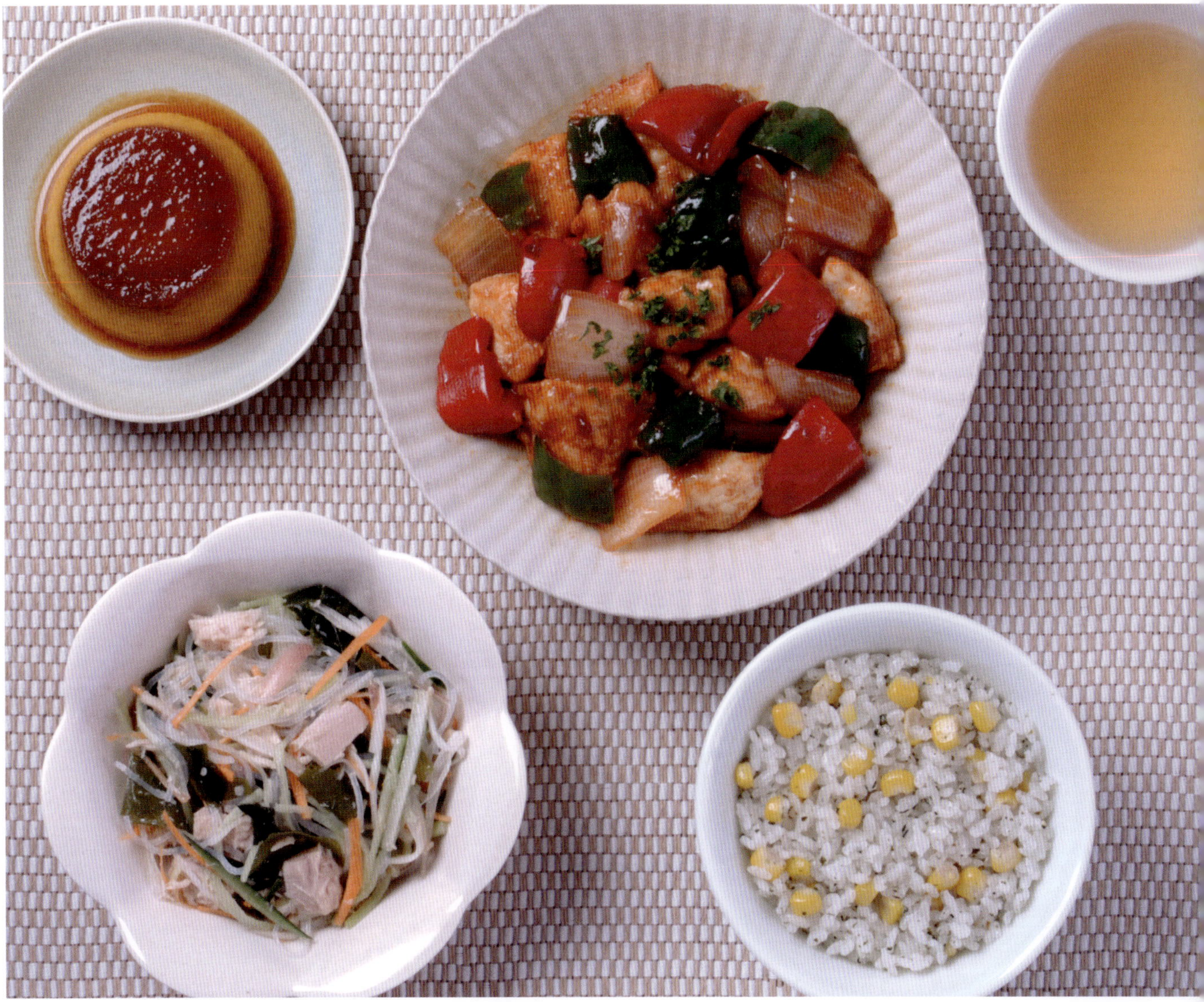

コラム 9

【梅雨の養生】

六月は梅雨の季節で、空気は湿っぽく気候は蒸し暑くなります。雨期における食材の管理や健康にも気を配り、季節的な病気や伝染病、熱中症などの発生を避けなければなりません。うっとうしい時期ですが、精神的に楽しい状態を維持すれば、気・血の巡りや排泄なども順調になります。日頃からむくみやすい人は湿度が高くなると、ますますむくみがひどくなりますので、利尿作用のあるとうもろこしなどがおすすめです。湿度が高くなると、発汗しにくくなるため、辛味《しんみ》のものを食べて発汗を促しましょう。

蒸し暑さのため、冷たいものや生もの・水分などを多くとりがちで、胃腸が疲れて食欲も低下します。一般に濃厚な味のものは避け、淡白な物や香味野菜を用います。脂の多い肉類などは少なめに、穀物・野菜など自然の味のものを多く食べると良いでしょう。

1 緑茶とうもろこしご飯

おすすめポイント

緑茶ととうもろこしで水分代謝をよくし、からだの中にたまった熱を冷まし紫蘇の香りで気分をさわやかにします。

材料・分量

米 …… 2カップ
緑茶 …… 小さじ1.5
とうもろこし …… 1本分
塩 …… 小さじ1
酒 …… 大さじ2
紫蘇 …… 5枚

作り方

❶ 米は洗ってザルに上げ30分おく。緑茶は細かくしておく。
❷ ゆでたとうもろこしの実は包丁ではずしておく。
❸ 釜に①と塩・酒を入れて水加減し、サッと混ぜ②を加えて炊く。
❹ 器に盛り、紫蘇のせん切りをのせる。

2 鶏むね肉のトマト煮込み

おすすめポイント

からだを温める食材の鶏肉・ピーマン・玉ねぎを用い、気力や消化機能を高めます。トマトで温めすぎを防ぎバランスをとります。

材料・分量

鶏むね肉 …… 1枚(400g)
塩・こしょう …… 各少量
酒 …… 大さじ2
小麦粉 …… 大さじ3
サラダ油 …… 大さじ2
赤パプリカ …… 1個
ピーマン …… 3個
玉ねぎ …… 1個
にんにく …… 1片
A 赤ワイン …… 1/4カップ
A トマトジュース …… 1/2カップ
A トマトケチャップ …… 1/4カップ
A ウスターソース …… 大さじ2
パセリ …… 適宜

作り方

❶ パプリカ・ピーマンと玉ねぎは2cm角に切る。
❷ 鶏肉は食べやすく切り、塩・こしょうし、酒をふりかけて10分おき、水けをきって小麦粉をまぶす。
❸ フライパンに油大さじ1を入れ、みじん切りにしたにんにくを炒め、玉ねぎも加えて炒めしんなりしたら別皿にとる。
❹ サラダ油をたし②の肉の両面に焦げ目をつけ、①の残りの野菜と調味料Aを加え、中火で煮込む。
❺ 器に盛りパセリのみじん切りを散らす。

3 シーチキンの五色サラダ

おすすめポイント

夏の食欲不振やだるさ対策にシーチキンはおすすめです。香味野菜の紫蘇・みょうが・セロリで気分をさわやかにし、わかめ・きゅうりがからだの水分代謝を高めます。

材料・分量

シーチキン缶 …… 200g
春雨 …… 30g
紫蘇 …… 4枚
みょうが …… 2個
セロリ …… 1/2本
きゅうり …… 1本
にんじん …… 30g
しょうが …… 15g
わかめ …… 30g
A 五味子酢 …… 大さじ2
A サラダ油 …… 大さじ3
A しょうゆ …… 小さじ1
A 砂糖 …… 小さじ1
A レモン汁 …… 大さじ1
塩・こしょう …… 各少量

作り方

❶ シーチキンは缶から出しておく。春雨は戻して3～4cmに切ってゆで、水につけて冷まし水けをとる。
❷ セロリ・きゅうり・にんじん・しょうが・みょうが・紫蘇はそれぞれせん切りにし、冷水でパリッとさせる。わかめはもどして食べやすく切る。
❸ ドレッシングの材料Aをよく混ぜ、食べる直前に①②を和える。

4 かぼちゃプリン

おすすめポイント

かぼちゃで気力を高め、卵で五臓を強化します。牛乳で肌を潤し美容にも効果が期待できます。

材料・分量

かぼちゃ …… 150g
砂糖 …… 30g
卵 …… 1個
牛乳 …… 150ml
バニラエッセンス …… 少量
A 砂糖 …… 30g
A 水 …… 大さじ1
A 湯 …… 大さじ1

作り方

❶ プリン型に分量外の油を薄くぬっておく。蒸し器に湯を沸かす。
❷ 小鍋にAの砂糖と水を入れ、カラメル色になるまで弱火にかけ、火を止めて湯を加え溶きのばし①のプリン型に入れて冷ましておく。
❸ かぼちゃは皮をむき1cm厚さに切って皿に並べ、ラップをして電子レンジに4分位かける。
❹ ミキサーに、かぼちゃ・砂糖・牛乳・卵を加え、なめらかになるまで撹拌し、バニラエッセンスを加える。
❺ ①の型に④を入れ中火で5分、弱火で5分蒸して火を止め5分ほど蒸らす。冷めてから型からはずし器に盛る。

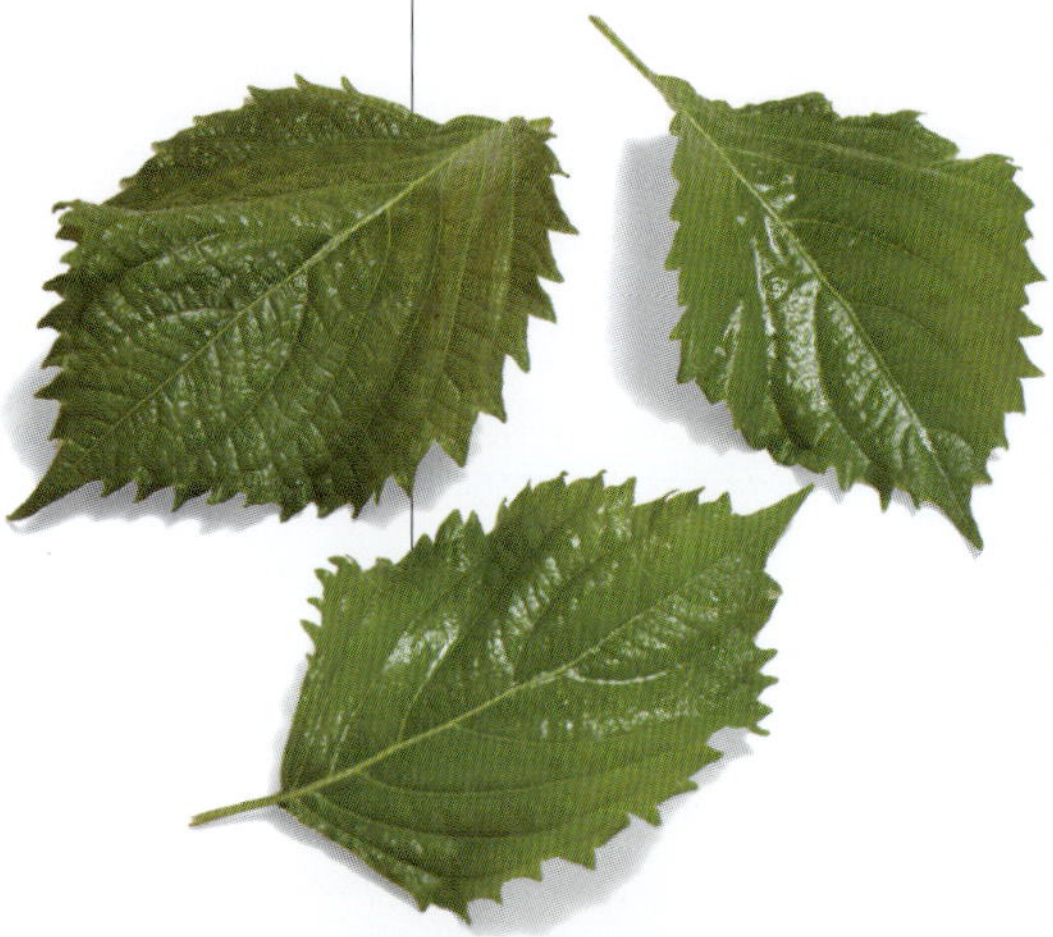

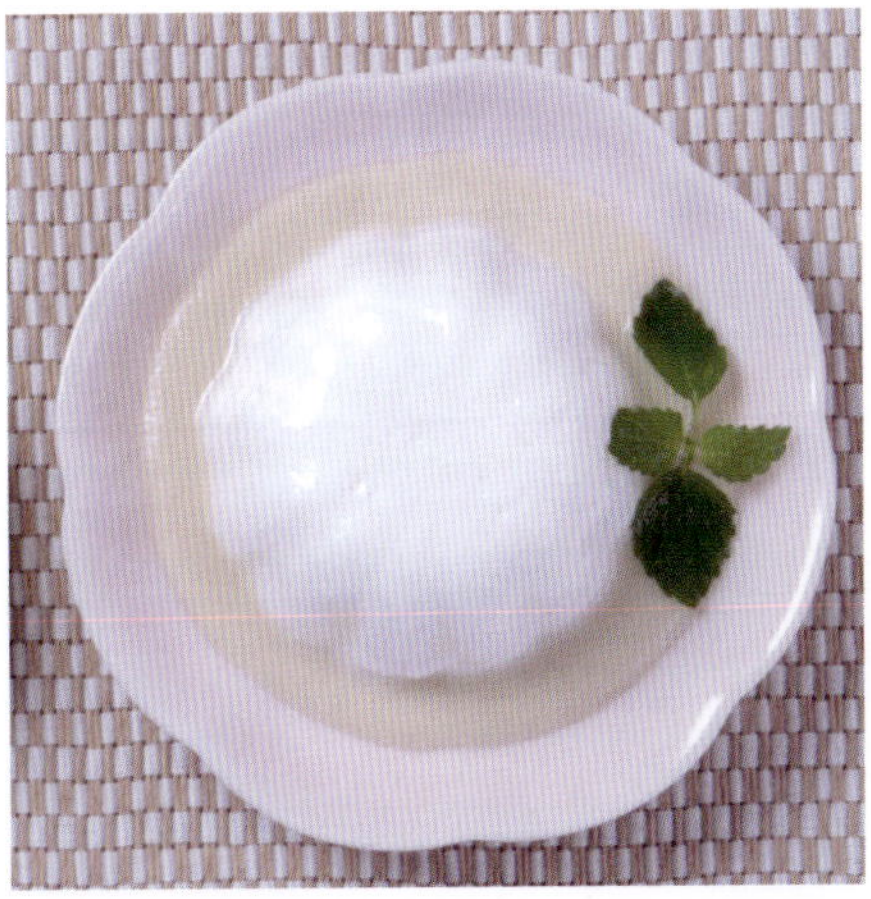

レモンゼリー ココナッツソース

おすすめポイント

梅雨時の蒸し暑さと食欲不振解消に、ココナッツソースをかけたレモンゼリーがおすすめです。

材料・分量

	レモン	1個
	ゼラチン	10g
	水	1カップ
	砂糖	40g
	卵白	1個分
A	ココナッツミルク	1/2カップ
A	ブランデー	小さじ1/2
A	卵黄	1個分
A	砂糖	大さじ2
A	コーンスターチ	小さじ1
	ミント	適宜

作り方

❶ ゼラチンを水50mlにふり入れふやかし、湯煎で溶かす。
❷ ボウルに レモンをしぼった汁と水を加えて150mlにし、半量の砂糖と①を加え、よく混ぜる。
❸ 別のボウルで卵白を泡立て、残りの砂糖を加えて細かなメレンゲを作り、②を少しずつ入れながらもったりするまで混ぜ合わせ、ゼリー型に流し入れ冷蔵庫で冷やし固める。
❹ 小鍋にAを入れ、弱火で混ぜながら加熱しトロミをつける。火からおろしブランデーを加え冷やす。
❺ 器にゼリーをのせ④のソースをかけミントを飾る。

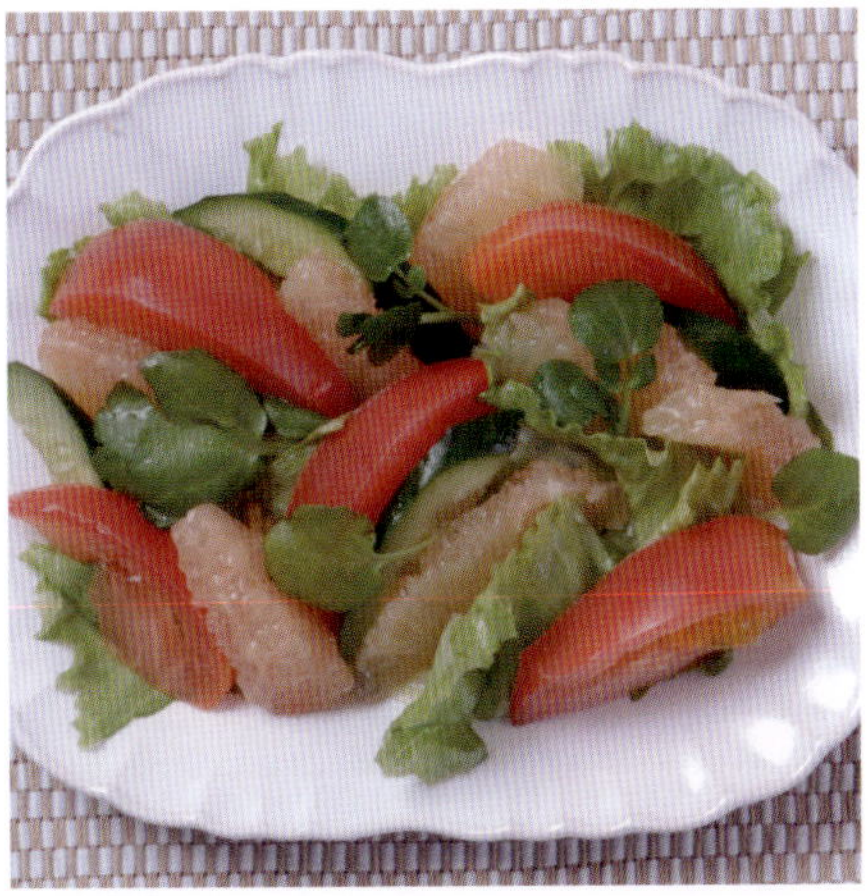

グレープフルーツサラダ

おすすめポイント

グレープフルーツは気の流れをよくし胃腸の調子を整えます。からだの熱をとる働きのある、きゅうり・トマト・レタス等の野菜で清涼感が楽しめます。

材料・分量

	グレープフルーツ	1個
	きゅうり	1本
	トマト	1個
	ルッコラ	適量
	レタス	4枚
A	サラダ油	大さじ2
A	しょうゆ	小さじ1
A	レモン汁	大さじ2
A	砂糖	小さじ1
	サラダ菜	適宜

作り方

❶ グレープフルーツは、皮をむき果肉を取り出す。
❷ きゅうりは縦半分に切り、薄く斜め切りにする。トマトはくし形に切る。 ルッコラとレタスは食べやすい大きさにちぎる。
❸ Aを合わせてドレッシングを作り、①②を加えてサッと混ぜる。
❹ 器にサラダ菜をしき③を盛る。

5 とうもろこしの鬚《ひげ》茶(玉米鬚茶)

おすすめポイント

とうもろこしの鬚にはからだの熱をとり、利水作用もあるため、梅雨時のむくみ解消や疲労回復に効果が期待できます。

材料・分量

とうもろこしの鬚 ……… 2本分

作り方

❶ とうもろこしの鬚の黒い部分は除き、2~3日天日干しして乾燥させる。
❷ ①を1㎝位に切り、フライパンに入れ弱火できつね色に色づくまで炒る。
❸ お茶パックに入れ湯をそそぐ。(1カップの湯に大さじ2杯分位)

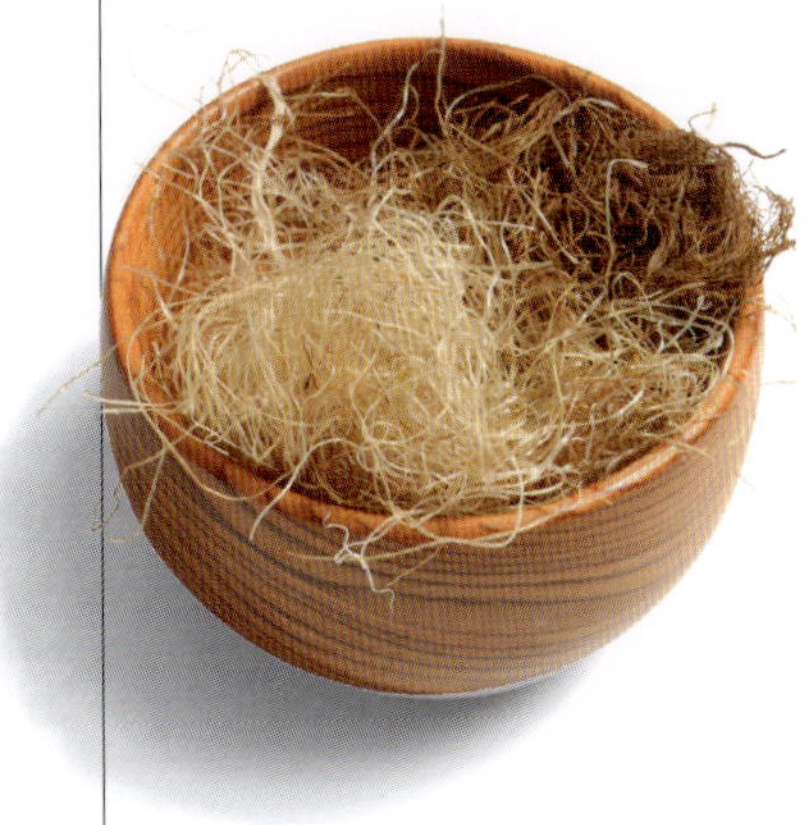

夏至

乃東枯《なつかれくさかれ》る
菖蒲華《あやめはな》さく
半夏生《はんげしょう》ず

6月21日頃から

薬膳ポイント

補益脾胃
清熱祛湿
理気健脾

一年で最も昼が長く夜が短くなる日です。冬至と比較すると昼間の時間差は4時間以上あります。太陽の角度が最も高いところにありますが、暑さのピークではありません。実際は梅雨の真っ盛りです。田で根づいた稲は株を増やし青々と成長します。梅雨時期は蒸し暑さのため水分摂取が多く、湿が苦手な脾胃の疲れが表れやすくなります。食欲不振・吐き気・膨満感・倦怠感・下痢・湿疹・頭重・足のむくみなどが出やすくなります。脾の機能に負担をかける揚げ物・油っこいもの・冷たい物・生ものなどは控えましょう。

季節の食材・生薬

はと麦
じゃが芋
小豆
びわ
さくらんぼ
牛肉
そら豆
玉ねぎ
陳皮
烏梅《うばい》

セット献立

1 はと麦入り小豆ご飯
2 蓮根バーグ
3 そら豆のポタージュ
4 びわのコンポート キラキラゼリー
5 かんたん烏梅茶

おすすめ献立

○ ふわふわコーンスープ
○ 豆腐白玉のフルーツポンチ

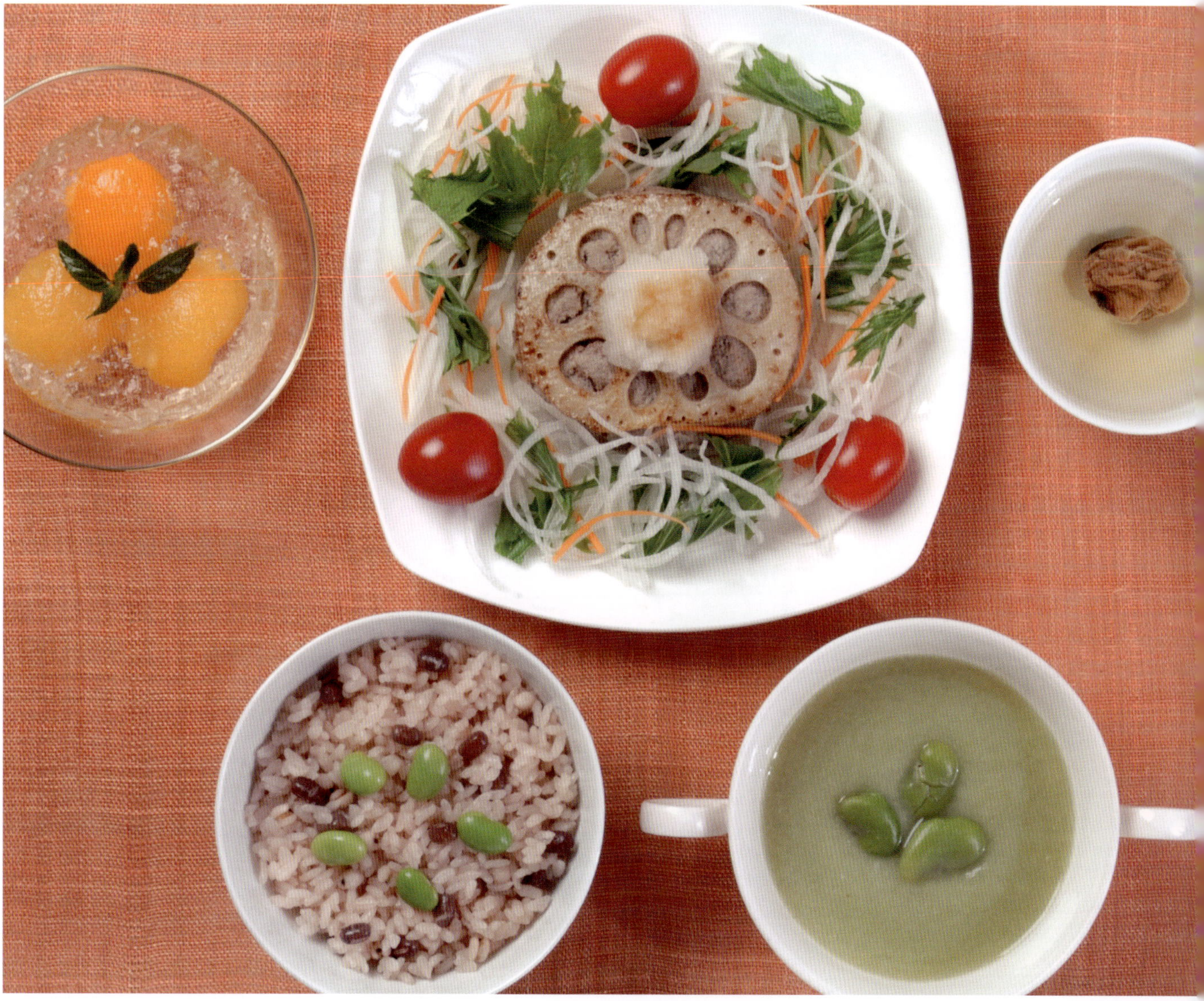

コラム 10

【烏梅《うばい》】

生薬の「烏梅《うばい》」は、梅の実が熟す前の未熟なうちに収穫して燻《いぶ》したものです。烏梅にはコハク酸・クエン酸・リンゴ酸・酒石酸などの有機酸やオレアノール酸などの成分が含まれています。生薬の烏梅は主に健胃整腸に用いられていますが、駆虫薬としても使われていました。鎮痛・解毒作用がある健胃整腸の妙薬で、煎じて夏バテ予防（酸梅湯《さんめいたん》）や胃腸薬として用います。「熱冷まし」「下痢止め」「咳止め」「食あたり」「回虫駆除」「止血」「すり傷」「切り傷の手当」など、昔から民間薬として重宝されています。

烏梅は生薬としての用途だけでなく、かつては紅花の染色の媒染剤（繊維に色を定着させる薬剤）としても使われていました。

1 はと麦入り小豆ご飯

おすすめポイント

はと麦と小豆でからだの余分な湿を取り、枝豆入りご飯で夏の疲れた脾胃を元気にします。

材料・分量

米	2カップ
はと麦	20g
小豆	20g
小豆ゆで汁	100ml
枝豆	20g
塩	小さじ1/2

作り方

❶ はと麦は硬めにゆで、米は洗ってザルにあげる。
❷ 小豆は硬めにゆで、ゆで汁はとっておく。
❸ 枝豆はゆでてさやからはずす。
❹ 炊飯器に①②を入れ水加減し、塩を加えて炊く。
❺ 炊き上がったら③を混ぜる。

2 蓮根バーグ

おすすめポイント

蒸し暑い季節、おから・れんこん・大根など清熱作用のある食材を用い、からだを滋養する働きのある肉と卵を使った胃にやさしいハンバーグです。

材料・分量

	合びき肉	250g
	おから	150g
	れんこん	150g
	玉ねぎ	1/2個
A	卵	1個
A	塩	小さじ1/2
A	こしょう・ナツメグ	各少量
	サラダ油	大さじ1
	大根	200g
	にんじん	20g
	水菜	50g
	玉ねぎ	50g
	ミニトマト	12個
	ポン酢	適宜

作り方

❶ れんこんは皮をむき輪切りを4枚とり残りはすりおろし水けをきる。玉ねぎ1/2はみじん切りにする。
❷ フライパンで玉ねぎを炒めて火を止め、おからを入れ混ぜ合わせ冷ましておく。
❸ 玉ねぎ・大根(100g)・にんじん・水菜は3〜4cm長さのせん切りにし、冷水につけパリッとさせる。
❹ ボウルに肉を入れ、おろしれんこん・②・Aを加えて混ぜ合わせ4等分にまとめる。
❺ フライパンに油を熱し、れんこんの輪切りの上に④をのせ、中火で両面を色よく焼く。
❻ お皿に③とハンバーグを盛り、残りの大根をすりおろし、ポン酢を添える。

3 そら豆のポタージュ

おすすめポイント

そら豆にからだの余分な水分を排泄する働きがあります。またじゃが芋は消化機能を助けるので組み合わせてこの時期におすすめです。

材料・分量

そら豆(むきみ)	200g
じゃが芋	2個
玉ねぎ	50g
コンソメスープ	3カップ
塩・こしょう	各少量

作り方

❶ そら豆はゆでて薄皮をむく。飾り用のそら豆を適量取り分けておく。
❷ じゃが芋は皮をむき2〜3cm角に切り、玉ねぎはみじん切りにする。
❸ 鍋にコンソメスープ2カップと②を入れて軟らかくなるまで煮る。
❹ フードプロセッサーまたはミキサーに①③をかけて加熱し、塩・こしょうで味を調える。
❺ 器に盛り、飾り用のそら豆をのせる。

4 びわのコンポートキラキラゼリー

おすすめポイント

びわにはのどを潤し咳の症状を和らげ、のどの渇きをいやす働きがあります。

材料・分量

	びわ	300g
A	グラニュー糖	大さじ3
A	水	1/2カップ
B	ゼラチン	5g
B	水	1カップ
	グラニュー糖	大さじ1
	レモン汁	大さじ1
	ミント	適宜

作り方

❶ びわは洗って半分に切り、皮・種・内側の薄皮もとり、薄い塩水(分量外)につける。
❷ 鍋にAと①のびわを入れ中火にかけ、アクを取り弱火で約5分煮て取り出し冷やしておく。
❸ ミニボウルにBを入れてふやかし、湯煎で溶かす。グラニュー糖を加えて混ぜ、レモン汁を加えて手早く混ぜ合わせ、流し缶に浅めに流し入れて冷やし固める。
❹ 器にびわを盛り、上から③をクラッシュして雪のようにふり入れ、ミントを飾る。

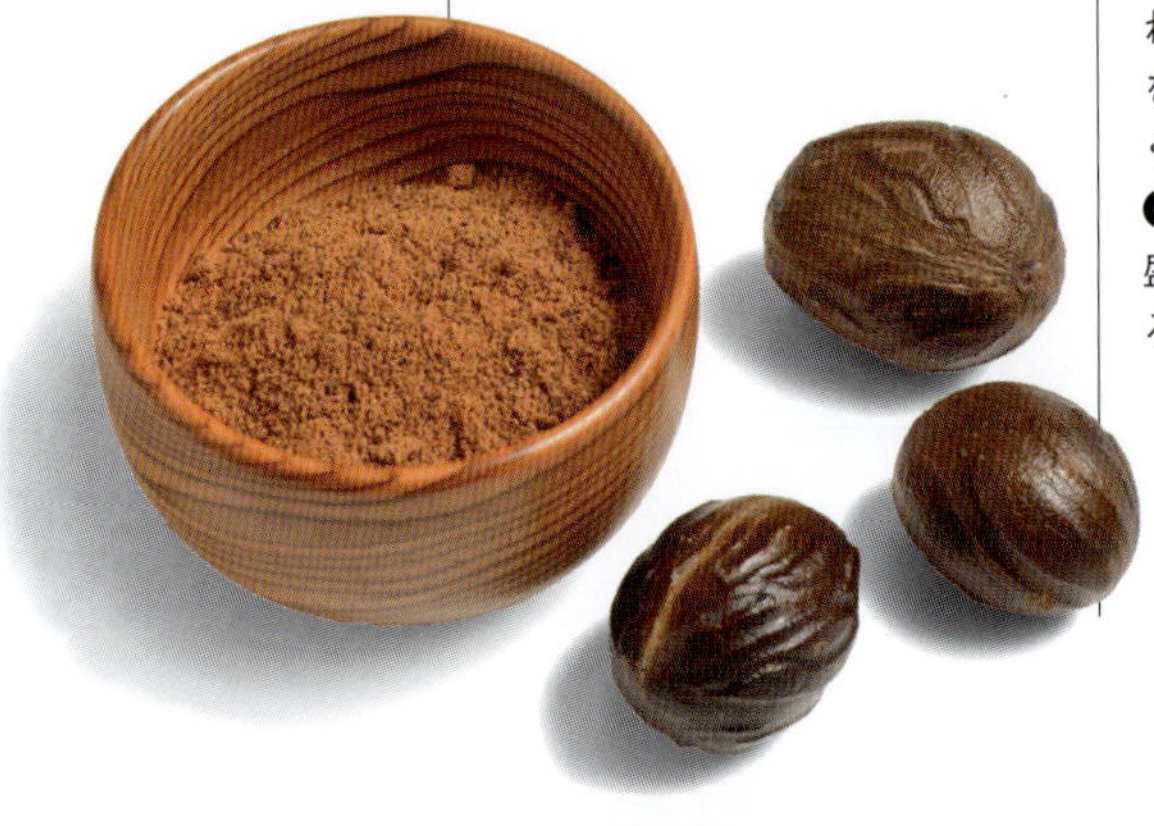

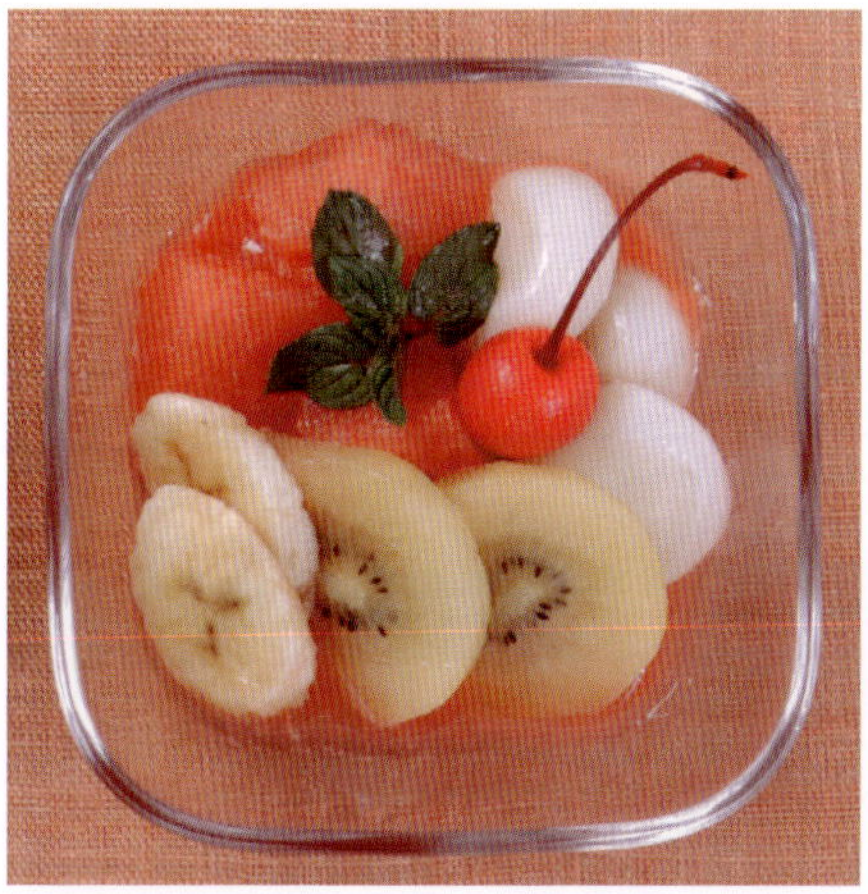

豆腐白玉のフルーツポンチ

おすすめポイント

白玉の中に豆腐が入ることで消化しやすくなります。また暑い時、清熱作用のある果物を合わせることにより、からだを元気にします。

材料・分量

絹ごし豆腐	90g
白玉粉	90〜100g
砂糖	大さじ2
スイカ	400g
バナナ	1本
キウイフルーツ	1個
さくらんぼ	4〜8個
レモン汁	大さじ1
はちみつ	大さじ1
ミント	適量

作り方

❶ 豆腐・白玉粉・砂糖をボウルに入れ1〜2分おき、手で練って耳たぶ位の軟らかさにする。
❷ ①を一口大の16個に丸め中央をくぼませ、煮立った湯に入れ、浮き上がってから1〜2分ゆでて冷水にとり水けをきる。
❸ スイカの1/3量・バナナ・キウイフルーツをそれぞれ2㎝角に切る。
❹ 残りのスイカはミキサーにかけ、レモン汁とはちみつを加えシロップを作る。
❺ 器に②③を盛り合わせ④をそそぎ入れ、ミントを飾る。

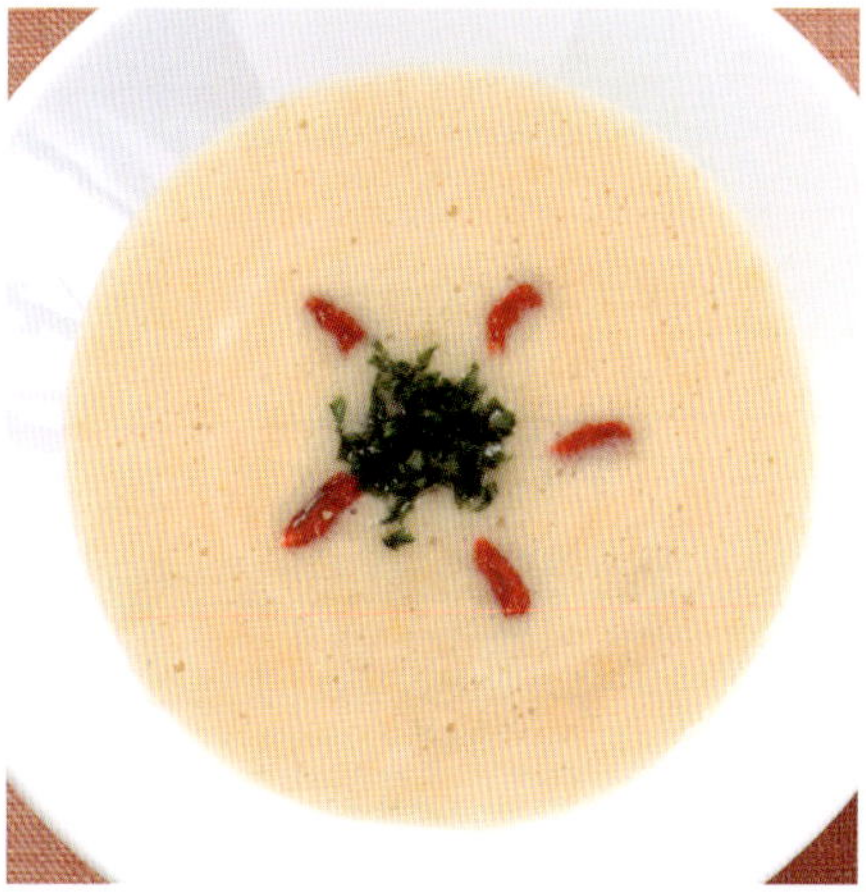

ふわふわコーンスープ

おすすめポイント

とうもろこしは胃腸の働きを整えると共に利尿作用が高く、からだの余分な水分を除きます。

材料・分量

枸杞子	大さじ1
A［クリームコーン	大1缶
A［ガラスープの素	小さじ2
水	3カップ
水溶きかたくり粉	大さじ1
塩・こしょう	各少量
卵白	1個分
パセリ	適量

作り方

❶ 枸杞子はサッと洗ってヒタヒタの水につけ軟らかくもどす。パセリはみじん切りにする。
❷ Aを鍋に入れ15分位煮る。
❸ ②に水溶きかたくり粉を混ぜ入れ、トロミをつけ塩・こしょうで味を調える。
❹ 卵白は充分にほぐし、泡立てるようにしてスープにそそぎ入れ、手早く混ぜて火からおろす。
❺ スープ皿に④を盛り、上に①を飾る。

5 かんたん烏梅茶《うばい》

おすすめポイント

烏梅は未成熟の梅の果実を燻煙したもので、慢性の咳・下痢に効果が期待されます。また、汗の出過ぎを防ぎ、のどの渇きをいやす働きがあります。

材料・分量

烏梅	6g
水	3カップ

作り方

❶ 鍋に烏梅と水を入れ、火にかけ半量になるまで煎じる。

※かんたん烏梅の作り方
① クッキングペーパーで梅干しを包む。
② フライパンに油をひかずに直接①を入れフタをして、弱火で8〜10分焦がさないように加熱する。冷めても効果は変わらないので作りおきしておくと便利。

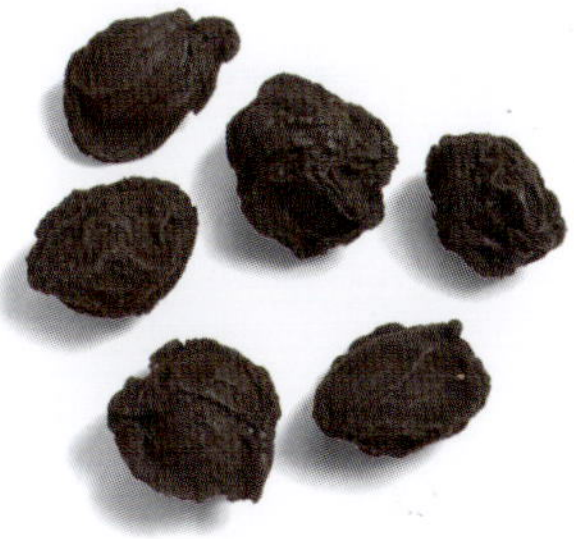

小暑

7月7日頃から

温風至る《おんぷういたる》

蓮始めて開く《はすはじめてひらく》

鷹乃学を習う《たかわざをならう》

薬膳ポイント

清熱燥湿
養心安神
健脾益気

太陽が照りつける暑い夏の到来ですが、まだ最も暑い時には至らず、小暑といいます。自然界の陽気が盛んになりすぎると「心」の機能が失調し、ほてり・動悸・寝つきが悪い・顔面の紅潮・多汗・口内炎などの症状が出ます。中医学に「冬病夏治」という考え方があります。冷え症体質の人やカゼをひきやすい虚弱体質の人は体質改善のチャンスです。冷房のかけすぎや冷飲食のとり過ぎに注意し、汗を流して体内に潜んでいる「冷え」と「湿」を追い出しましょう。

季節の食材・生薬

はと麦
キウイフルーツ
すずき
苦瓜
きゅうり
もやし
レタス
枝豆
とうもろこし
金針菜

セット献立

1 七夕そうめん
2 すずきの甘酢漬け
3 ゴーヤともやしのナムル
4 ずんだ餡ライスペーパー巻き
5 抹茶入り甘酒

おすすめ献立

○ はと麦入りキウイフルーツ大福
○ 金銀花入り緑茶

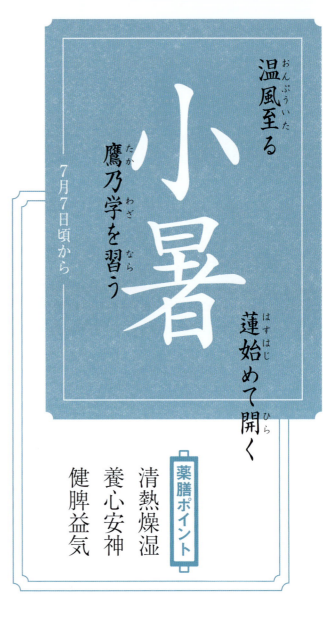

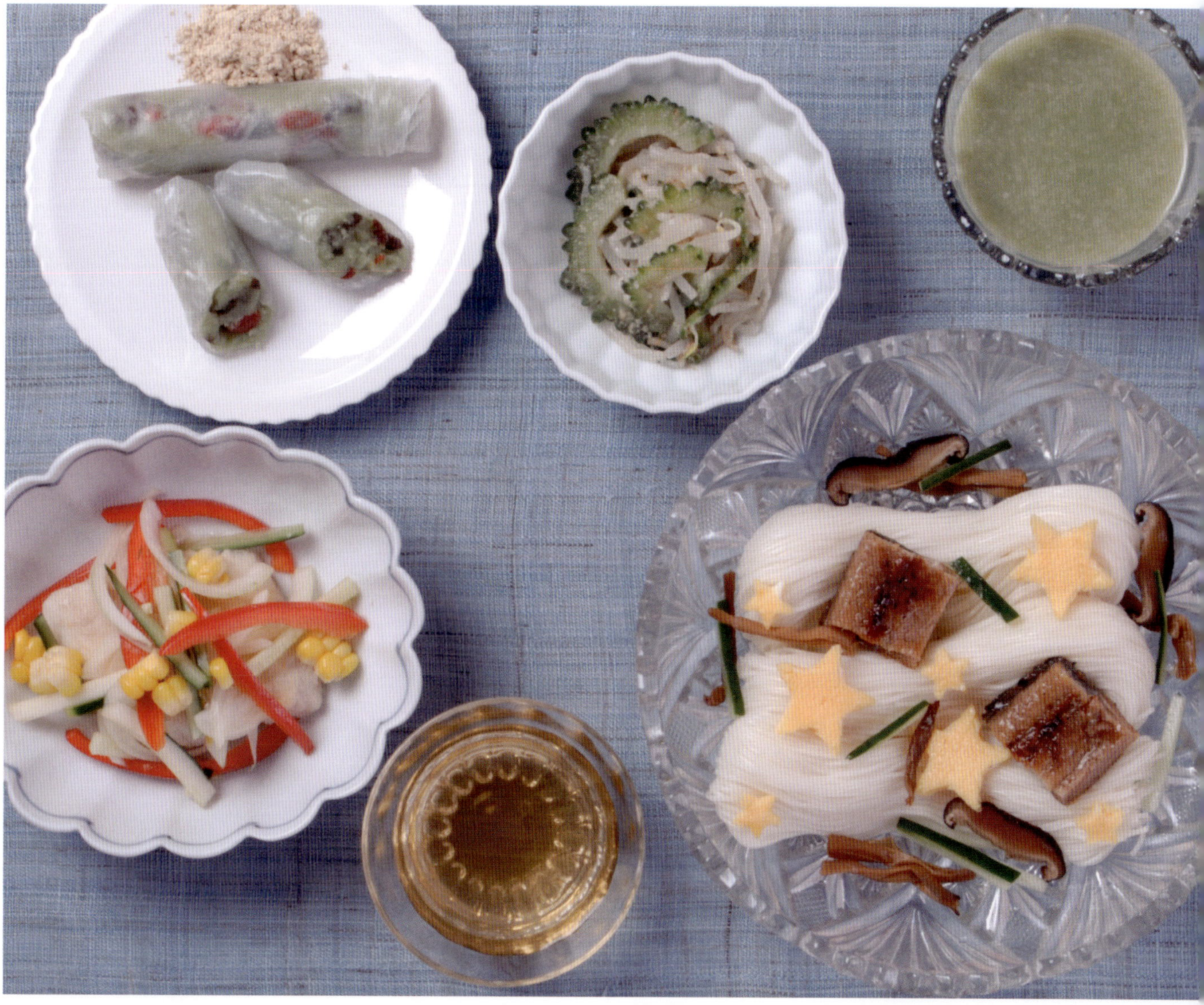

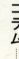

コラム 11

【甘酒】

その昔、五節句の時にお酒を飲み邪気を払うという風習がありました。

人日《じんじつ》　一月七日

…屠蘇（生薬を漬け込んだお酒）

上巳《じょうし》　三月三日

…桃酒（桃の葉を刻んで入れたり、花びらを浸したお酒）

端午《たんご》　五月五日

…菖蒲酒（菖蒲を浸して飲むお酒）

重陽《ちょうよう》　九月九日

…菊酒（菊の花を浸したお酒）

七夕《たなばた》　七月七日

…甘酒（お酒ではない）

夏は高温多湿で保存環境も悪かった昔は一日で作れ、アルコールの入っていない米麹で作った飲物を飲むようになりました。暑さが厳しい夏に栄養補給をするためだったともいわれています。甘酒は、飲む点滴といわれるほど栄養価が高く、しかも豊富に含まれるビタミン群やアミノ酸などがからだに良い影響をもたらします。整腸作用・便秘解消・美肌効果などがあると言われています。

1 七夕そうめん

おすすめポイント

そうめんの原料は小麦で、清熱作用があり暑さを和らげます。七夕を彩る具材で五臓をいたわり食欲を増進します。

材料・分量

そうめん	300g
うなぎ蒲焼	200g
きゅうり	30g
A 卵	2個
A 塩	少量
金針菜	5g
干し椎茸	2g
B 砂糖	小さじ1
B しょうゆ	小さじ1/2
だし昆布	5cm角
かつお削り節	10g
C みりん	50ml
C 薄口しょうゆ	50ml

作り方

❶ Aをよく混ぜ、厚めの薄焼き卵を焼き星形でくりぬき、残りは細く切る。
❷ 金針菜・干し椎茸は水でもどして石づきを取り、もどし汁とBで煮る。
❸ 鰻蒲焼は温める。　きゅうりはせん切りにする。
❹ そうめんは糸で端をくくり、ゆでて水にとり冷まして水けをきる。
❺ 器に④のくくった部分を切り落として盛り、上に①②③を飾る。
❻ 鍋に水400ml入れ昆布とかつお削り節を加えて煮出し、Cを加え味付けし、めんつゆを作って添える。

2 すずきの甘酢漬け

おすすめポイント

消化を助ける白身魚のすずきに、清熱作用のある夏野菜をたっぷり使いました。汗のかき過ぎをおさえる五味子酢を用いた夏向きの一品です。

材料・分量

すずき	4切れ
塩・こしょう	各少量
かたくり粉	大さじ4
ごま油	大さじ2
きゅうり	60g
セロリ	40g
とうもろこし	1本
赤パプリカ	1/2個
A 五味子酢	大さじ4
A 砂糖・しょうゆ	各大さじ2
A 水	大さじ2

作り方

❶ すずきは塩・こしょうをし、かたくり粉をまぶしてごま油で両面をカリッと焼く。
❷ きゅうり・パプリカはせん切り、セロリは筋をとりせん切りにする。
❸ とうもろこしはゆでて、実をはずす。
❹ Aを煮たて①②③をつけて味をなじませ、皿に盛る。

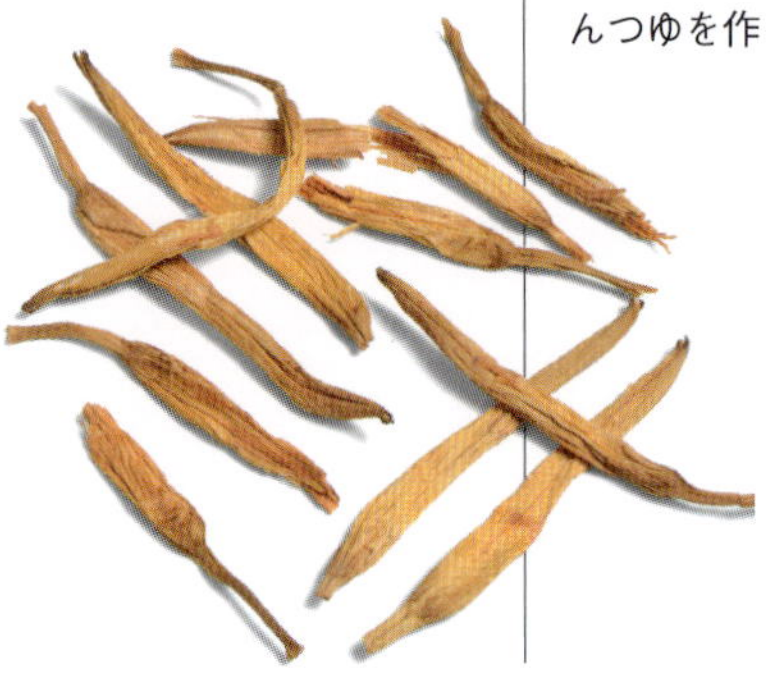

3 ゴーヤともやしのナムル

おすすめポイント

ゴーヤともやしは清熱作用があります。さっぱりとしておいしいナムルは、食欲をそそり夏バテ予防に効果があります。

材料・分量

ゴーヤ(苦瓜)	1/2本
もやし	200g
にんにく	1/2片
ごま油	小さじ1
すり白ごま	大さじ1
中華顆粒スープの素	小さじ1
塩・こしょう	少量

作り方

❶ ゴーヤは縦半分に切って種を取り3㎜ほどの薄切りにしてサッとゆでる。もやしもゆでて冷ましておく。
❷ にんにくのすりおろし・ごま油・すり白ごま・中華スープの素を合わせ①を和え、塩・こしょうで味を調える。

4 ずんだあん餡《あん》ライスペーパ巻き

おすすめポイント

胃腸の働きを補う枝豆を使ったずんだあんに、気血を補う竜眼肉・枸杞子を用いました。食欲を増し元気にします。

材料・分量

ずんだ餡	200g
竜眼肉	大さじ2
枸杞子	大さじ2
ライスペーパー	4枚
きなこ	少量

作り方

❶ 竜眼肉は水でもどしてきざむ。枸杞子はひたひたの水でもどす。
❷ ずんだ餡に①を混ぜ合わせ、4等分する。
❸ ぬるま湯でもどしたライスペーパーに②をのせて包み、きな粉をかける。

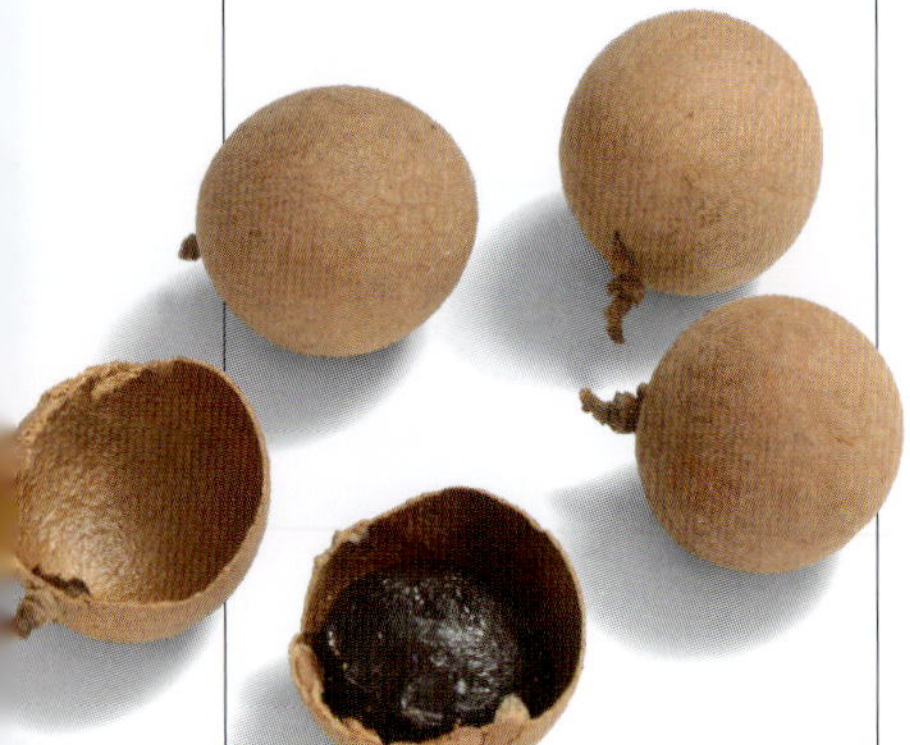

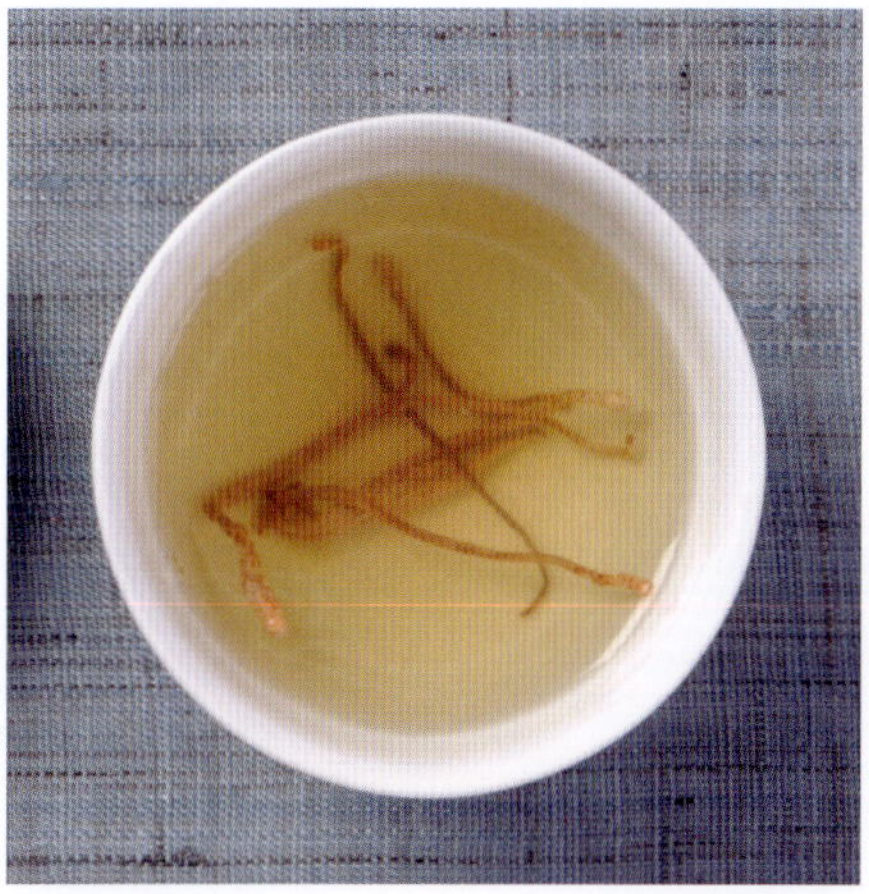

金銀花入り緑茶

おすすめポイント

金銀花と緑茶でからだに潤いを与え暑さを和らげます。汗をかきやすい季節におすすめのお茶です。

材料・分量

金銀花……小さじ2
緑茶……小さじ1
熱湯……2カップ

作り方

❶ 金銀花を急須に入れ熱湯を注ぎ、フタをして3分ほどして緑茶を加え1〜2分蒸らす。

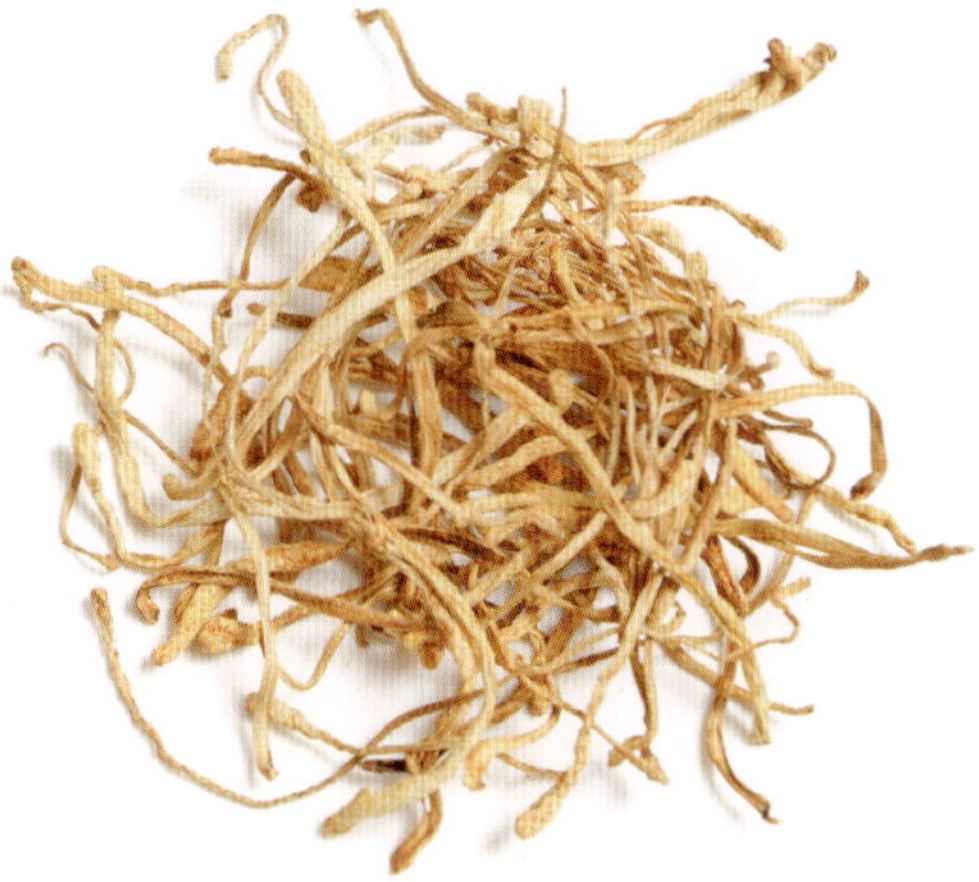

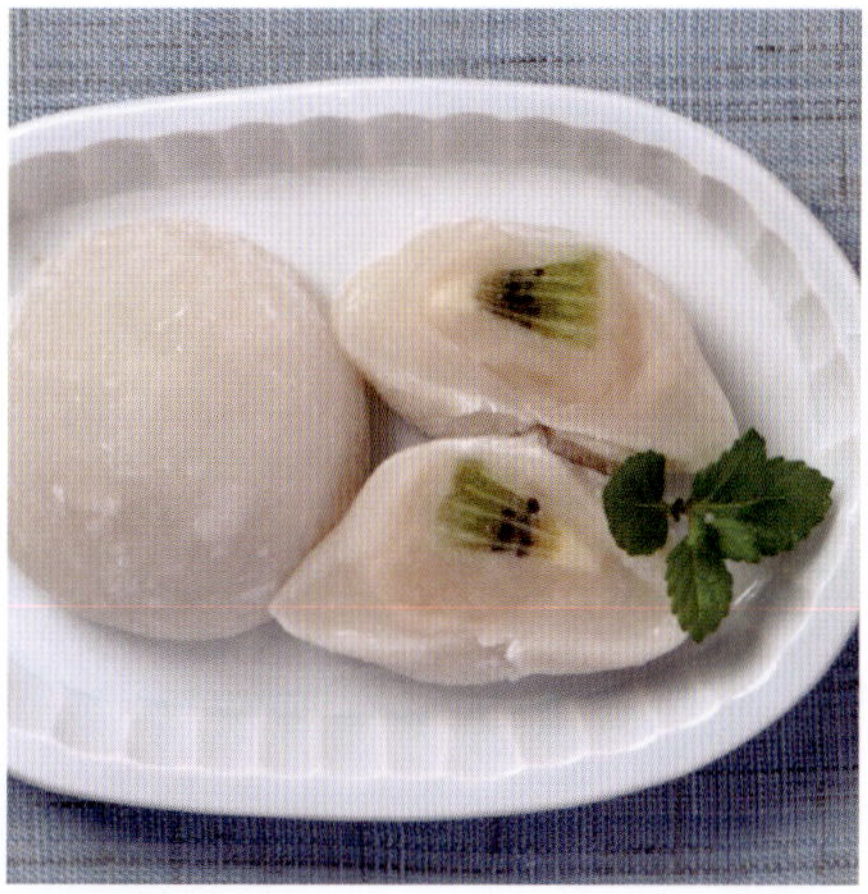

はと麦入り キウイフルーツ大福

おすすめポイント

夏の暑さをやわらげるキウイフルーツと、暑さで衰えがちな胃腸の働きを整えるはと麦を使った、食べやすいお菓子です。

材料・分量

白玉粉……80g
はと麦粉……30g
砂糖……40g
水……130ml
白こしあん……100g
キウイフルーツ……1/2個
片栗粉……適量

作り方

❶ 白こしあんは四等分しておく。
❷ キウイフルーツは皮をむき、四等分に切ってキッチンペーパーで水分をとり①で包み丸める。
❸ 白玉粉・はと麦・砂糖を耐熱容器に入れ水を加えてよく混ぜる。ラップをして、電子レンジで3分加熱しよく混ぜる。再び3分加熱してよく混ぜなめらかにする。
❹ かたくり粉をしいたバットに③を取り出し、生地を4つに切り分け広げて②を包み、余分なかたくり粉をはらう。

5 抹茶入り甘酒

おすすめポイント

食欲の落ちた夏に元気を復活させ、飲む点滴と言われる甘酒に抹茶を加えました。疲労回復や美容におすすめです。

材料・分量

甘酒……1カップ
抹茶……小さじ1

作り方

❶ 甘酒に抹茶を加えよく混ぜる。

春

夏

節気番号 12

秋

冬

大暑

7月23日頃から

桐《きり》始《はじ》めて花《はな》を結《むす》ぶ

土《つち》潤《うるお》いて溽《む》し暑《あつ》し

大雨《おおあめ》時《ときど》行《き》る《ふ》

薬膳ポイント

清熱解暑
益気生津
滋陰健脾

梅雨開けの時期で夏の土用もこの頃です。万物が急速に成長する季節です。容赦なく太陽が照りつけ、うだるように暑くなる時や、急激に大気が不安定になり集中豪雨になる時もあります。人の身体の中でも自然界と同様に急激に変調をきたすことがあります。三伏天と呼ばれる日のあるこの時期、炎熱の環境によって身体の水分が消耗し、口渇・多飲・多汗などの症状が出やすくなります。この時期の暑邪は激しいので「気」の消耗も激しくなります。特に高齢者や体力のない人は熱中症になりやすいので、注意が必要です。

季節の食材・生薬

緑豆
スイカ
豚肉
きゅうり
冬瓜
トマト
苦瓜
茗荷
山梔子《さんしし》(くちなし)
五味子

セット献立

1 山梔子入り緑豆ご飯
2 冬瓜と豚肉の炊き合わせ
3 夏野菜マリネ
4 赤紫蘇ゼリー
5 二瓜そば茶

おすすめ献立

○ 和風ラタトゥイユ
○ 枝豆の冷や汁

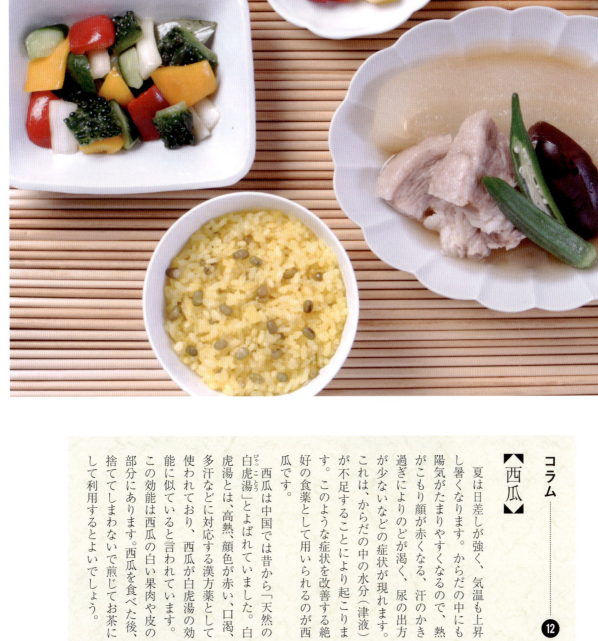

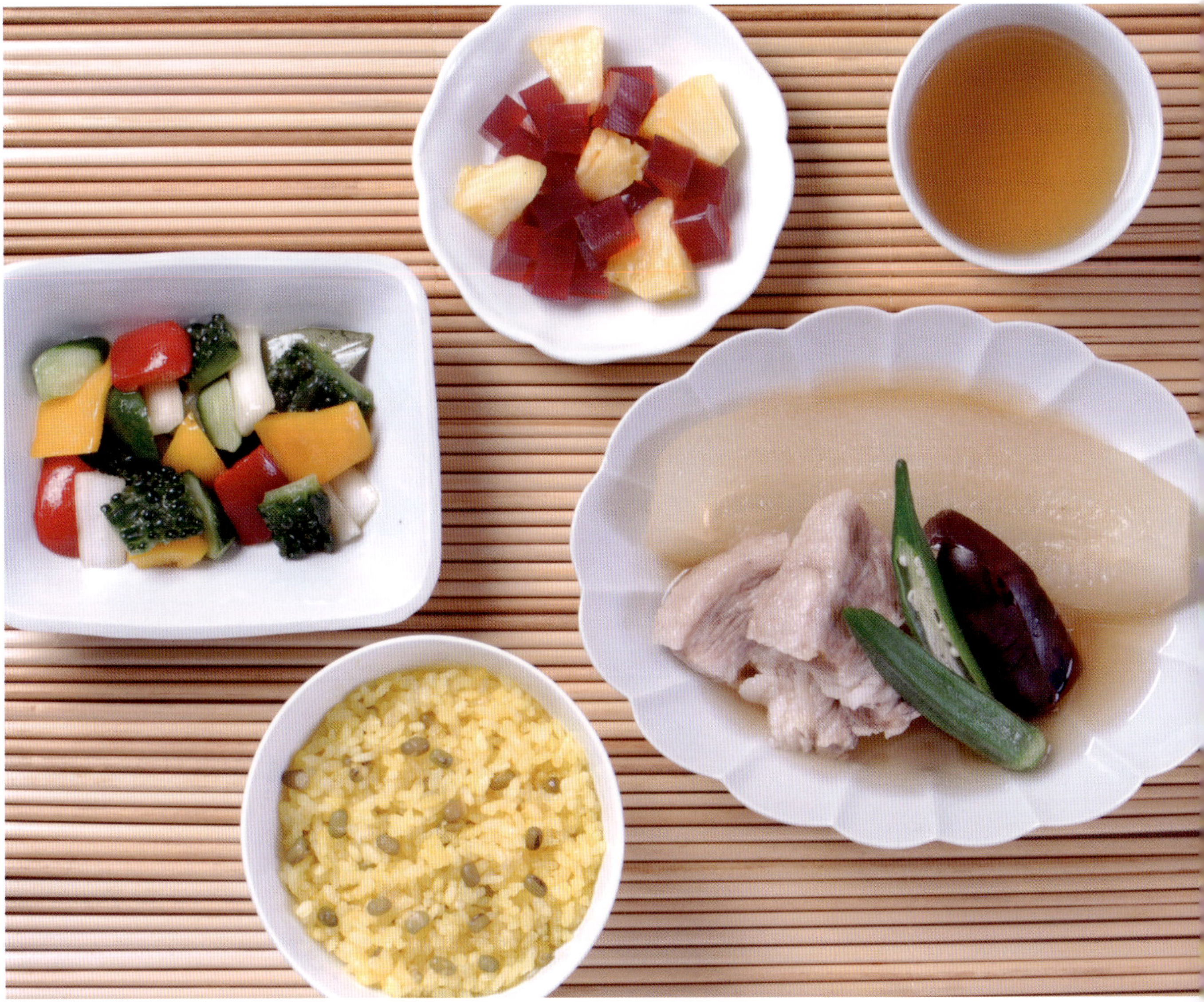

コラム 12

【西瓜】

夏は日差しが強く、気温も上昇し暑くなります。からだの中にも陽気がたまりやすくなるので、熱がこもり顔が赤くなる、汗のかき過ぎによりのどが渇く、尿の出方が少ないなどの症状が現れます。これは、からだの中の水分（津液）が不足することにより起こります。このような症状を改善する絶好の食薬として用いられるのが西瓜です。

西瓜は中国では昔から「天然の白虎湯《びゃっことう》」とよばれていました。白虎湯とは、高熱、顔色が赤い、口渇、多汗などに対応する漢方薬として使われており、西瓜が白虎湯の効能に似ていると言われています。この効能は西瓜の白い果肉や皮の部分にあります。西瓜を食べた後、捨ててしまわないで煎じてお茶にして利用するとよいでしょう。

1 山梔子入り緑豆ごはん

おすすめポイント

山梔子と緑豆を加えることにより、暑さへの適応力をつけ夏バテ予防に効果的です。

材料・分量

米	2カップ
山梔子	1個
緑豆	30g
酒	大さじ2
塩	小さじ1

作り方

❶ 米は洗ってザルにあげる。
❷ 緑豆は少し硬めに煮ておく。
❸ 山梔子は砕いてお茶パックに入れ煮出しておく。
❹ ①を釜に入れ酒・塩を入れ③の煮出し汁を加えてメモリを合わせ②を上にのせて炊く。

2 冬瓜と豚肉の炊き合わせ

おすすめポイント

暑さを和らげのどの渇きを止める作用のある冬瓜は、夏に食べたい野菜の代表格です。豚肉と一緒に炊き込みからだを潤します。

材料・分量

冬瓜	小1個
なす	2本
オクラ	4本
豚バラ肉	300g
水	4カップ
A 中華だしの素	大さじ1.5
A オイスターソース	大さじ1.5

作り方

❶ 冬瓜は皮をむき、縦1/4にし、種をとる。
❷ なすは縦半分に切り、斜めに切り込みを入れる。オクラは色よくゆでる。
❸ 豚バラ肉はゆでて、脂肪をとっておく。
❹ 分量の水を熱し①③を入れ、調味料Aを加え軟らかくなるまで煮て、なすを加え味を含ませる。
❺ 器に④を盛りつけオクラを添え、煮汁を注ぐ。

3 夏野菜マリネ

おすすめポイント

清熱作用のある夏野菜で夏の暑さによってほてったからだを冷ましましょう。

材料・分量

セロリ	1本
きゅうり	1本
ゴーヤ	1/2本
赤・黄パプリカ	各1/2個
A 五味子酢	大さじ4
A 砂糖	小さじ2
A 塩	小さじ1
A 黒粒こしょう	小さじ1/2
A オリーブオイル	大さじ2
ローリエ	1枚

作り方

❶ セロリは筋をとり、長さを半分に切って3cm長さに切る。きゅうりは一口大の乱切りにする。ゴーヤは長さを半分に切り、種を除き2cm角に切りサッとゆでる。パプリカも2cm角に切る。
❷ Aを混ぜ合わせローリエと①の野菜を漬け一晩寝かせる。

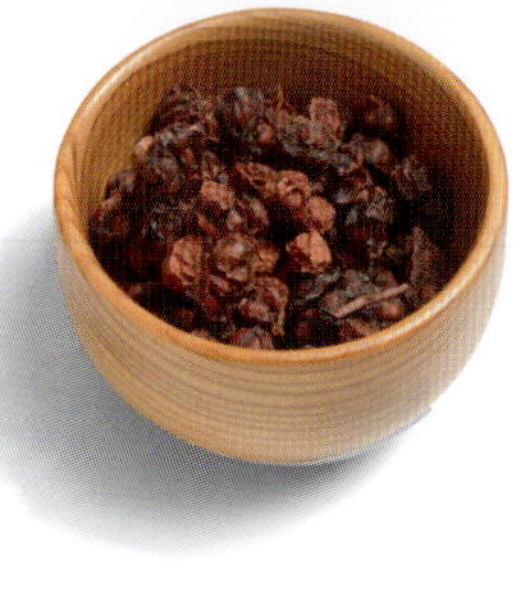

4 赤紫蘇ゼリー

おすすめポイント

パイナップルの甘酸っぱさと紫蘇ゼリーのさわやかさで、食欲を増進させ夏に向かうための体力をつけます。

材料・分量

赤紫蘇	100g
水	500ml
粉寒天	4g
レモン汁	大さじ2
パイナップル	200g
ミント	適量

作り方

❶ 赤紫蘇と水を煮てよい色が出たら火を止め、葉をとり出し冷ましておく。
❷ ①に粉寒天を入れかき混ぜて溶かし、2分ほど加熱して火を止め、レモン汁を加える。粗熱が取れたら型に入れ冷やし固める。
❸ 固まったら型から出し、きざんだパイナップルとミントを飾る。

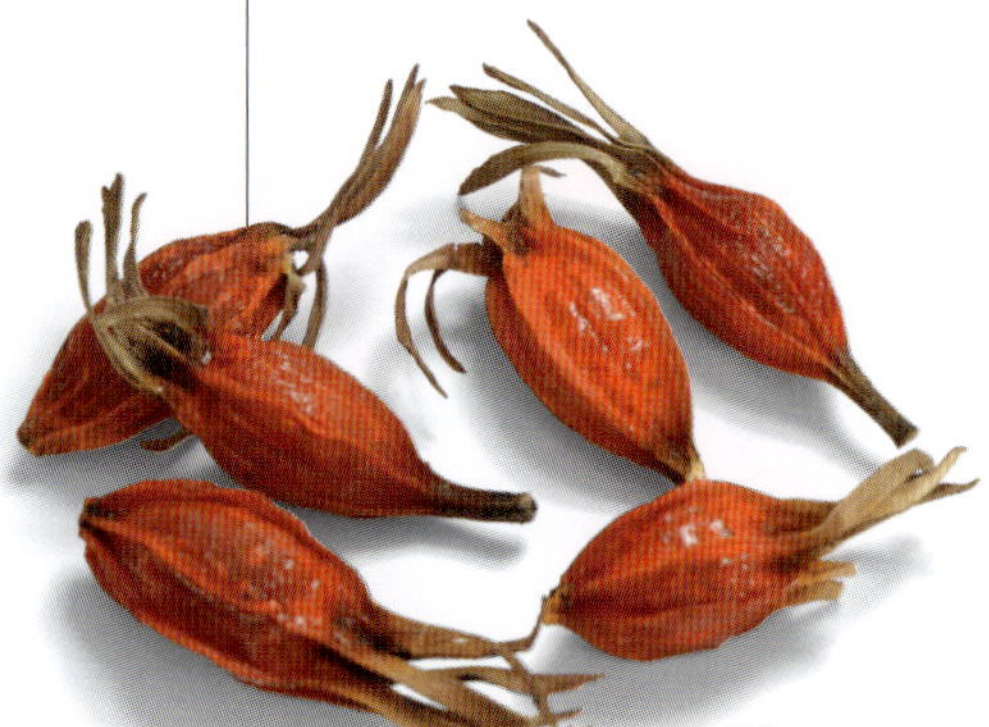

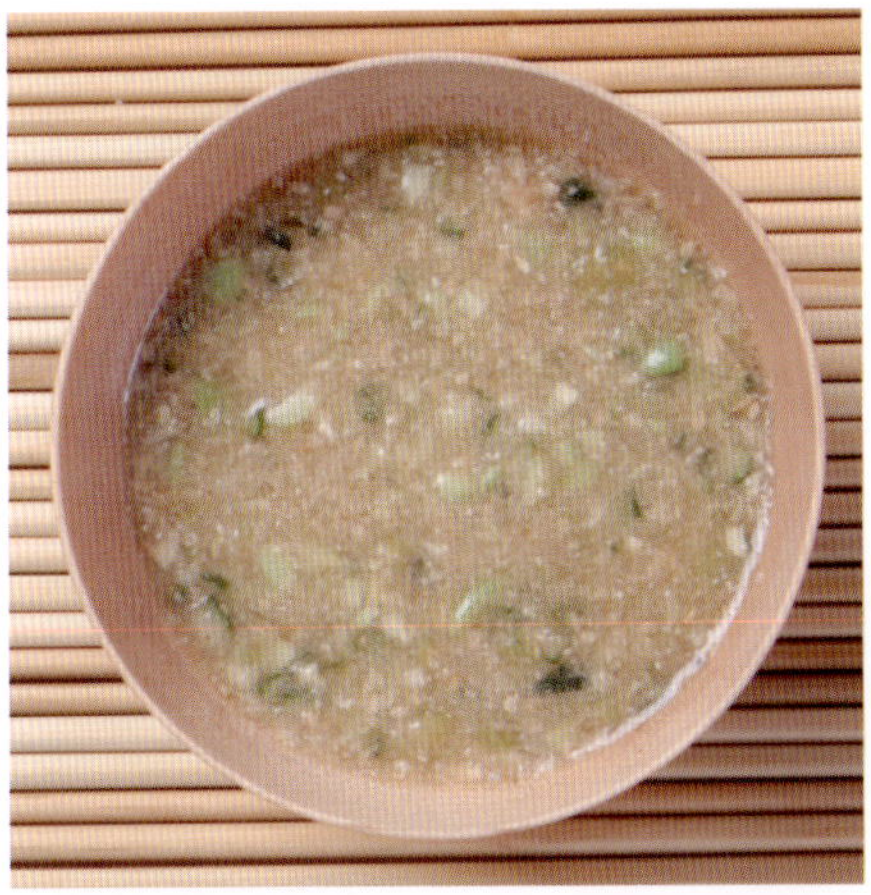

枝豆の冷や汁

おすすめポイント

夏の暑さで疲れた脾胃を元気にし食欲を取りもどします。枝豆ときゅうりで肌を潤す効果も期待できます。

材料・分量

	枝豆(さやつき)	200g
	きゅうり	100g
	みょうが	2個
	はと麦	20g
A	味噌	大さじ3
A	すり白ごま	大さじ2
	昆布かつおだし汁	3カップ
	塩	少量

作り方

❶ はと麦は3〜4時間水につけてから軟らかくゆでる。
❷ 枝豆は塩でもみ熱湯でゆでて、さやから実をとりだす。きゅうりはみじん切りにし塩少々でもみ水気をきる。みょうがは粗みじんに切る。
❸ ボウルにAを混ぜ合わせ、だし汁を少しずつ加え、①②を混ぜ椀に盛る。

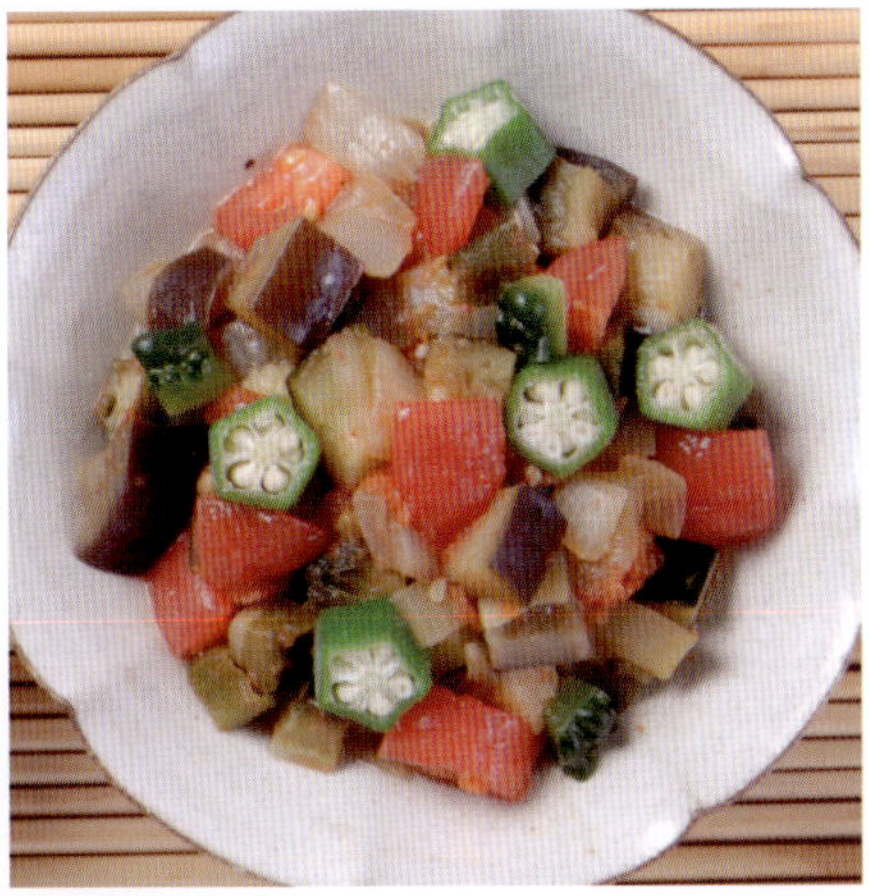

和風ラタトゥイユ

おすすめポイント

夏野菜たっぷりのラタトゥイユです。冷たい物の摂り過ぎやクーラーにあたって冷えやすいので、血の巡りを良くする紅花を少し加えました。

材料・分量

	玉ねぎ	150g
	ズッキーニ	1本
	なす	2本
	オクラ	1袋
	トマト	1個
	ゴーヤ	1/3本
	ごま油	大さじ1
	紅花	小さじ1
	水	大さじ1
A	酒	大さじ2
A	砂糖	大さじ1
A	しょうゆ	大さじ2

作り方

❶ 玉ねぎ・ズッキーニ・なす・オクラ・湯むきしたトマトは1.5cm角位に切る。ゴーヤは縦に割り種を取り、5mm厚さの半月切りにする。
❷ 紅花は水につけておく。
❸ ごま油で玉ねぎをしんなりするまで炒め、その他の野菜を加えてさらによく炒める。②とAを加え、汁気が少なくなるまで煮る。

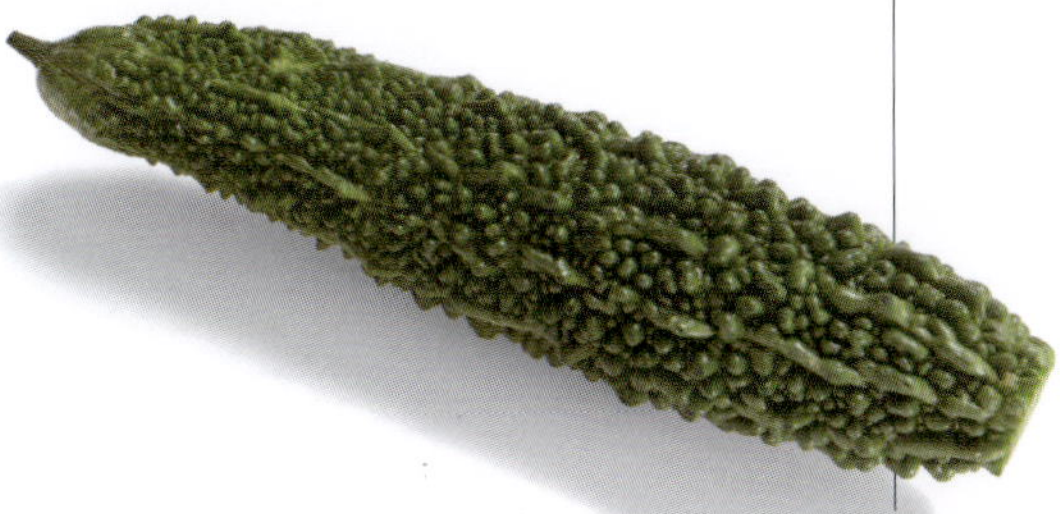

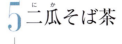

5 二瓜《にか》そば茶

おすすめポイント

冬瓜と西瓜でほてった体を冷やし、そば茶で夏の疲れた胃の働きを活発にし食欲を増進させ、潤いを与えます。

材料・分量

冬瓜の皮	100g
西瓜の皮	100g
そば茶	大さじ1
水	500ml

作り方

❶ 冬瓜と西瓜の皮を適当な大きさに切り、水から煎じて濾す。
❷ そば茶を加えて5分間蒸らす。

立秋

8月7日頃から

涼風至《りょうふういた》る

寒蝉鳴《ひぐらしな》く

蒙霧升降《のうむしょうこう》す

薬膳ポイント

清熱潤肺
益気生津
滋陰健脾

秋の始まりですが、依然として盛夏の余熱が残っているため、蒸し暑さが続きます。

立秋は暑さから涼しさへと引き継ぐ節気でもあり、徐々に陽の気が少なくなり、陰の気が長くなります。私たちの体も自然界と同じように「陽消陰長」になっていきます。

秋の季節の特徴は「燥」なので、滋潤を好み乾燥を嫌う肺を傷つけやすくなります。また、悲しみも肺の気を弱めてしまうので、心を静かにして穏やかな気持ちで過ごしましょう。

季節の食材・生薬

そば
大麦
ゆば
桃
豚肉
牛乳
苦瓜
冬瓜
オクラ
なす

セット献立

1 ざる蕎麦の冬瓜入りつゆ
2 苦瓜のチーズ入り肉詰め
3 しらす入り蒸しなすとオクラの梅和え
4 菊芋ぼうろ
5 陳皮入りハイビスカスティー

おすすめ献立

○ うなぎの山かけ丼
○ 冬瓜と湯葉の清まし汁

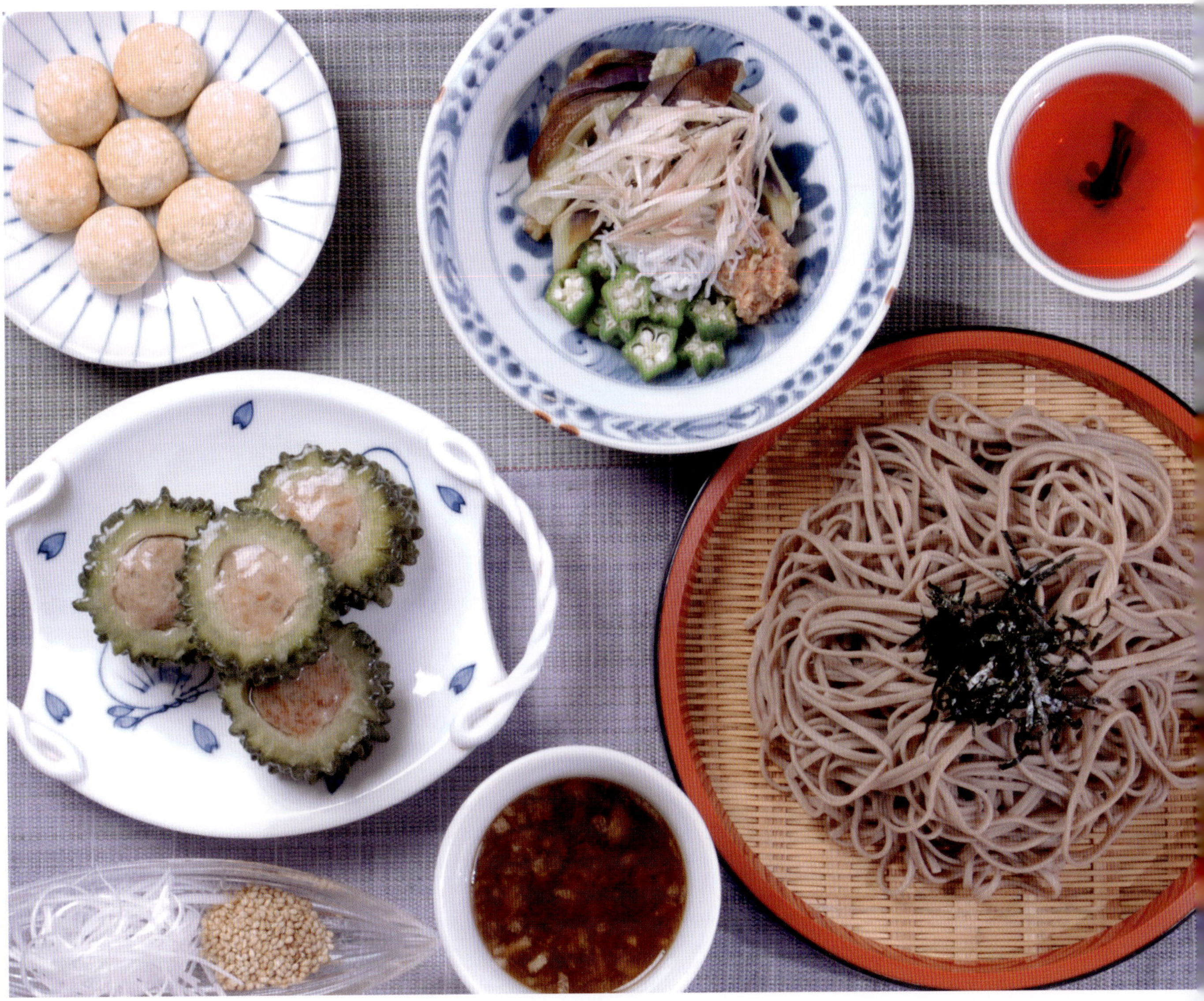

コラム 13

【菊芋】

菊芋は、名前はイモと言いますが、キク科の多年草で秋には黄色い花が咲きます。根はしょうがの形に似たイモ状です。菊芋はじゃが芋やさつま芋のようなでんぷんは含まず、イヌリンという多糖類を含みます。ポリフェノールや食物繊維なども豊富で、血糖値上昇抑制効果、脂質代謝改善効果、整腸作用など多くの機能性があることがわかっています。

薬膳では①排尿を促進し水湿を排除する ②脾胃の働きを整え胃を補益する ③熱を取り除くという働きがあります。

菊芋のイヌリン含量は保存状態で変化しやすく、加工処理中に色の変化が早いので、酵素を失活させる熱処理をしてから冷凍、あるいは乾燥する保存法などが有効です。粉状のものは使いやすく、いろいろな料理に利用できます。紹介している菊芋ぼうろのように、砂糖を使わずにバナナを入れてもおいしく食べられます。

1 ざる蕎麦の冬瓜入りつゆ

おすすめポイント

そばは食欲を増進させ、冬瓜と共にからだの熱を冷まします。からだを潤し口の渇きを防ぐので、立秋と言ってもまだ暑い時におすすめです。

材料・分量

- そば……320g
- 冬瓜……300g
- 紫蘇……8〜10枚
- きざみのり……1枚分
- 白ごま……小さじ2
- 長ねぎ……1/2本
- 麺つゆ(表示に従う)……2カップ

作り方

❶ 冬瓜は皮と種を取り、粗めのおろし金ですりおろすかせん切りにする。
❷ 鍋に麺つゆを入れ、①を入れ加熱する。
❸ ②をよく冷まして麺つゆの器に入れる。
❹ 紫蘇はせん切り、長ねぎは白髪ねぎにする。
❺ 白ごまは炒ってきざむ。
❻ 蕎麦をゆでて水をきり器に盛り、きざみのりと④⑤を添える。

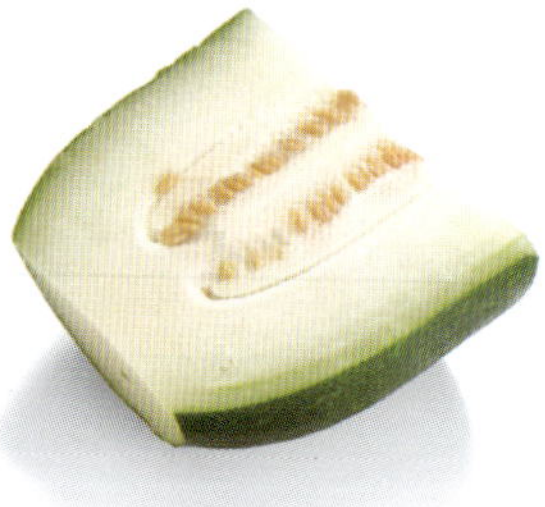

2 苦瓜のチーズ入り肉詰め

おすすめポイント

苦瓜はからだの中にこもった熱を取り、豚肉・卵はからだを潤し五臓を元気にして、残暑をいやします。

材料・分量

- 苦瓜……2本
- 豚ひき肉……150g
- 凍り豆腐……20g
- 玉ねぎ……1/4個
- A
  - 卵……1/2個
  - しょうゆ……小さじ1
  - 塩・こしょう……少量
- スライスチーズ……2枚
- 小麦粉……適量
- サラダ油……適量
- B
  - しょうゆ……大さじ1
  - 酒……大さじ1
  - かたくり粉……大さじ1

作り方

❶ 苦瓜は2cm位の輪切りにし種を取り硬めにゆでで、冷水に取り水けをきる。チーズは切り分けた苦瓜の数に等分する。
❷ 凍り豆腐はすりおろす。玉ねぎはみじん切りにする。
❸ ボウルにひき肉と②を加え混ぜ合わせる。
❹ ①の苦瓜の水けをキッチンペーパーでしっかり取り、内側に小麦粉をまぶす。
❺ 苦瓜の厚さの1/3くらいまで③を入れ、その上にチーズをおき、さらに③を入れる。
❻ 両面に小麦粉をまぶし、フライパンにサラダ油を熱して中火でこんがり焼く。両面に焼き色がついたら1cm位の高さまで水を入れて蒸し煮にする。
❼ Bを混ぜて⑥に加え強火でサッとからめる。

3 しらす入り蒸しなすとオクラの梅和え

おすすめポイント

なすは清熱解毒・血熱を取り除く作用があり、オクラは消化を促進します。梅干しに含まれるクエン酸は疲労回復の働きがあります。

材料・分量

- なす……6本
- オクラ……4本
- しらす干し……30g
- A
  - 梅干し(大)……2個
  - 白味噌(甘口)……大さじ2
  - すり白ごま……大さじ2
  - 砂糖……小さじ1
- みょうが……2個

作り方

❶ なすは縦半分に切り、皮に切れ目を入れ、ラップで1つずつしっかり包む。電子レンジ500wで8分ほどかける。竹串がスッと通れば取り出してラップをはずし、すぐ冷水で冷やし水けをとり手でさく。オクラはサッとゆでて食べやすい大きさに切る。
❷ しらすも湯通しし、冷ます。
❸ 梅干しは種を除いて細かくたたき、Aを混ぜ合わせペースト状にし、①②と和える。
❹ 器に盛り、みょうがのせん切りを飾る。

4 菊芋ぼうろ

おすすめポイント

菊芋は天然のインシュリンと言われている「イヌリン」が豊富に含まれています。　バナナの自然な甘味と風味が、からだにやさしい砂糖不使用のお菓子です。

材料・分量

- 菊芋パウダー……10g
- かたくり粉……150g
- ベーキングパウダー……小さじ1
- バナナ……1本(100g)
- 牛乳……大さじ1〜2

作り方

❶ オーブンを170℃に温めておく。
❷ かたくり粉・菊芋パウダー・ベーキングパウダーをよく混ぜふるう。
❸ バナナをつぶして②に入れ混ぜる。
❹ 牛乳を加えて混ぜ、丸めやすい硬さにし直径1cmの棒状にし、1cm長さに切って丸め、オーブンに入れて15分焼く。

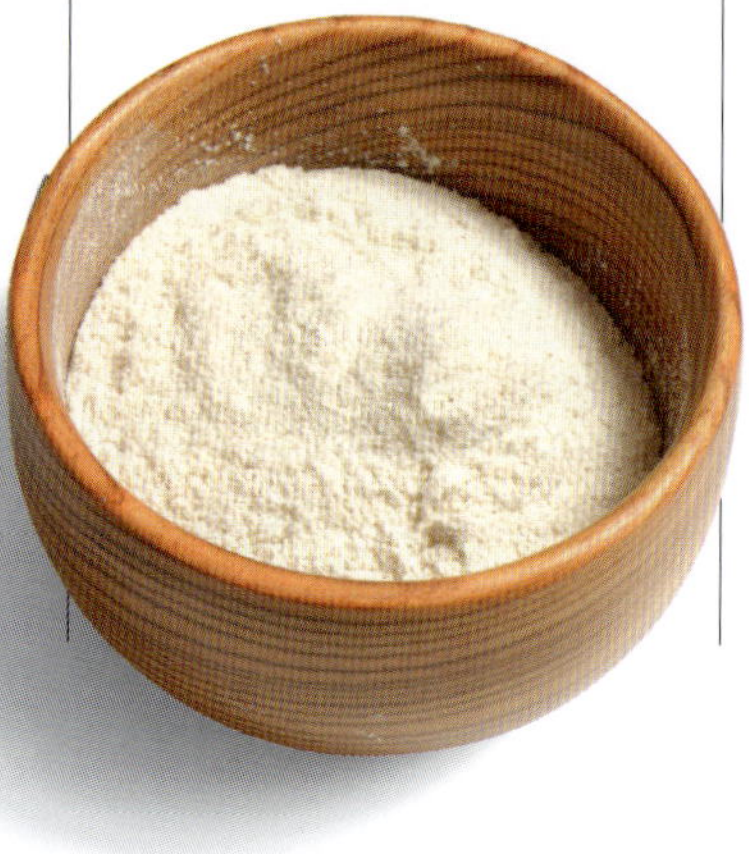

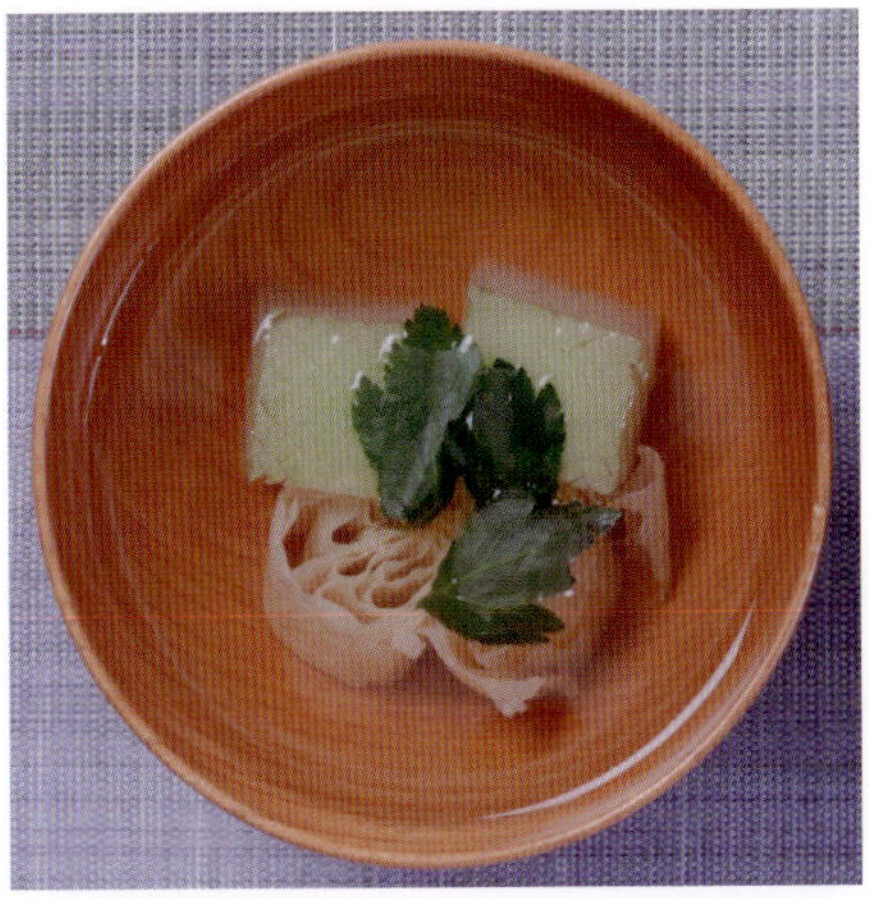

冬瓜と湯葉の清まし汁

おすすめポイント

残暑の疲れで食欲不振の時、からだにこもった熱を取る冬瓜と湯葉を組み合わせた、サッパリとしたお吸い物です。

材料・分量

	冬瓜	120g
	湯葉(乾燥)	4個
	三つ葉	適量
A	だし汁	1カップ
A	塩	小さじ1/2
B	だし汁	3カップ
B	塩	小さじ1/3
B	薄口しょうゆ	小さじ1

作り方

❶ 冬瓜は種とワタを取って8個に切り白い部分を平らに切り、お椀におきやすいようにする。皮は薄くむき青い色を残し翡翠色に仕上げる。
❷ ①の皮目に鹿の子(十文字)に包丁目を入れる。鍋に入れAを加え、弱火で軟らかくなるまで煮てザルにあげ冷ます。
❸ 湯葉はもどして食べやすい大きさに切る。
❹ 器に②③を盛り、温めたBをそそいで、きざんだ三つ葉を散らす。

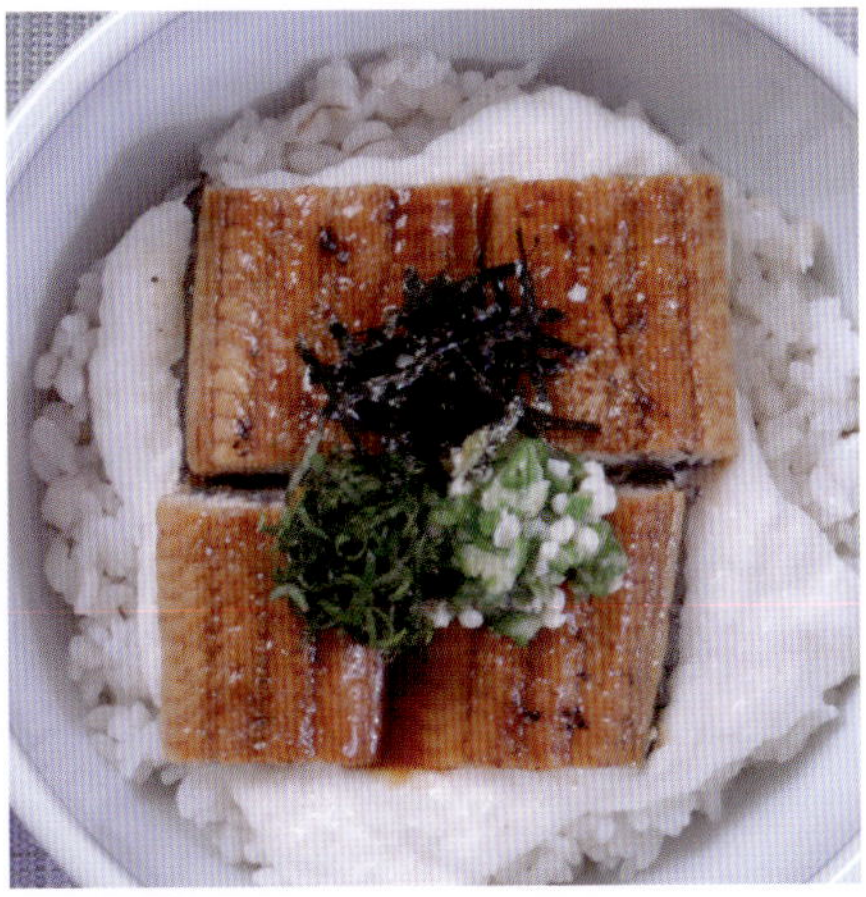

うなぎの山かけ丼

おすすめポイント

うなぎと山芋で気血を高め、オクラは食欲を増進させます。ご飯に涼性の大麦を加え暑さを抑えて、消化を促進し胃の働きを調和させます。

材料・分量

A	米	2カップ
A	大麦	60g
A	水	目盛+120ml
	うなぎの蒲焼	2串
	酒	大さじ2
	山芋	200g
B	薄口しょうゆ	小さじ1
B	だし汁	大さじ2
	オクラ	4本
	紫蘇	4枚
	きざみのり	適量

作り方

❶ Aで麦ご飯を炊く。
❷ 山芋はすりおろしてBと混ぜ合わせる。
❸ うなぎの蒲焼は一口大に切り、耐熱皿に入れて酒をふりかけラップをして電子レンジ500wで1分強加熱する。
❹ オクラはサッとゆでて小口に切り、紫蘇はせん切りにする。
❺ 器に①を盛り③をのせ②をかけ、きざみのりと④を飾る。

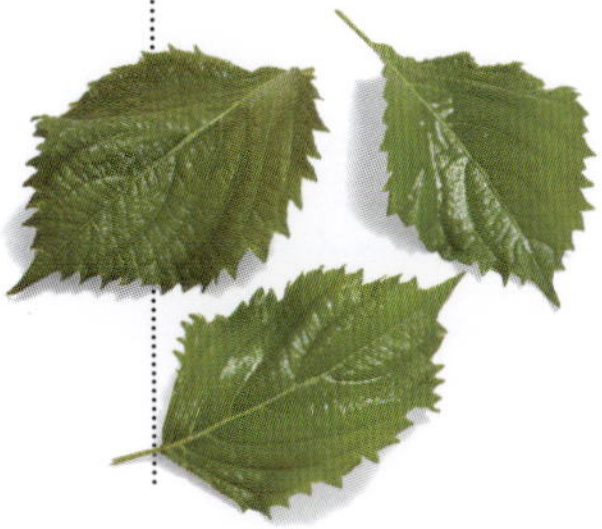

5 陳皮入りハイビスカスティー

おすすめポイント

ハイビスカスのさわやかな酸味はリラックス効果があります。残暑の暑さを忘れさせてくれるルビー色の飲み物です。

材料・分量

ハイビスカス	5〜6個
水	4カップ
陳皮	適量

作り方

❶ ハイビスカスは洗って分量の水に浸け2〜3分沸騰させ火をとめる。
❷ せん切りにした陳皮を散らす。

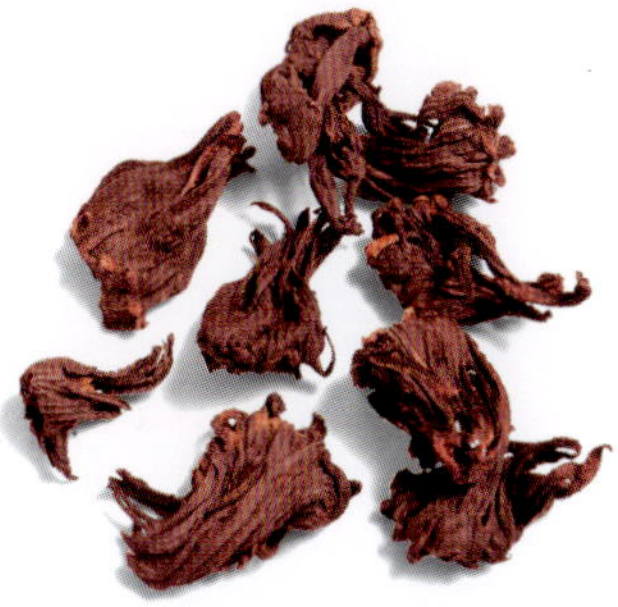

処暑

8月23日頃から

綿《わた》の柎《はしべ》開《ひら》く
天地《てんち》始《はじ》めて粛《さむ》し
禾乃登《こくものみの》る

薬膳ポイント

滋陰潤肺
益胃生津
健脾益気

「処」とは止まる、終えるという意味です。日中の暑さは残りますが、ふと秋の気配を感じ過ごしやすくなる時季です。中医学では気（生命エネルギー）は、生命を維持するために重要で、呼吸によって取り入れられた自然の清気と、米などの水穀から得られる営養成分が合わさって気（氣）を生成します。気は四季を通じて必要な物質です。気が不足すると臓腑・組織の機能が低下し、めまい・動悸・息切れ・疲れやすい・無気力などの症状が現れてきます。

季節の食材・生薬

はと麦
長芋
緑豆
いちじく
ぶどう
鶏肉
ヨーグルト
枸杞子
陳皮
蓮子《れんし》（蓮の実）

セット献立

1 雑穀ご飯と
薬膳チャツネ入りカレー
2 枸杞子入り
甘酢らっきょう
3 長芋とオクラの和え物
4 アボカド豆乳ゼリー
5 蓮（荷葉）のお茶

おすすめ献立

○ にんじんと
イチジクのブレッド
○ 緑豆入りミネストローネ

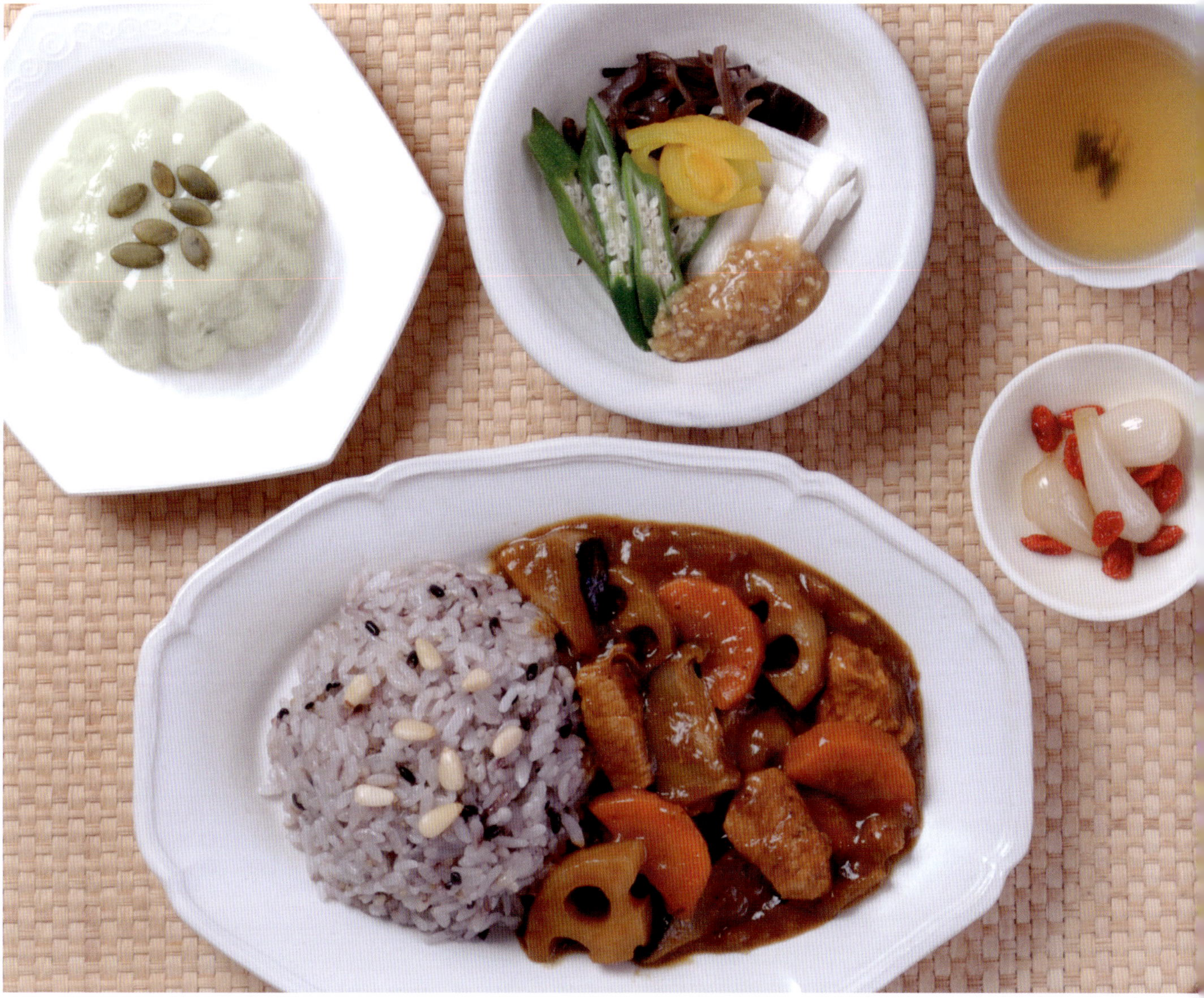

コラム 14

蓮《はす》

蓮は最も古い植物のひとつで、およそ四千年前より存在していたと言われており、日本でも約二千年前からすでに栽培されていたと思われます。

一九五一年に千葉県検見川の古墳で発見された蓮の実は約二千年前のものと推定され、発見者の名前にちなみ「大賀蓮」と呼ばれています。気が遠くなるほどの長い間生き続け再生できたのは、地中六メートルほどのところに循環する水があったのではないかといわれています。

蓮の実は表面に針の穴ほどでも傷が付けば、内部に水分が入ることができ、一晩で元の大きさに戻ることができる驚異的な代謝能力（再生力）を持っているそうです。水の循環のあるところは生命の循環があり、朽ちてもまたよみがえった蓮の命は、大自然の不思議と恩恵とを同時に示してくれています。

1 雑穀ご飯と薬膳チャツネ入りカレー

おすすめポイント

雑穀は消化を促進し、脾胃の働きを調和します。薬膳チャツネと香辛料でさらにパワーアップできます。夏の疲れを回復し、元気をつけるカレーです。

材料・分量

A［米 …… 2カップ
　 雑穀 …… 50g
　 水 …… 目盛+100ml］
鶏むね肉 …… 200g
干し椎茸 …… 小4枚
れんこん …… 100g
にんじん …… 小1本
玉ねぎ …… 1個
松の実 …… 大さじ2
しょうが・にんにく …… 各1かけ
サラダ油 …… 大さじ2
薬膳チャツネ …… 50g
市販カレールウ …… 100g
ガラムマサラ …… 少量
塩・こしょう …… 少量
水 …… 750ml

作り方

❶ Aを釜に入れて炊飯する。
❷ 鶏むね肉は食べやすい一口大に切る。しょうが・にんにくはみじん切りにする。
❸ 干し椎茸は3カップの水でもどし、薄く切る。
❹ れんこん・にんじんは皮をむき、5mm厚さの半月切り、玉ねぎは薄切りにする。
❺ 鍋にサラダ油を入れ②を炒め③④を加えて炒める。チャツネを入れ、干し椎茸のもどし汁を加え、野菜が軟らかくなるまで中火で30〜40分煮る。ヒタヒタの水量を保つように水がたりなくなったらたす。
❻ 火を止めルーを溶かし、さらに弱火で5分ほど煮る。
❼ ガラムマサラを加え、塩・こしょうで味を調える。器にご飯を盛り、松の実をふり⑥を盛り合わせる。

2 枸杞子入り甘酢らっきょう

おすすめポイント

らっきょうは、酢と共に血行や気の巡りをよくし冷えを防ぎます。枸杞子は疲労回復によく、夏バテ解消に役立ちます。

材料・分量

塩らっきょう …… 300g
A［煮切りみりん※ …… 1/2カップ
　 米酢 …… 大さじ4
　 赤唐辛子 …… 1本分
　 塩 …… 小さじ1/2］
枸杞子 …… 20g
※みりんを半量に煮詰めたもの

作り方

❶ 塩らっきょうは一晩水に浸け、塩味を薄く感じる程度に塩抜きして水けを切る。
❷ Aを鍋に入れ軽く熱し、①と共に容器に入れる。
❸ 一週間ほど味をなじませてから枸杞子を加える。

薬膳チャツネ

材料と作りやすい分量

大棗（種無し） …… 50g
山楂子 …… 20g
陳皮 …… 5g
枸杞子 …… 30g
水 …… 500ml

作り方

❶ 材料を洗って500mlの水で軟らかくなるまで煮詰め、ミキサーにかける。
※薬膳チャツネは脾胃の働きを助け肉料理に加えると味が深まります。冷凍保存できて作りおきすると便利です。

3 長芋とオクラの和え物

おすすめポイント

夏の暑さが残るこの時期に、長芋とオクラを使い疲労回復を助け、見た目も楽しめる５色の和え物です。

材料・分量

長芋 …… 20cm
オクラ …… 8本
黒きくらげ …… 5g
黄パプリカ …… 1/2個
にんじん …… 1/2本
A［酢 …… 大さじ2
　 味噌 …… 大さじ1
　 みりん …… 大さじ1
　 砂糖 …… 小さじ1
　 白ごま …… 大さじ2
　 しょうがみじん切り …… 小さじ2］

作り方

❶ 長芋は3㎝長さの短冊に切る。にんじんも3㎝のせん切り、オクラときくらげはゆでてすぐ水に放し、食べやすい大きさに切る。
❷ パプリカは焼いて皮をむき、せん切りにする。
❸ Aを混ぜ合わせて①を和え②を上に飾る。

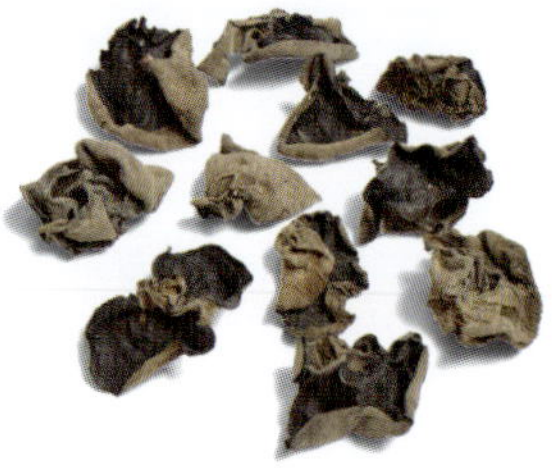

4 アボカド豆乳ゼリー

おすすめポイント

食べる「美容液」と呼ばれるアボカドと豆乳を合わせたゼリーです。豆乳は肺を潤します。乾燥する秋に向かって肌を守りましょう。

材料・分量

アボカド …… 1/2個（70g）
レモン汁 …… 大さじ1
豆乳 …… 250ml
グラニュー糖 …… 25g
［ゼラチン …… 5g
　水 …… 大さじ2］
かぼちゃの種 …… 少量

作り方

❶ ゼラチンは水にふり入れてしめらせ、湯煎で溶かす。
❷ アボカドは皮をむき15〜20秒ほどレンジにかけレモン汁をからめ、豆乳・グラニュー糖を入れミキサーにかける。
❸ ②に①を入れ、ゼリー型に流し入れ冷やし固める。
❹ 器に盛り、きざんだかぼちゃの種を飾る。

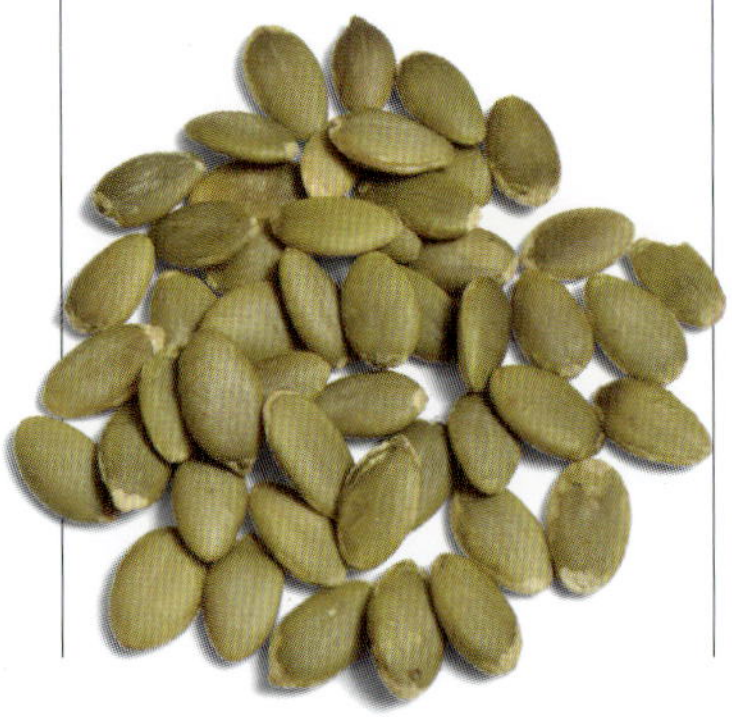

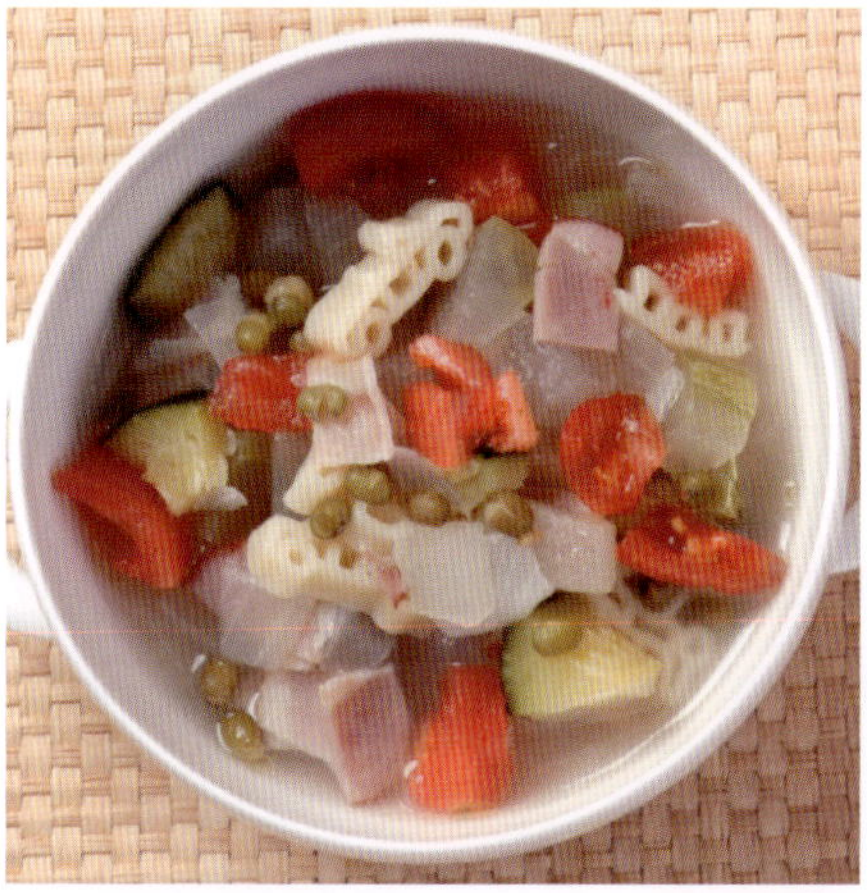

緑豆入りミネストローネ

おすすめポイント

熱を取り除き、体内の余分な水分を排泄させる緑豆や冬瓜、夏野菜がたっぷり入ったスープです。まだ暑さの残る頃に食べて、夏の疲れをいやしましょう。

材料・分量

冬瓜	200g
ズッキーニ	小1本
ベーコン	50g
玉ねぎ	1/2個
ミニトマト	8個
緑豆	大さじ2
ミニマカロニ	30g
チキンスープ	8カップ
オリーブ油	大さじ1
塩	少量

作り方

❶ 冬瓜は皮をむき1cmの角切りにする。ベーコン・ズッキーニも同様に切る。
❷ 玉ねぎはみじん切り、トマトはヘタを取り半分に切り、緑豆は一晩水に浸しておく。
❸ 鍋にオリーブ油を入れ、ベーコンと玉ねぎを炒める。
❸ 玉ねぎが透き通ったら冬瓜とズッキーニも加えサッと炒め、スープと緑豆を入れる。
❹ 煮立って来たらアクをすくい塩少々を加えて20～30分煮る。マカロニとトマトを加えてさらに5分ほど煮る。

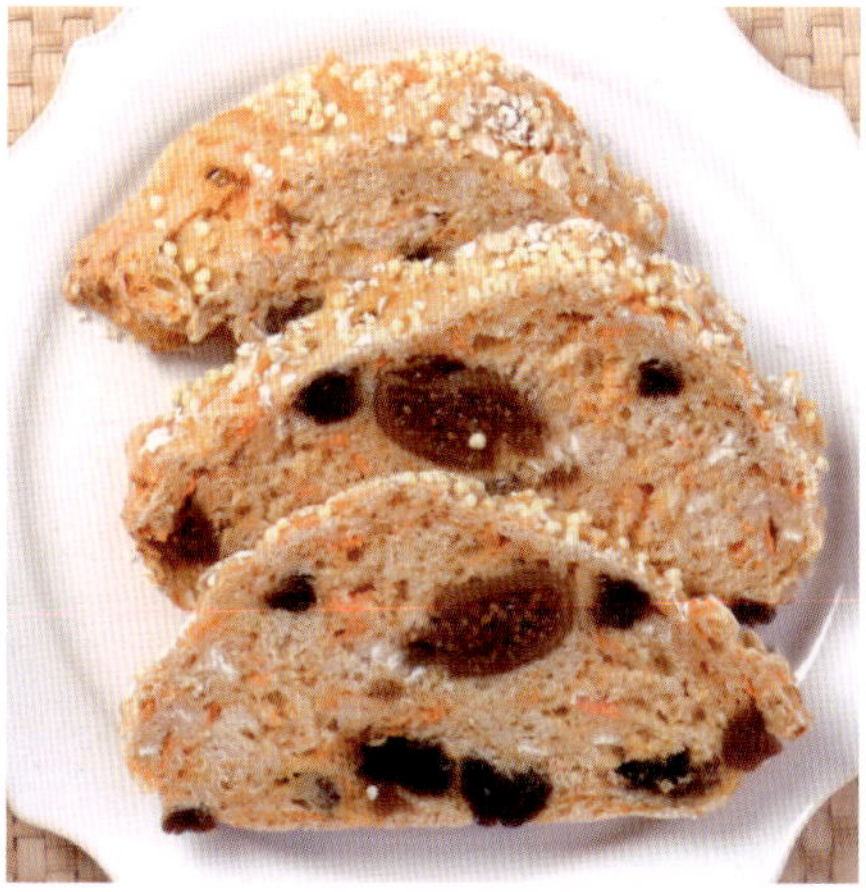

にんじんとイチジクのブレッド

おすすめポイント

秋の気配を感じる季節の変わり目は、からだの状態が不安定になりがちです。レーズンやイチジクは体を潤し落ち着かせます。

材料・分量

薄力粉	200g
全粒粉	60g
ベーキングパウダー	大さじ1
三温糖	大さじ1
オートミール	大さじ4
塩	小さじ1/2
レーズン	50g
乾燥イチジク	4～5個
にんじん	150g
プレーンヨーグルト	150g
もちきび	適宜

作り方

❶ 薄力粉・全粒粉・ベーキングパウダーをボウルに入れふるい、三温糖・オートミール・塩・レーズンを加えて混ぜる。
❷ にんじんをすりおろしてプレーンヨーグルトを混ぜ合わせる。これを2回に分けて①に加える。途中でまとまりかけたら、乾燥イチジクをきざんで加え、全体がなじむまでしっかり混ぜ合わせる。
❸ 天板にオーブンシートをしき、生地をおき、ヘラで長方形に伸ばし形を整える。焦げを防ぐためにイチジクやレーズンが表面に出ないように埋め込む。上にもちきびを全体にふり、軽くおさえる。
❹ 160℃に温めたオーブンで40分ほど焼き、粗熱を取る。

5 蓮（荷葉）のお茶

おすすめポイント

年々残暑が厳しい中、からだは熱く、イライラしやすいので、清熱作用のある蓮の葉と蓮芯が入ったお茶で心おだやかにゆったりとしたひと時を過ごしましょう。

材料・分量

蓮の葉（荷葉）	10g
蓮芯	3g
水	1リットル

作り方

❶ 水に荷葉を入れ5分煮出す。
❷ 器に蓮芯を入れ、①をそそいで蒸らす。

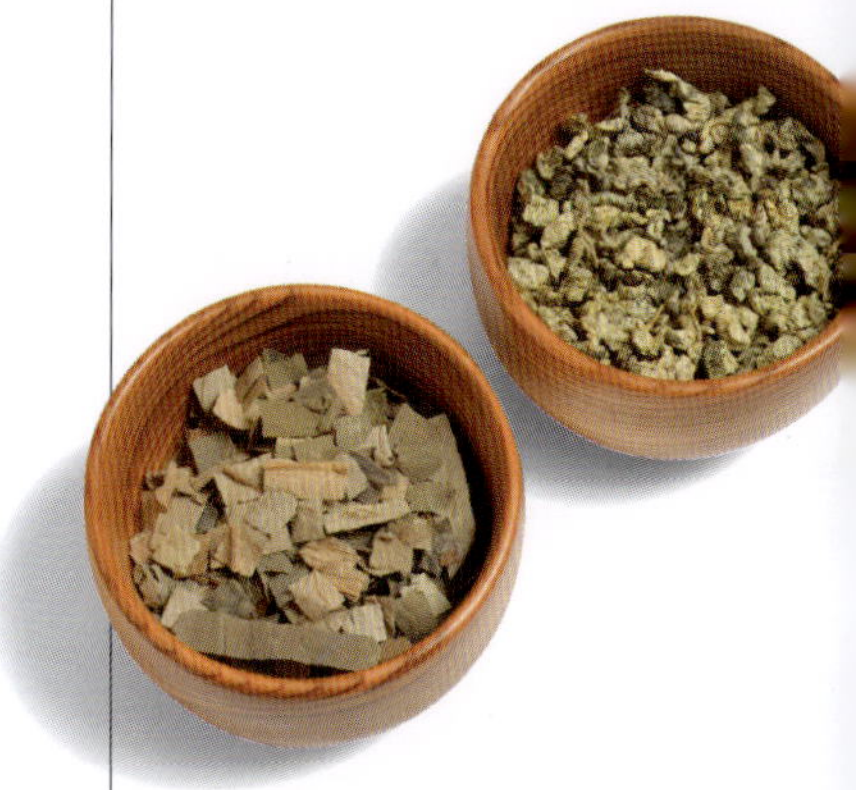

草露白《くさのつゆしろ》し

白露

玄鳥《つばめ》去《さ》る

9月7日頃から

鶺鴒《せきれい》鳴《な》く

薬膳ポイント

滋陰潤肺
清熱止咳
益衛益気

夏の盛りが過ぎ、昼夜の気温の差が大きくなります。夜の間に大気が冷え草花に朝露が宿り、葉の緑が白く輝くように見えます。これを白露と言います。

初秋は夏の暑熱がまだ残っているので「温燥」、秋分の日を境に冬の寒さが加わって「涼燥」となります。秋は肺を保養することが大切です。肺は、鼻から外界と繋がっており、呼吸や防衛の働きをしているので、肺の陰液が不足すると、から咳・喉の渇き・皮膚の乾燥などの症状が現れてきます。特に鼻の病気、喘息、気管支炎などの病気にかからないように注意しましょう。

季節の食材・生薬

豆腐
落花生
たら
卵
れんこん
しめじ
ぎんなん
菊花
白きくらげ
松の実

セット献立

1 菊花ご飯
2 白身魚の豆豉《とうち》あんかけ
3 銀耳《ぎんじ》の白和え
4 蓮の実入りどら焼き
5 菊酒

おすすめ献立

○ 桜えび入りびわ茶飯
○ れんこん蒸し

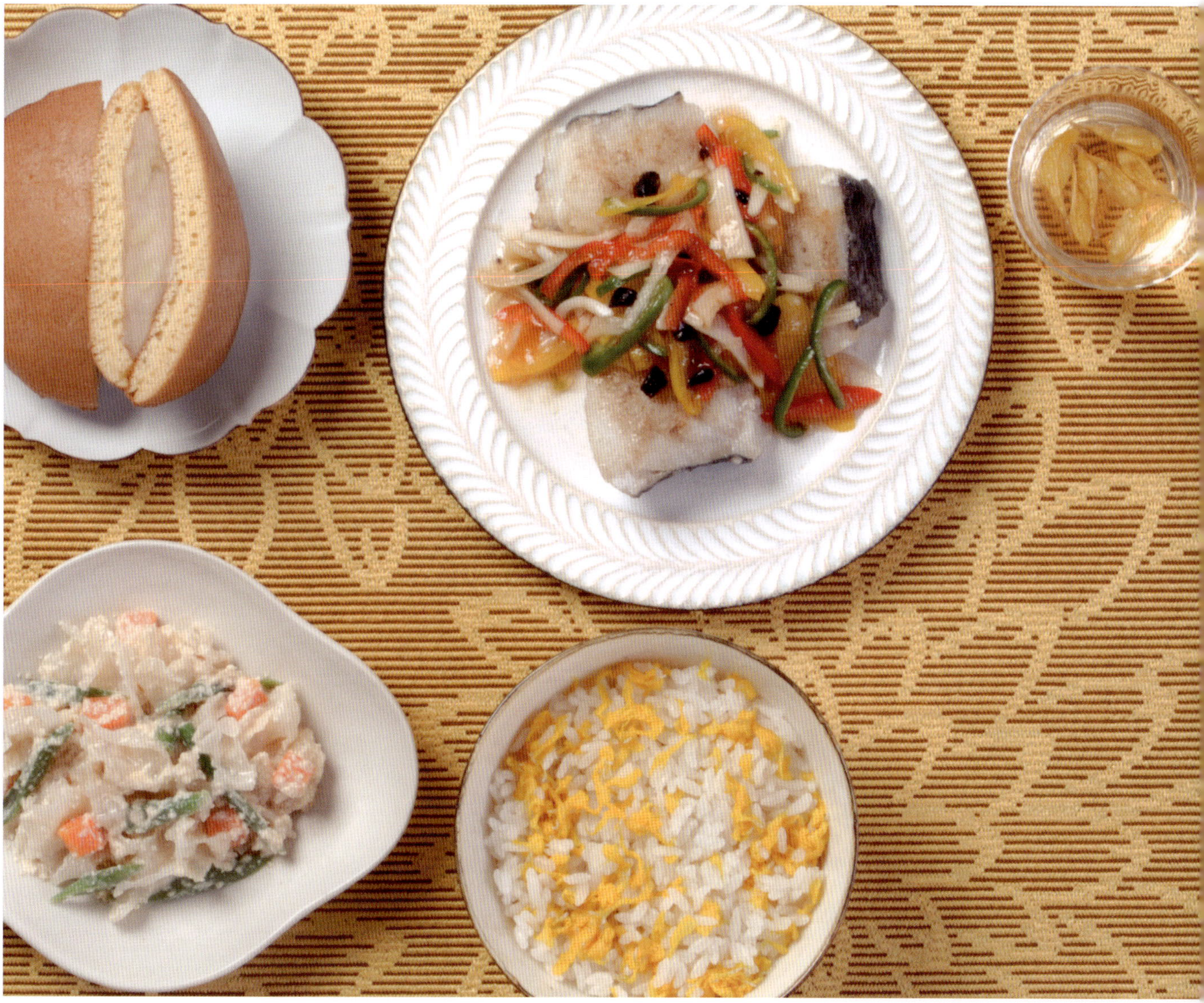

コラム　15

【重陽の節句】

別名「菊の節句」とも言われています。五節句の一つで、陰陽五行説では、奇数は陽と言われ、「九」が重なる九月九日を「重陽の節句」と言います。重陽の頃に咲き誇る菊の香りで邪気を払い長寿を祈願しました。中国由来の行事で、日本では平安時代、貴族の宮中行事として取り入れられ、これが時代とともに民間にも広がり、江戸時代には五節句の一つになって、庶民の間では「お九日《くんち》」と呼ばれ親しまれてきました。

今でも有名な「長崎くんち」「唐津くんち」はその名残りです。

菊を使った風習には、「菊茶」「菊酒」「菊枕」「菊湯」などがあります。「菊酒」は疲労回復や食欲増進に効果がある薬霊酒とも言われています。「菊枕」は干した菊の花びらを入れて作った枕で、香りがよく、心を安らげ安眠を誘うと言われています。「菊湯」はお風呂に菊の花を入れて楽しみます。

春
夏
秋
節気番号15
冬

1 菊花ご飯

おすすめポイント

菊花も酢も、血流を促進する働きがあり、体に熱がたまりがちな方や、疲れが取れない時にもおすすめです。

材料・分量

- 米……2カップ
- A
  - 昆布だし汁……400ml
  - 酒……大さじ2
  - 塩……少量
- 食用菊……50g
- B
  - 酢……大さじ3
  - みりん……小さじ2
  - 塩……少量

作り方

❶ 米を洗ってザルにあげ、Aを入れて炊く。
❷ 菊の花びらをガクからはずし、流水で洗う。
❸ 鍋に湯を沸かし、酢少々（分量外）を入れ菊の花びらをサッとゆで、手早く冷水にとって冷まし、水けをきる。
❹ 鍋にBを入れて一煮立ちさせて甘酢を作り冷めたら③を浸ける。
❺ 炊き上がったご飯に、④をほぐしながら加えて混ぜ器に盛り菊を飾る。

2 白身魚の豆鼓《とうち》あんかけ

おすすめポイント

豆鼓は、黒大豆を発酵させたもので、食欲不振や夏の疲れのモヤモヤ、イライラを防ぎます。

材料・分量

- たら……4切
- 塩・こしょう……少量
- 小麦粉……大さじ4
- サラダ油……適量
- A
  - セロリ……1/2本
  - 玉ねぎ……1/2個
  - ピーマン……1個
  - 赤・黄パプリカ……各1/2個
- B
  - 酢……大さじ4
  - サラダ油……大さじ2
  - しょうゆ・砂糖……各小さじ2
  - 豆鼓……大さじ1

作り方

❶ たらは、そぎ切りにし塩・こしょうして少しおき、ペーパーで水けを取り小麦粉をつけ、フライパンに油をしいて焼く。
❷ セロリは皮をむき、Aの野菜はせん切りにする。
❸ 豆鼓は荒みじんに切りBのドレッシングに加え、②の野菜を混ぜ合わせる。
❹ ①を皿に盛り、③を上からかける。

3 銀耳《ぎんじ》の白和え

おすすめポイント

白きくらげ（銀茸）は、不老長寿の薬として珍重され滋養強壮や肌を潤す作用があります。

材料・分量

- 白きくらげ……6g
- にんじん……60g
- いんげん……4本
- 木綿豆腐……1/2丁
- ピーナツクリーム（無糖・ホイップタイプ）……大さじ4
- 酒……大さじ1
- A
  - 砂糖・塩……各小さじ1/2
  - しょうゆ……少量

作り方

❶ 白きくらげはもどして硬いところを取り、15分位ゆで食べやすく切る。にんじんは、7〜8㎜の角切りにし、いんげんも3㎝位に切ってゆでる。
❷ 豆腐はレンジで1分弱加熱し、水けをきり裏ごしする。（すり鉢ですってもよい）
❸ ピーナツクリームを酒で練り、②を入れAを加えてよく混ぜ和え衣を作る。（ピーナッツを使う場合は30gの皮をむいて細かくきざみ、すり鉢でよくする）
❹ ①を③で和える。

4 蓮の実入りどら焼き

おすすめポイント

夏バテが残るこの季節、心を落ち着かせる蓮の実や卵・小麦粉などを使いました。

材料・分量

- 卵黄……2個
- 砂糖……40g+15g
- みりん……大さじ1
- 重曹……1g
- 水……20ml+(15〜20)ml
- 小麦粉……80g
- 卵白……2個
- しょう油……小さじ1
- 蓮の実……10個
- 白こし餡……150g
- 水……10ml

作り方

❶ 蓮の実は軟らかくゆで細かく刻み、白あんと混ぜ水を加えて火にかけて練る。
❷ 卵黄を溶きほぐして砂糖を2回に分けて入れ、よくすり混ぜ、みりんも加えて均一に混ぜる。
❸ 重曹を少しの水で溶いて②に加え、20mlの水も加える。
❹ ふるった小麦粉を③に加え混ぜる。
❺ 卵白を7分立てにし④に2回に分けて入れ、練らないように混ぜ、15分以上ねかせる。しょうゆと残りの水を、固さをみながら加える（玉杓子ですくって、とろりと落ちるくらい）。
❻ フライパンに油を薄くしき⑤を直径5㎝ほどの円に流す。泡が表面全体に出てきたら裏返す。これを10枚焼く。
❼ ⑥の生地が冷めたら、①のあんをはさむ。

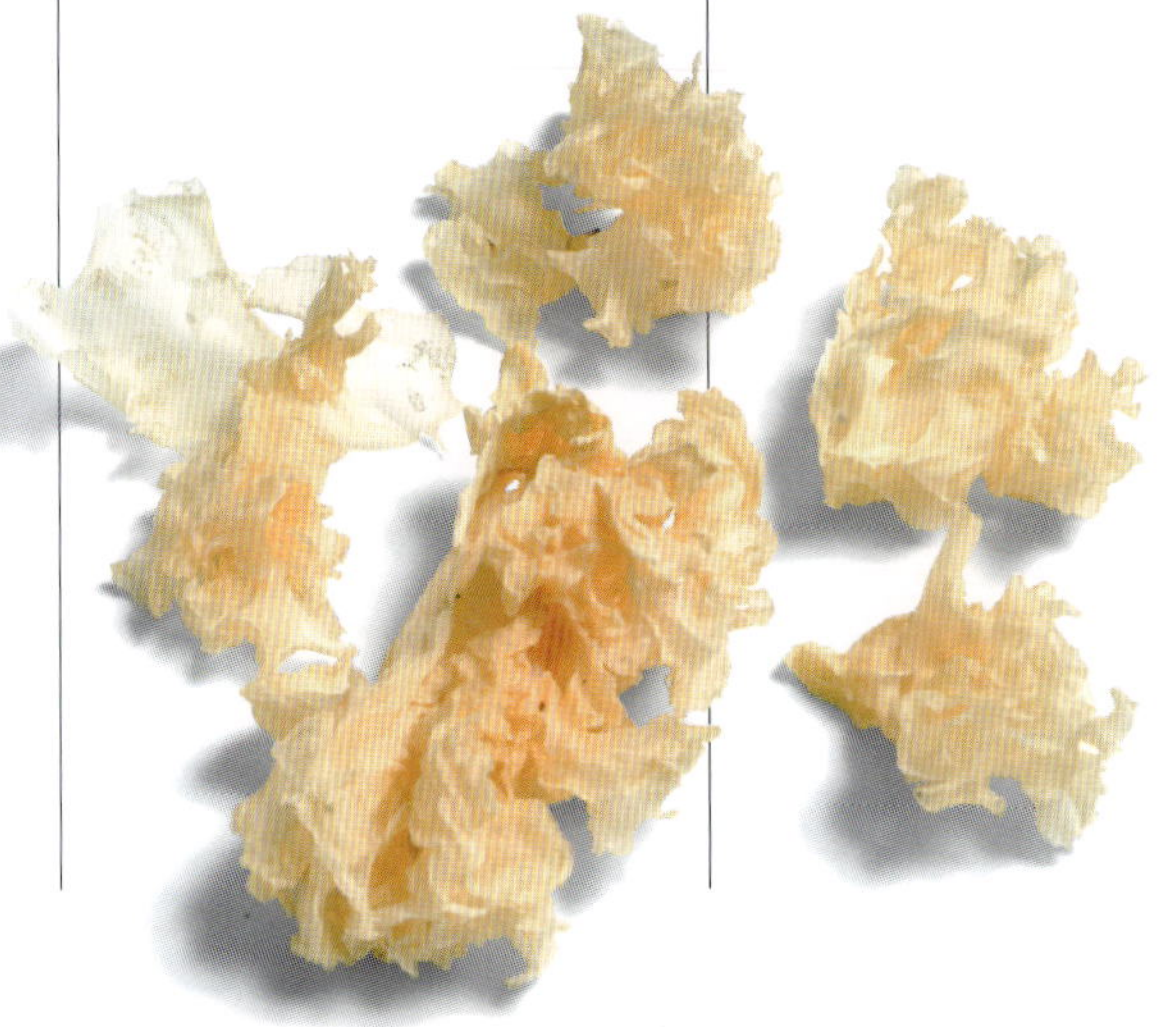

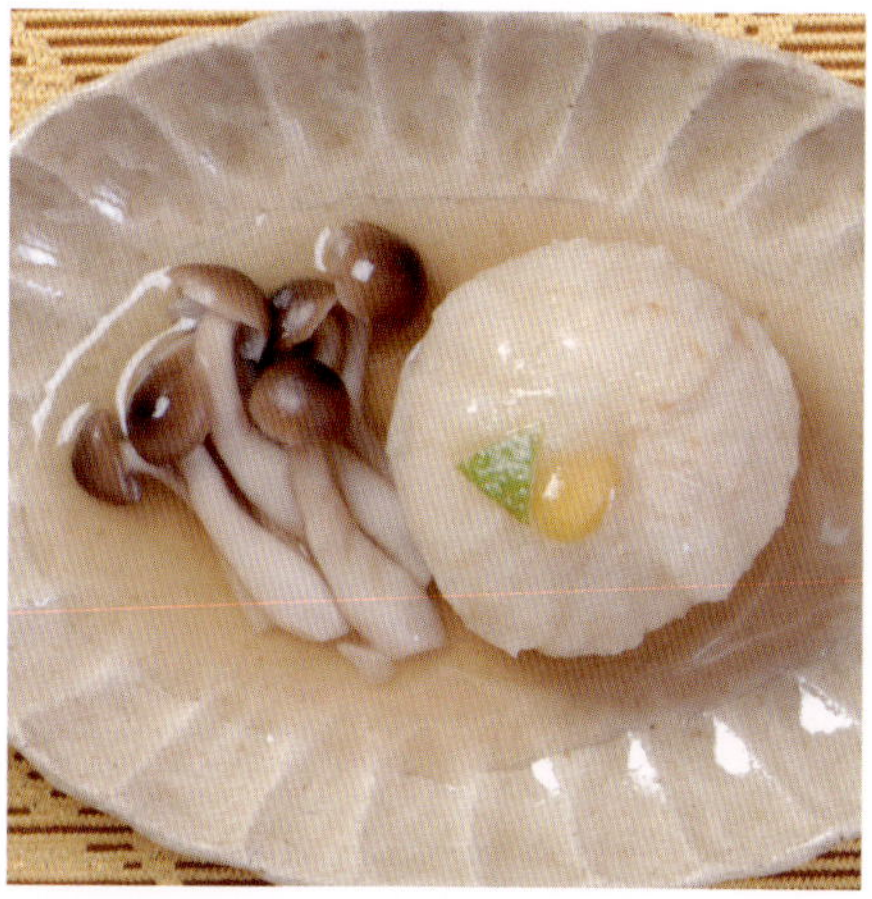

れんこん蒸し

おすすめポイント

れんこんは、乾燥しやすいこの時期に肺を潤し、モチモチした食感が楽しめる一品です。鶏肉は体力低下を防ぎます。

材料・分量

［れんこん	300g
かたくり粉	大さじ2
塩	小さじ1/2］
ぎんなん	8個
［鶏ひき肉	100g
玉ねぎ	1/2個
塩	少量］
［しめじ	1/2株
だし汁	2カップ］
塩・薄口しょうゆ	少量
［かたくり粉	大さじ1
水	大さじ2］
柚子の皮(へぎ柚子)	適宜

作り方

❶ れんこんは皮をむき酢水に10分さらしアク抜きした後、すりおろして塩とかたくり粉を入れ混ぜる。
❷ ぎんなんは湯の中でころがしながら薄皮を取り、1個を2つに切る。
❸ 鶏ひき肉にみじん切りにした玉ねぎと塩を入れよく混ぜ4等分に丸めて、沸騰した湯で1分ゆでる。
❸ ラップに①を広げ③を芯にして茶巾しぼりにし、上に②をおき輪ゴムで止め、皿に入れて8分蒸す。
❹ だし汁の中にしめじを入れサッと煮て取り出す。塩・薄口しょうゆを加え、水溶きかたくり粉でトロミをつけ、あんを作る。
❺ 器にラップをはずした④を入れ、しめじを添えてあんをかけ、へぎ柚子を飾る。

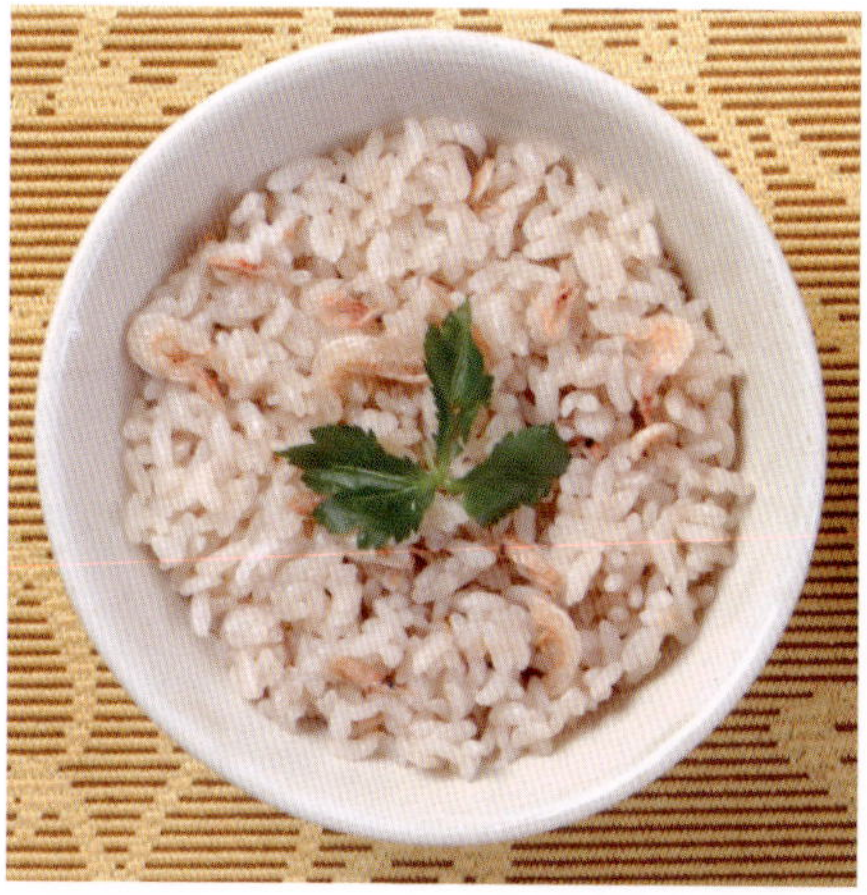

桜えび入り びわ茶飯

おすすめポイント

びわ茶で炊いた茶飯です。びわ葉は肺を潤し、咳を止める効能があります。桜えびで補腎効果を強めました。

材料・分量

米	2カップ
びわ茶(1パック)	4g
桜えび	大さじ4
酒	大さじ1
塩	少量
三つ葉	適量

作り方

❶ 米を洗い炊飯器に入れる。
❷ びわ茶は2カップの水で煮て1カップまで煮詰める。
❸ ①②を加え、桜えび・酒・塩を入れて炊く。
❹ 炊き上がったら器に盛り、三つ葉を飾る。

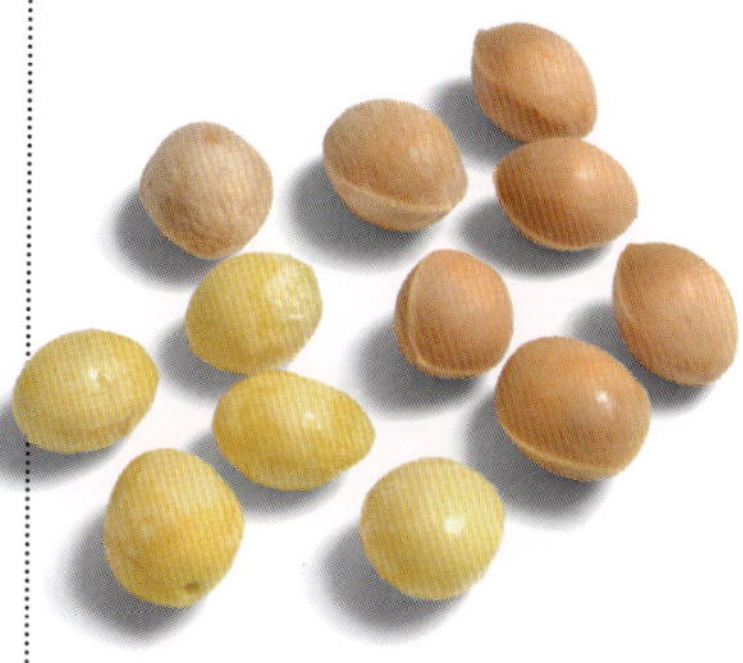

5 菊酒

おすすめポイント

菊花が盛んな時に作っておくと、疲れた時やカゼぎみの時などに便利です。水割りでも美味しくいただけます。

材料・分量

菊花	50g
ホワイトリカー（または、日本酒）	1リットル

作り方

❶ 菊の花を摘み取り、水洗いして表面の汚れを取り、水気をしっかり取る。
❷ 保存用の密閉ビンはよく洗い、熱湯をかけてよく乾かす。
❸ ②に①を入れ、ホワイトリカー（又は日本酒）を静かにそそぎ入れる。
❹ 1ヶ月ほどして菊花を取り出し保存する。

秋分

9月23日頃から

雷《かみなり》乃《の》声《こえ》を収《おさ》む

蟄虫《すごもりのむし》戸《と》を坏《とざ》す

水《みず》始《はじ》めて涸《かれ》る

薬膳ポイント

養肺潤燥
補肺益気
補気健脾

秋分を境に昼が短く夜が長くなって行き、乾燥の中に冷気を含むようになります。陰陽が転化（陰長陽少）する日でもあり、少しずつ冬へと向かいます。自然界の一部である私たちの体も、陰陽の変化や気温・湿度・気圧など変化の多いこの季節に大きく影響を受けます。健康を維持するため、陰陽がアンバランスにならないよう充分な睡眠をとり、ゆったりとした気持ちで心の安らぎを保つことが大切です。

生活の全ての面において〝過剰にならないよう〟注意しましょう。

季節の食材・生薬

黒米
山芋
栗
豆腐
梨
甘鯛
しめじ
春菊
菊花
大棗《たいそう》（なつめ）

セット献立

1 黒米栗ご飯
2 甘鯛の菊花蒸し
3 チンゲン菜としめじの醤油麹和え
4 梨のコンポート白ワイン仕立て
5 びわ酒

おすすめ献立

○ 宝袋
○ 山芋の菊花汁

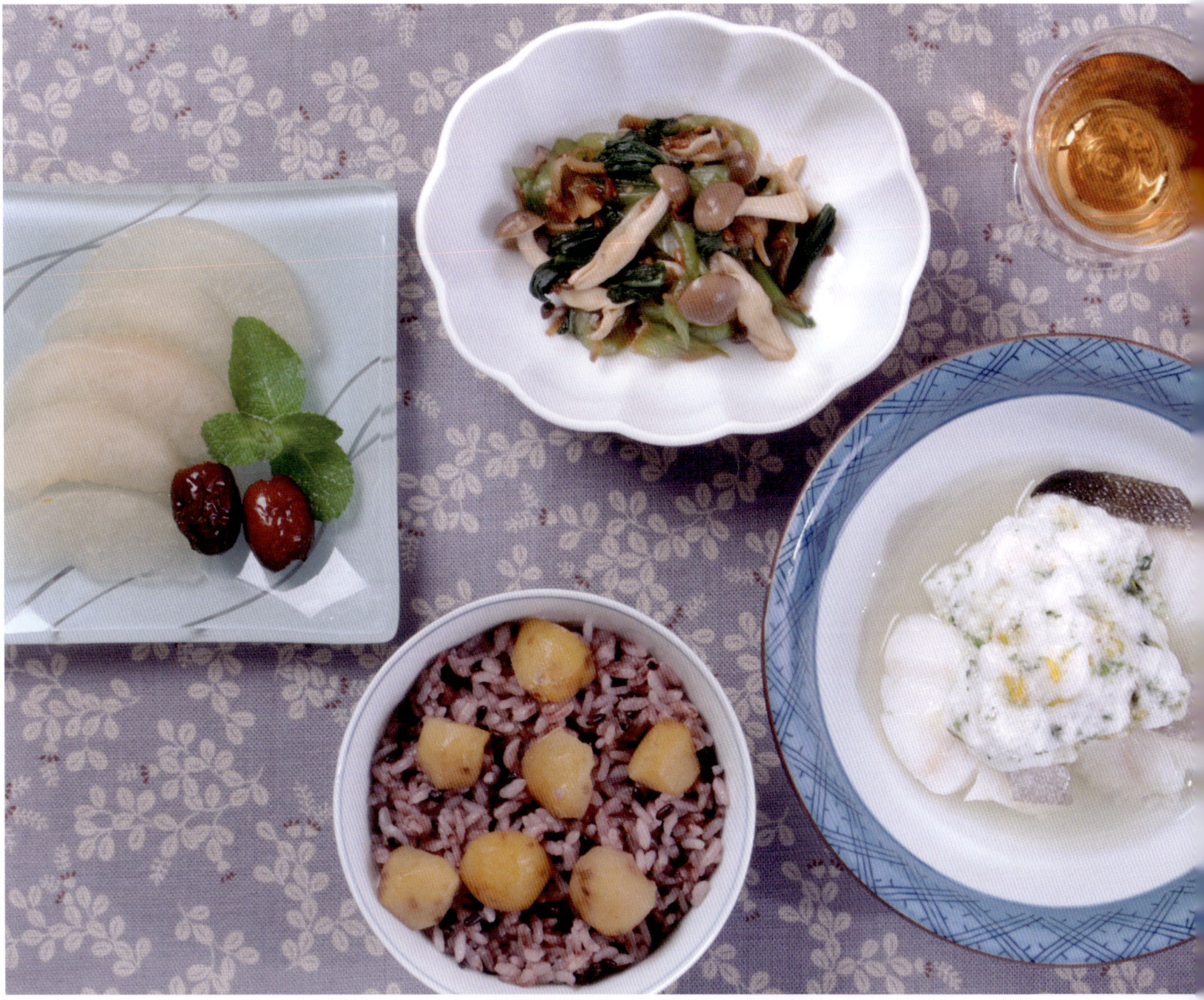

コラム 16

【醤《しょう》油《ゆ》麹《こうじ》】

麹とは日本酒・しょうゆ・味噌・みりん・酢など、日本の伝統的な発酵食品を生み出す「素」で、魚や肉のたんぱく質を分解して軟らかくしたり、消化吸収力を高めたりしてくれます。

醤油麹とは大豆の旨味成分を含むしょうゆと、米の旨味成分の麹を合わせたもので、旨味成分のグルタミン酸は、塩麹の10倍以上あると言われています。

塩分濃度もしょうゆが15%に対して、醤油麹は8%程度で、しょうゆよりも塩分を控えることができます。旨味・甘味・塩味・香りのバランスが良く、冷奴にかけたりドレッシングに加えたりして手軽に使える万能調味料です。例えば、醤油麹の中に卵黄1個を入れ、2日間位置くと「卵黄の醤油麹漬け」ができ、ご飯にも合い、ちょっとした酒の肴にもなります。

1 黒米栗ご飯

おすすめポイント

黒米や栗は共に血行をよくし、腎を強くして気力の低下を防いでくれます。

材料・分量

米	1.6カップ
黒米	0.4カップ
栗(甘露煮)	200g
酒	大さじ2
塩	少量

作り方

❶ 米を洗ってザルにあげる。
❷ 黒米はサッと洗って水に浸し20分置く。
❸ 栗の甘露煮は熱湯を通して甘味を除き、4等分に切る。
❹ 釜に①②と酒・塩を入れて水加減し③を加えて炊く。

2 甘鯛の菊花蒸し

おすすめポイント

白身魚は気を補い、春菊と菊花で気の巡りを整えます。メレンゲがふんわりとかかり口当たりよく蒸しあげた秋の一品です。

材料・分量

甘鯛(白身魚)	4切れ
卵白	2個分
塩	少量
春菊	2本
菊花(食用菊)	適量
A だし汁	1カップ
A 薄口しょうゆ	小さじ1
A 酒・みりん	各小さじ2
A 塩	少量
水溶きかたくり粉	少量

作り方

❶ 甘鯛は、食べやすい大きさに切り、軽く塩をふり、10分おいてペーパーで水けを取る。
❷ 春菊はサッとゆで粗みじんにし、菊の花びらもサッとゆでる。
❸ 卵白は泡立てて塩を少し加え、②を入れて混ぜる。
❹ ①を蒸気の上がった蒸し器に入れる。10分蒸したら③をふんわりとかけ、蒸し上げる。
❺ 鍋にAを入れ煮立て、水溶きかたくり粉でトロミをつけ、銀あんを作る。
❻ ④の菊花蒸しに⑤をかける。
(余った卵黄はコラム欄に記載の「卵黄の醤油麹漬け」参照)

3 チンゲン菜としめじの醤油麹和え

おすすめポイント

肺の機能を高めて秋の乾燥に対応するため、チンゲン菜としめじを醤油麹で和えました。
もう一品ほしい時、簡単に出来るので、おすすめです。

材料・分量

チンゲン菜	2株
しめじ	1パック
ザーサイ	30g
醤油麹	大さじ1.5

作り方

❶ チンゲン菜は洗って硬めにゆで、食べやすく切る。
❷ しめじも石づきを取りサッとゆでる。
❸ ザーサイはザク切りにする。
❹ ボウルに①②③を入れ醤油麹で和える。

4 梨のコンポート白ワイン仕立て

おすすめポイント

梨は肺を潤し、声がれなどの症状を和らげてくれます。カゼで熱がある時、のどの調子がよくない時など、ぜひお試し下さい。

材料・分量

梨	2個
A なつめ	4個
A 白ワイン	100ml
A 水	400ml
はちみつ	大さじ4
レモン汁	小さじ4
ミント	適量

作り方

❶ 梨の皮をむき1cm幅位にスライスする。
❷ 鍋に①とAを入れ弱火で10分位煮詰め、はちみつとレモン汁を加えて溶かす。
❸ 粗熱が取れたら冷蔵庫に入れて冷やす。
❹ 器に盛りつけミントの葉を飾る。
※寒いときなどホットでもいただけます。

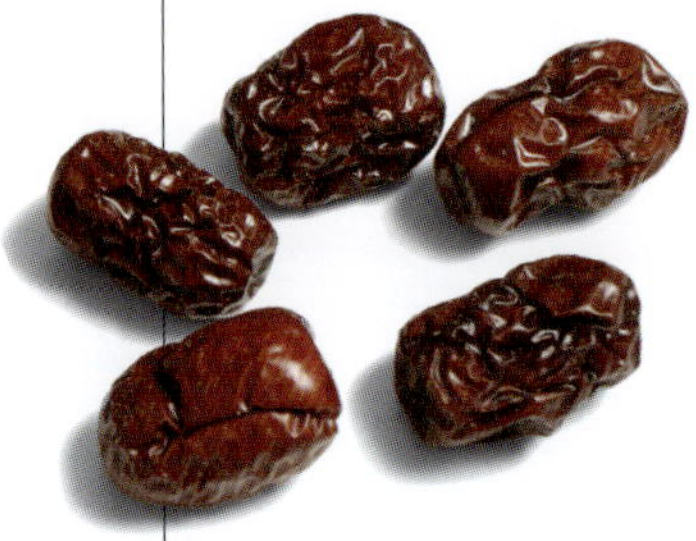

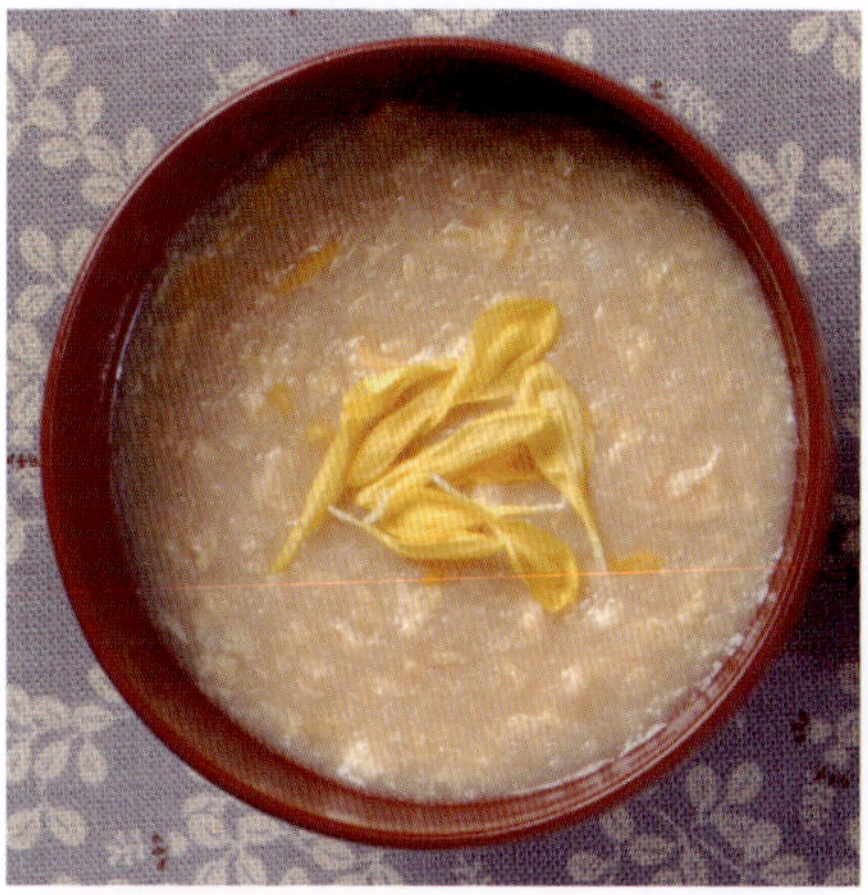

山芋の菊花汁

おすすめポイント

夏の疲れを感じる頃、山芋と卵で体力を回復し、菊の花でカゼを予防します。

材料・分量

山芋	200g
かつおだし	4カップ
塩・薄口しょうゆ	少量
菊花(食用菊)	適量
卵	2個

作り方

❶ だし汁に塩と薄口しょうゆを加え、味を調える。
❷ 山芋は皮をむき、かつおだしの中にすりおろす。
❸ 菊は花びらにし、②に加える。
❹ ③を温め、熱い中に溶き卵を流し入れて一煮立ちさせる。
❺ 仕上げに少量の菊の花を散らす。

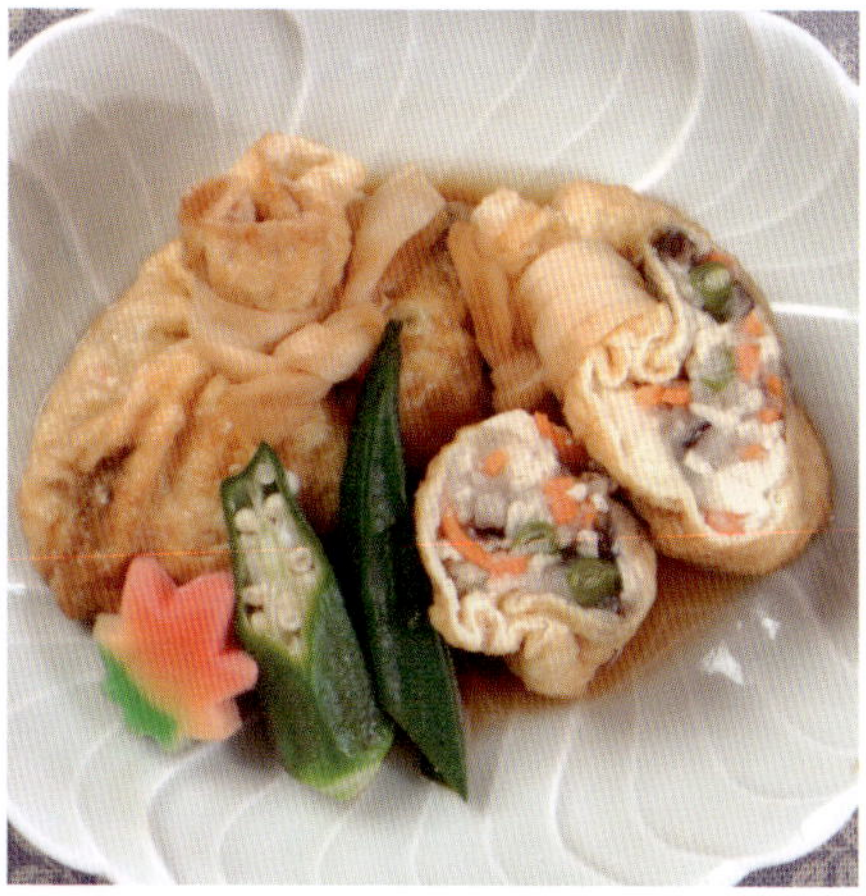

宝袋

おすすめポイント

山芋は滋養強壮に有効で、豆腐と共に肺を潤し秋の乾燥から守ってくれます。すりおろした山芋の食感がまろやかです。

材料・分量

山芋	180g
木綿豆腐	200g
にんじん	40g
いんげん	4本
干し椎茸	2枚
かたくり粉	大さじ2
塩	少量
油揚げ	4枚
かんぴょう	18cm×4
かつおだし汁	500ml
オクラ	4本
もみじ麸	4枚
A しょうゆ	大さじ2
A みりん	大さじ2
A 酒	大さじ1.5

作り方

❶ 油揚げは、めん棒を転がし2つに切り、口を開く。豆腐は電子レンジに3分かけ水けをきる。
❷ 山芋はすりおろす。もどして水けをきった干し椎茸・にんじん・いんげんは、それぞれ2cm長さの細切りにする。
❸ ボウルに豆腐と②・かたくり粉・塩を入れ、よく混ぜる。
❹ 油揚げの中に③を詰め、もどしたかんぴょうで口を結ぶ。
❺ 鍋にだし汁を入れ、④とAを入れて火にかけ、沸騰したら落しブタをして中火～弱火で20分位煮る。途中もみじ麸を入れる。
❻ 器に盛り、ゆでたオクラともみじ麸を添える。

5 びわ酒

おすすめポイント

気の流れを整え、肺を潤し咳を緩和する効能を持つびわの実をブランデーにつけた上品なお酒です。水割りでもおいしくいただけます。

材料・分量

びわ	500g
ブランデー	500ml
氷砂糖	50g
レモン	1個

作り方

❶ びわの実は、皮付きのままよく洗って水けをふき、上下を切り落とす。
❷ レモンは皮をむき白いワタを取り除き、輪切りにする。
❸ 熱湯消毒した保存容器に、びわ・氷砂糖・レモンを交互に入れブランデーをそそぐ。

※びわの実は6月頃に収穫してびわ酒を作り保存しておくと、ちょうどこの頃においしくなる。

寒露

10月8日頃から

鴻雁来《がんきた》る
蟋蟀《きりぎりす》戸《と》に在《あ》り
菊花開《きくかひら》く

薬膳ポイント

温肺滋陰
化痰止咳
補気潤肺

秋も深まり、草木に降りる露が寒さで冷たく凝結したようになります。これを寒露と言います。

暑さと寒さの移り変わりの季節なので、私達の体も冬に向かって陰を補うことが重要になってきます。中医学では秋を「金秋」といいます。「金秋の時に乾燥の気が盛んなり」との言葉があるように、乾燥・風邪の気が強くなって肺の陰を傷つけるので、喉の渇き・鼻が乾く・皮膚の乾燥などの症状が現れます。

季節の食材・生薬

里芋
ぎんなん
ごま
柿
豚肉
椎茸
春菊
黄耆《おうぎ》
杏仁《きょうにん》
麦門冬《ばくもんどう》

セット献立

1 山路《やまじ》ご飯
2 あなご入り茶巾蒸し白味噌仕立て
3 柿と春菊のごま酢和え
4 杏仁豆腐のあんずソース
5 黄耆棗茶

おすすめ献立

○ きのこたっぷり汁
○ 麦門冬紅茶

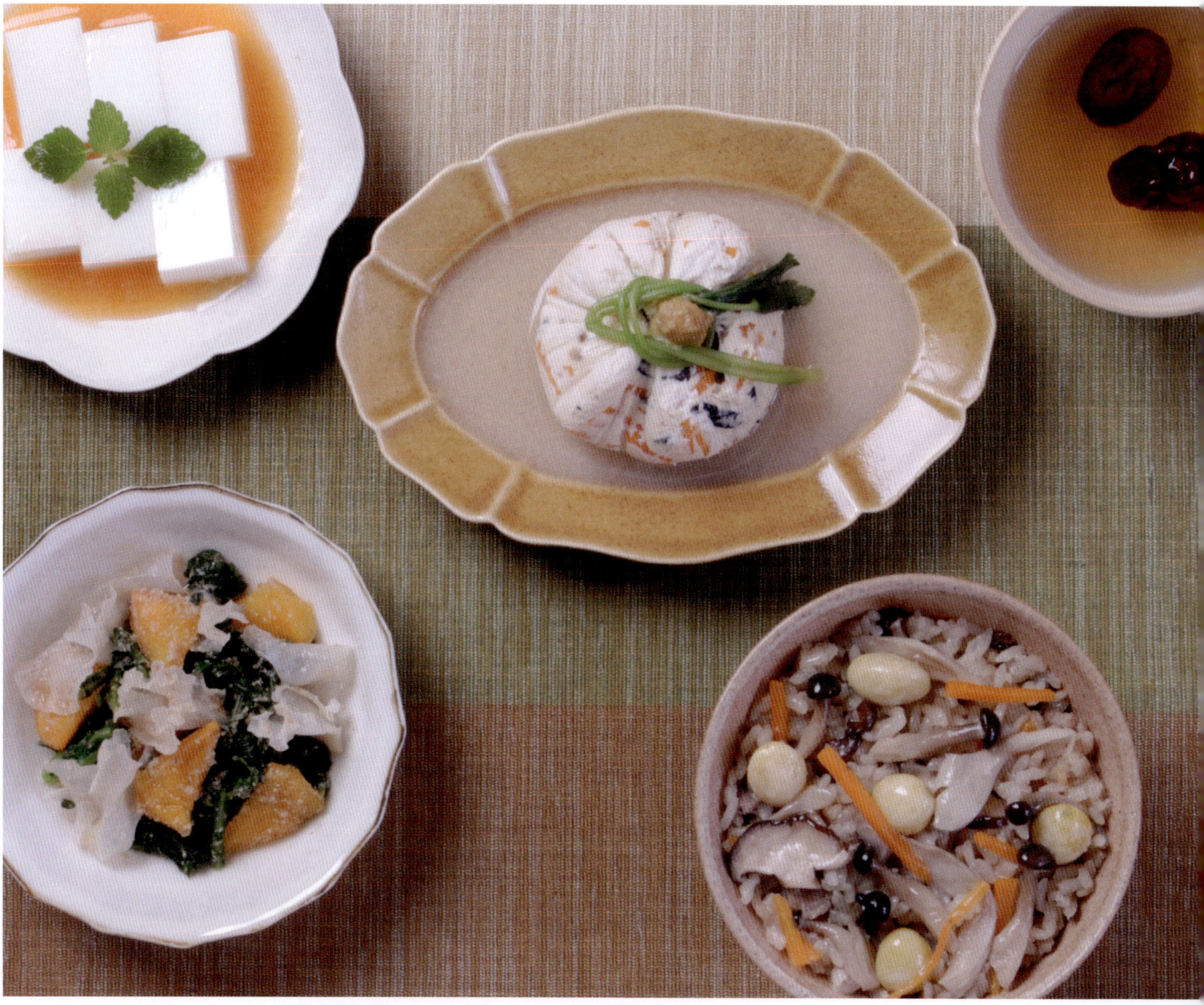

コラム 17

【寒さに向かう養生】

秋も深まって来ると陽気が減って陰気が増し「陽少陰長」となり、日も短くなり気温が下がってきます。また空気が乾燥し、呼吸器系のトラブルを起こしやすい時です。冬に近づくと寒さも加わりカゼをひきやすくなるので、その対策が必要です。

自然界ではこれからやって来る寒さに備え、木は葉を落とし根元には沢山の養分を蓄えて身を守り冬の準備を始めます。

私たちも冬の寒さに向かっての食養生が大切です。秋に豊富に出回るきのこ類・甘味の増したさつま芋・栗・くるみ・梨やぶどうなどで脾胃を守って肺を潤し、からだの抵抗力をつけましょう。

また、からだを冷やさないようにし、睡眠時間を長めに、夜は早く寝て朝はゆっくり起きて陰陽のバランスを整えるようにします。

春

夏

秋

節気番号
17

冬

1 山路《やまじ》ご飯

おすすめポイント

豚肉でからだに潤いを与え、きのこで免疫力を高め、銀杏で咳を予防する効果が期待できます。
乾燥しがちな秋に合うご飯です。

材料・分量

- 米……2カップ
- 豚肉……100g
- 椎茸……4枚
- 舞茸……50g
- しめじ……50g
- にんじん……30g
- 銀杏……16個
- だし汁……2.5カップ
- A
  - しょうゆ……大さじ1
  - 酒……大さじ1

作り方

❶ 豚肉は細切りにし、Aで炒り煮する。
❷ にんじん・椎茸はせん切り、まいたけ・しめじはほぐしておく。
❸ 銀杏は殻をむき、ヒタヒタの湯でころがしながら薄皮をむく。
❹ 米は洗ってだし汁と①②を入れて炊く。
❺ 器に盛り、銀杏を飾る。

2 あなご入り茶巾蒸し白味噌仕立て

おすすめポイント

胃腸の働きを整え、気・血を養い、肺に潤いを与える食材を用いて、秋の乾燥を防ぐのによい料理です。

材料・分量

- 木綿豆腐……1丁
- A
  - 卵白……1個
  - 砂糖……小さじ1
  - 塩……少量
- 焼きあなご(たれ焼き)……1/2尾
- にんじん……60g
- 黒きくらげ……2枚
- B
  - だし汁……1/2カップ
  - 薄口しょうゆ……小さじ1/2弱
- 三つ葉……8本
- 溶きがらし……適量
- C
  - だし汁……3カップ
  - 白味噌……70g
  - 薄口しょうゆ……小さじ1/2

作り方

❶ 豆腐は大きめにくずし、熱湯でゆでザルに上げて水けをきる。
❷ あなごは縦半分に切り、5mm幅に切る。
❸ 水で戻したきくらげは固いところを取りせん切り、にんじんは2cm長さのせん切りにし、Bで煮含めて冷ます。
❹ 三つ葉はサッとゆで水にとり、結び三つ葉にする。
❺ ①の豆腐はよくすりつぶし、Aの砂糖・塩で味を調え、卵白を少しずつ加えて②③を入れ混ぜ合わせる。4つに分けラップにのせて茶巾にしぼる。
❻ 蒸し器で6~7分蒸し器に盛る。
❼ Cで味噌汁を作り⑥にそそぎ、④を飾って溶きがらしを添える。

3 柿と春菊のごま酢和え

おすすめポイント

白きくらげや春菊・柿など、肺を潤す食材をそろえて、秋にふさわしい料理です。

材料・分量

- 柿……1/2個
- 春菊……1/2把
- 白きくらげ……5g
- A
  - 白すりごま……大さじ3
  - 酢……大さじ1
  - だし汁……大さじ2
  - 薄口しょうゆ……大さじ1
  - 砂糖……小さじ1

作り方

❶ 柿は皮をむき、いちょう切りにする。春菊はゆでて3cmに切る。白きくらげは水でもどしてゆで、一口大にちぎる。
❷ Aの材料を合わせてごま酢を作り①を和える。

4 杏仁豆腐のあんずソース

おすすめポイント

杏仁で肺を潤し、あんずの生津作用で、肺を潤し、咳を止めて痰を出しやすくします。

材料・分量

- 粉寒天……4g
- 水……1カップ
- はちみつ……25g
- 杏仁粉……大さじ1
- 牛乳……1カップ
- 干しあんず……6個
- 赤ワイン……大さじ2
- ミント……適量

作り方

❶ 鍋に寒天と水を入れてよく混ぜ火にかけ、寒天が透き通るまでかき混ぜながら煮溶かし、はちみつを加える。
❷ 杏仁粉に牛乳を少しずつ加え、よく混ぜ合わせたものを①に加え弱火で温め、火を止める。
❸ 型に流し入れ、粗熱を取り冷蔵庫で冷やし固める。
❹ あんずはヒタヒタの水で煮て軟らかくし、赤ワインを入れ5分位煮る。少し冷めたらミキサーにかけ、あんずソースを作る。濃い場合は水をたす。
❺ ③を器に盛り④のソースをかけ、ミントを飾る。

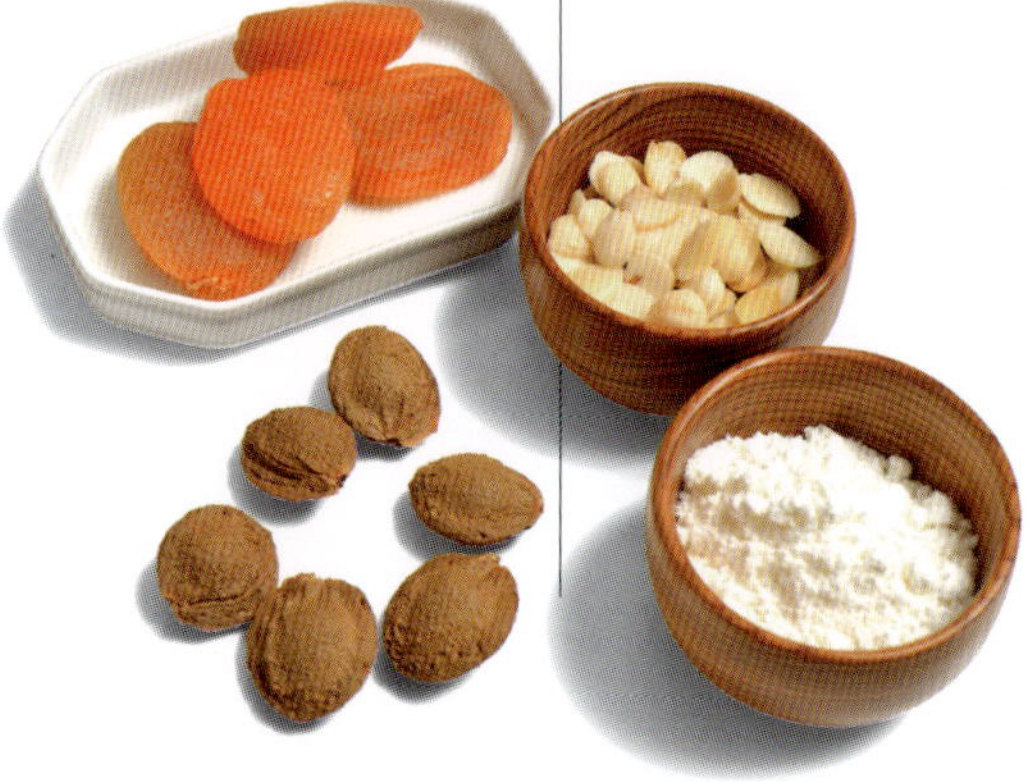

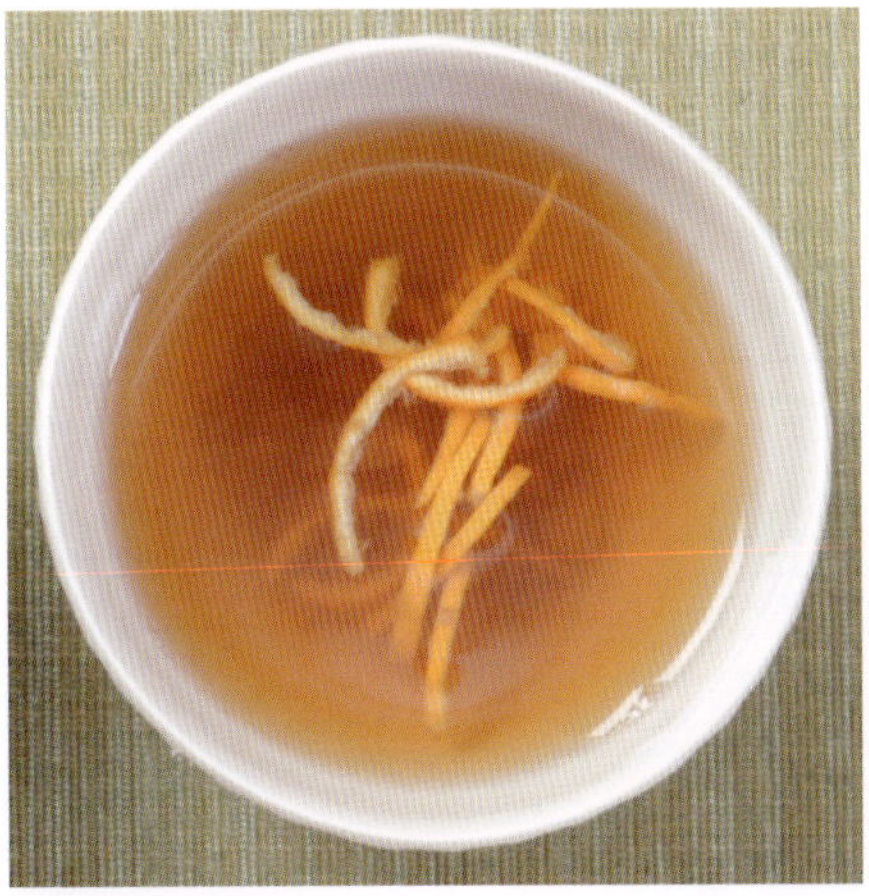

麦門冬紅茶

おすすめポイント

麦門冬で呼吸器に潤いを与え、紅茶でからだを温めます。咳やカゼの予防によいお茶です。

材料・分量

麦門冬	10g
紅茶	5g
陳皮	2g
水	6カップ
はちみつ	適宜

作り方

❶ 麦門冬を水に30分間ほどつけてから30分ほど煎じ、紅茶を入れ3分蒸らす。
❷ 器にそそぎ、きざんだ陳皮を散らす。
❸ 好みではちみつを加える。

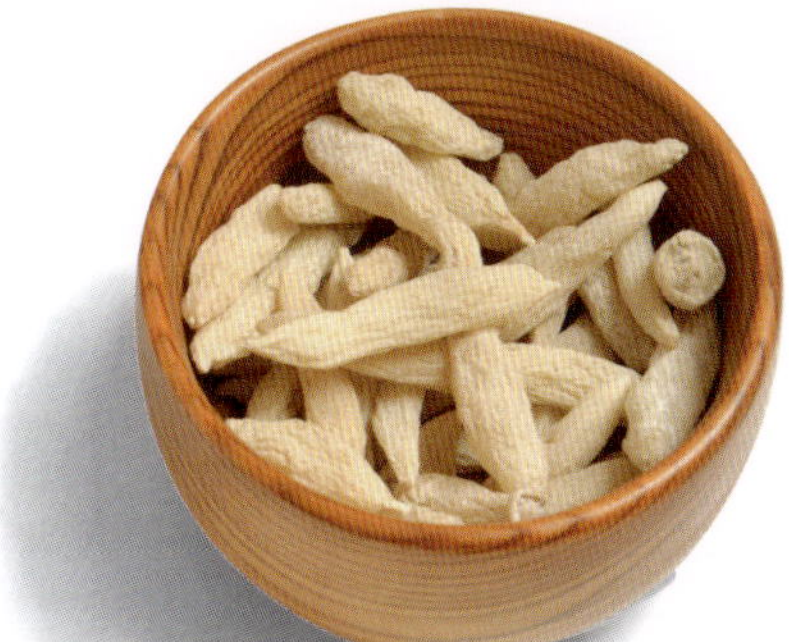

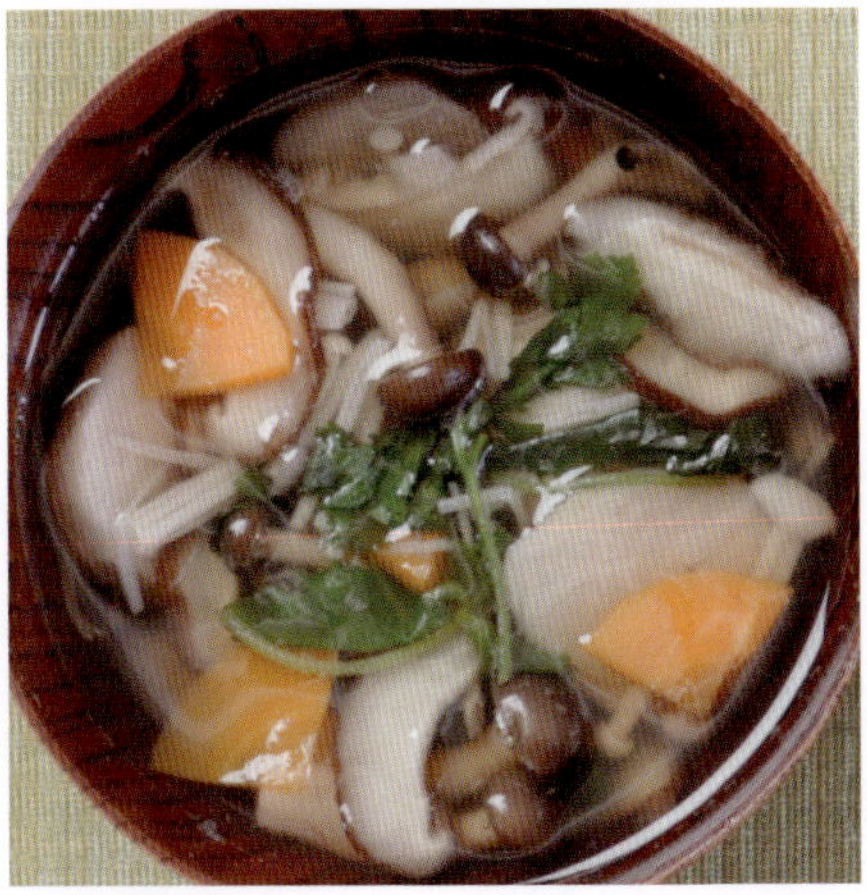

きのこたっぷり汁

おすすめポイント

きのこをたっぷり使い免疫力を高め呼吸器、胃腸の調子を整えます

材料・分量

えのき茸	30g
椎茸	2枚
しめじ	30g
里芋	100g
人参	50g
だし汁	3カップ
三つ葉	8本
A 酒	小さじ2
A 塩	小さじ1/3
A しょうゆ	小さじ2

作り方

❶ えのき茸は根元を切り落とし半分に切る。椎茸はせん切りにする。しめじは小房に分ける。
❷ 里芋は皮をむき一口大に切り、にんじんはいちょう切りにして、硬めにゆでておく。
❸ だし汁を煮立て①②を入れて煮る。火が通ったらAで味を調える。
❹ 器に盛りつけて、きざんだ三つ葉を飾る。

5 黄耆棗茶

おすすめポイント

黄耆と棗で気を高め、花粉症やカゼの予防として備えるのによいお茶です。

材料・分量

黄耆	10g
棗	20g
水	4カップ

作り方

❶ 水に黄耆と棗を30分ほどつけ、30分煎じる。

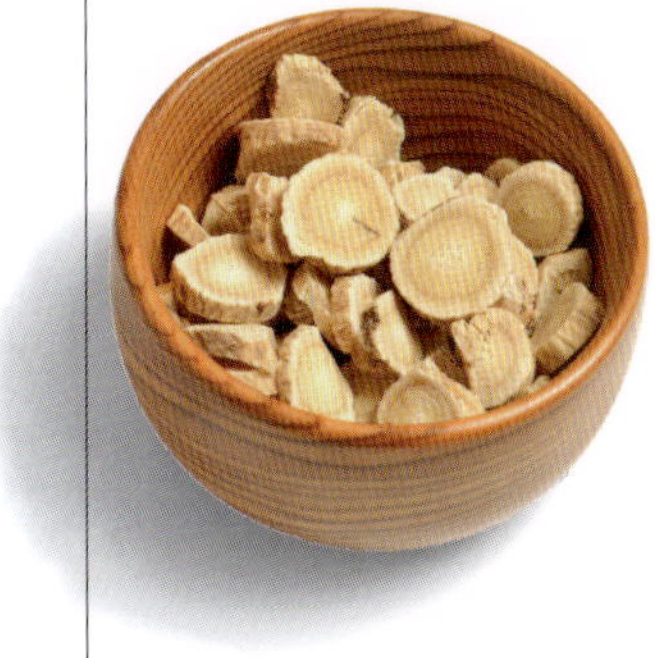

春
夏
秋
節気番号 18
冬

霜降

10月23日頃から

霜《しも》始《はじ》めて降《ふ》る

霎《しぐれ》時《ときどき》施《ほどこ》す

楓《もみじ》蔦《つた》黄《き》なり

薬膳ポイント

補気益衛
養血潤肺
補気健脾

霜降は、空気が冷えて固まり露が霜になるとも言われるように、霜が降り始める頃のことを言います。秋が一段と深まり、冷えが増してくるので、腰痛・神経痛などが起きやすくなる季節でもあります。

鳥たちも、木に残された柿や木の実を食べて冬に備えます。私たちも、エネルギーを補充し抵抗力や免疫力（正気）を強め、本格的な冬への備えをする季節です。

季節の食材・生薬

さつま芋
黒ごま
りんご
豚肉
さんま
ほたて
かぼちゃ
マッシュルーム
枸杞子
はちみつ

セット献立

1 ほたてリゾット
2 ロールポークアップルソース
3 にんじんとレーズンの五味子酢マリネ
4 枸杞子とかぼちゃのパンケーキ
5 ロシアンティー桑の実ジャム

おすすめ献立

○ さつま芋ご飯
○ 秋刀魚のグリルきのこ添え

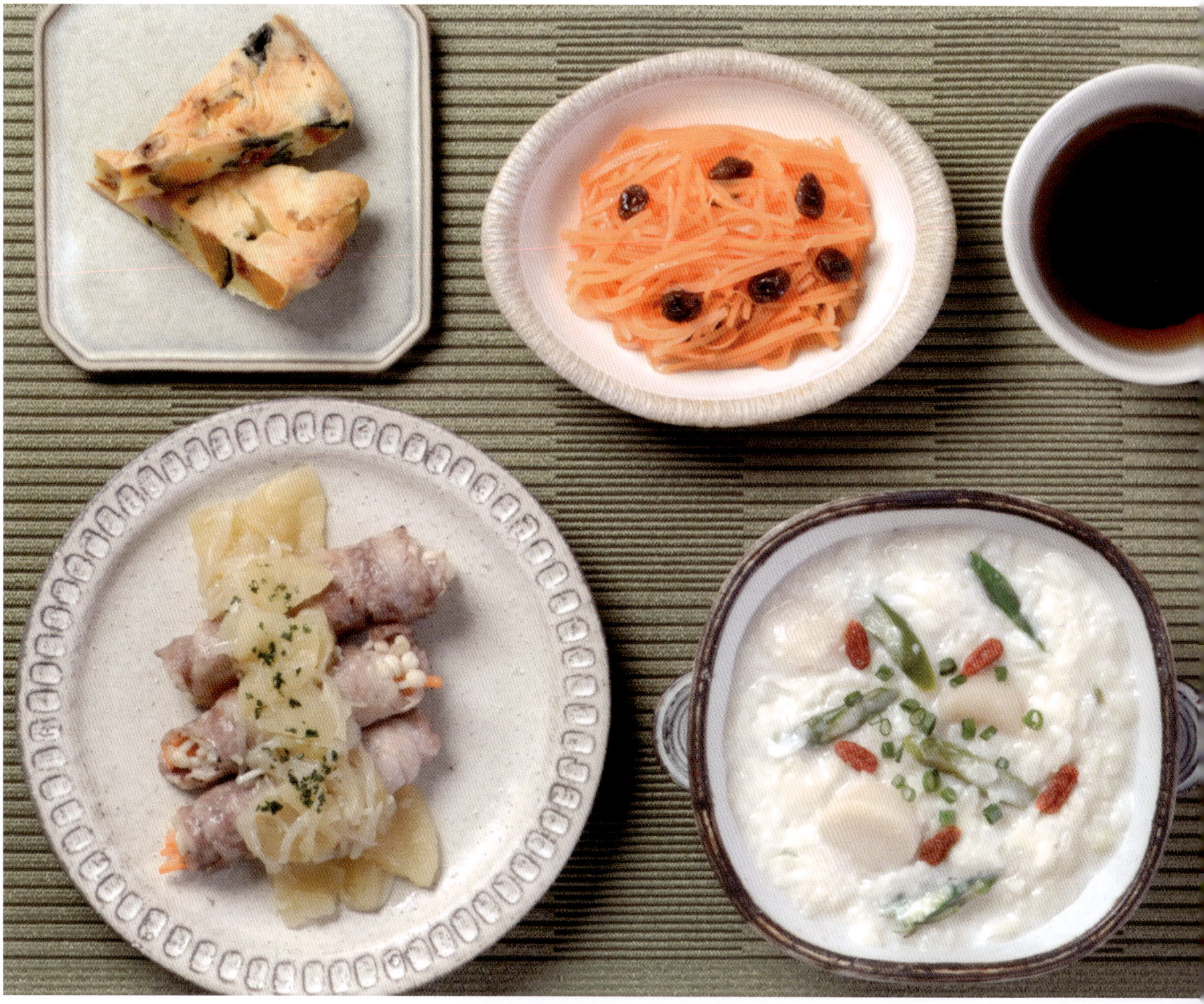

コラム 18

【桑の実】

桑の木は、切っても切っても又、又、又、木になることから、桑の字になったと言われ、強い復元力を持っています。別名マルベリーとも呼ばれ、熟すにつれて赤色から黒色に変化して行きます。収穫は六月頃ですが、甘味と酸味のバランスが良いことから、ジャムやお酒などに加工しておけば、いつでも楽しむことができます。

桑の実は「桑椹《そうじん》」とも呼ばれる漢方薬で、ふらつき、耳鳴り、目のかすみ、物忘れ、老化防止や疲労回復にも良いと言われ、中国では伝統的に血《けつ》を補う生薬として重宝されてきました。また果物の中でもビタミンCやカリウムが多くからだを潤す働きがあるので、美容効果が期待されるとともに眼精疲労改善にも効果があると言われています。

1 ほたてリゾット

おすすめポイント

秋は乾燥が進むので、潤いと腎を養うことをこころがけましょう。潤す食品をあつめて美味しいリゾットにしました。

材料・分量

ご飯	400g
玉ねぎ	小1個
ほたて貝柱	8個
白きくらげ	4g
アスパラガス	4本
牛乳	2カップ
枸杞子	大さじ1
万能ねぎ	2本
スープの素	小さじ2
水	1.5カップ
オリーブ油	小さじ1
塩・こしょう	各適量
粉チーズ	大さじ2

作り方

❶ 玉ねぎはみじん切りにする。
❷ 白きくらげは水でもどし一口大に切る。アスパラガスは斜め薄切り、ほたて貝柱はそぎ切りにする。
❸ 枸杞子は湯をかける。万能ねぎは小口切りにする。
❹ 厚手の鍋にオリーブ油を熱し、玉ねぎを炒め火が通ったら水・スープの素を入れ煮立たせ、ご飯と②を加える。
❺ 一煮立ちしたら牛乳を加え温まったら火を止め、塩・こしょうで味を調える。
❻ 器に盛り、粉チーズと③を散らす。

2 ロールポーク アップルソース

おすすめポイント

旬のりんごを使って、相性の良よい豚肉と取りあわせました。胃腸の働きを整え肺と腎を潤し、乾燥の季節に適した料理です。

材料・分量

豚肩ロース薄切り肉	300g
塩	小さじ1/2
こしょう	少量
にんじん	40g
えのき茸	40g
小麦粉	大さじ2
ローズマリー	1枝
にんにく	1かけ
玉ねぎ	1/2個
りんご	1個
オリーブ油	大さじ2
白ワイン	大さじ2
水	大さじ2
コンソメ顆粒	小さじ1
パセリのみじん切り	少量

作り方

❶ 豚肉は塩・こしょうする。にんじんはせん切りに、えのき茸は根元を切る。豚肉を広げ、にんじんとえのき茸を巻く。
❷ 玉ねぎ・にんにくは薄切りにする。りんごは皮をむき5mmの厚さのいちょう切りにする。
❸ フライパンにオリーブ油大さじ1を熱し、①を焼いて取り出し器に盛る。
❹ ③のフライパンにオリーブ油大さじ1をたし、にんにくと玉ねぎを炒め、玉ねぎが透き通ってきたら、りんごとローズマリーを炒め、白ワイン・水を入れフタをし、コンソメ顆粒で味を調えソースを作る。
❺ ③に④のソースを添え、パセリを散らす。

3 にんじんとレーズンの五味子酢マリネ

おすすめポイント

にんじんとレーズンで気・血を補い、からだを潤します。乾燥の季節に役立つ一品です。

材料・分量

	にんじん	大2本
	レーズン	大さじ2
A	五味子酢	大さじ2
A	塩	小さじ1/2
A	こしょう	少量
	オリーブ油	小さじ1

作り方

❶ にんじんはよく洗い、5cm長さのせん切りにする。
❷ レーズンはサッと洗ってぬるま湯につけておく。
❸ Aをよく混ぜ、塩が溶けたらオリーブオイルを加えて混ぜる。
❸ ①に③を合わせ、水分を取ったレーズンを加えて味をなじませる。

4 枸杞子とかぼちゃのパンケーキ

おすすめポイント

晩秋に食べたい、かぼちゃを使った甘くないパンケーキです。枸杞子を入れ、チーズ・卵・豆乳などからだを潤すものがたっぷりです。簡単に作れて、温かくても冷めても美味しく食べられます。

材料・分量

	かぼちゃ	150g
	枸杞子	大さじ2
	ほうれん草	50g
	玉ねぎ	1/2個
	ベーコン	2枚
	粉チーズ	大さじ2
	塩・こしょう	各少量
A	卵	2個
A	豆乳	50ml
A	サラダ油	50ml
B	薄力粉	100g
B	ベーキングパウダー	小さじ1

作り方

❶ かぼちゃは皮ごとレンジで3分加熱し、2mm位の厚さに切って冷ましておく。枸杞子は水でもどし、水けをとる。ほうれん草はゆでて水気をしぼり、2cm長さに切る。
❷ 玉葱とベーコンは1cmの角切りにして炒め冷ましておく。
❸ 大きめのボールにAの卵を入れ泡だて器でよく混ぜ、豆乳とサラダ油を入れてさらによく混ぜ、①②と粉チーズを加えよく混ぜる。
❹ Bを混ぜ③に加え、ゴムベラでサックリと混ぜる。
❺ フライパンを熱して薄く油をしき④を流し入れる。フタをして弱火で表面が乾いてくるまで15分ほど焼き、裏返してフタをしないで5分ほど焼く。
❻ 中心に竹串をさして、何もついてこなければ出来上がり。

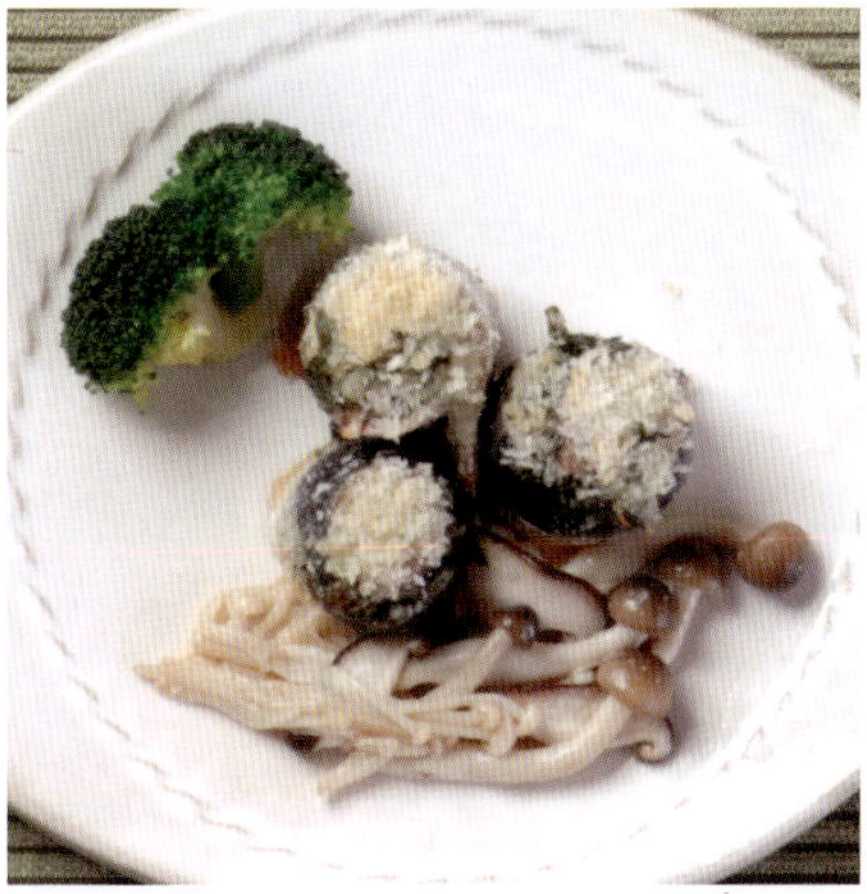

秋刀魚のグリルきのこ添え

おすすめポイント

　さんまは血液の流れをよくし疲れをとります。補気類のきのこと、これから旬のブロッコリーを添えました。冬に向かって気・血を補いましょう。

材料・分量

さんま……4尾
塩……少量
酒・しょうゆ・しょうが汁……各適量
紫蘇……16枚
にんにく……1片
オリーブ油……大さじ2
細目パン粉……大さじ3
茸類(椎茸・しめじ・えのき茸など)……300g
酒・しょうゆ……各大さじ1
ブロッコリー……1/2株

作り方

❶さんまは3枚に下ろし塩を軽くふり、酒・しょうゆ・しょうが汁で下味をつける。
❷紫蘇を、さんまの頭の方におき芯にして巻き、巻き終わりを楊枝で止める。
❸耐熱容器に②を並べ所々に、にんにくの薄切りをおき、表面にパン粉を散らしオリーブ油をかけて200度のオーブンで10〜15分焼く。
❹茸類を炒めて酒・しょうゆをからませ味付けする。ブロッコリーを小房に分けてゆでる。
❺器に③を盛り④をつけあわせる。

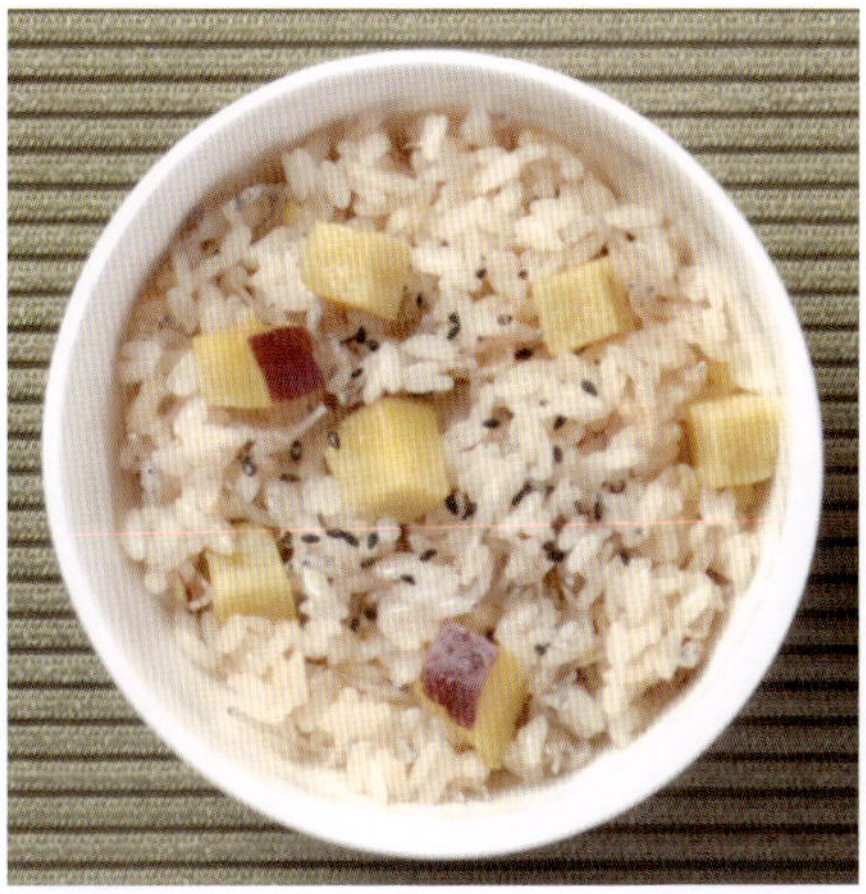

さつま芋ご飯

おすすめポイント

　秋の味覚さつま芋は胃腸を整え便秘の予防にもなります。ちりめんじゃこと黒ごまは冬に備え腎を滋養します。

材料・分量

米……2カップ
さつま芋……200g
ちりめんじゃこ……20g
A［酒……大さじ1
　 しょうゆ……大さじ1
黒ごま……大さじ2

作り方

❶米は洗いザルにあげておく。
❷さつま芋は一口大に切り、水にさらし、水けをきる。
❸釜に米と調味料Aを入れて水を目盛りまで加え、②とちりめんじゃこを入れて炊く。
❹茶碗に盛りつけ、炒った黒ごまをかける。

5 ロシアンティー桑の実ジャム

おすすめポイント

　桑の実は甘味と酸味のバランスも良く、からだを潤し美肌効果も期待できます。また桑椹《そうじん》とも言われ、補血効果があります。寒い時期、紅茶に入れていただくと体を温めながら楽しめます。

材料・分量

桑の実ジャム
［桑の実……80g
　砂糖……大さじ2
　レモン汁……少量
紅茶……3g
水……4カップ

作り方

❶材料の分量を鍋に入れ20分ほど煮て桑の実ジャムを作る。(市販の瓶詰を利用してもよい)
❷紅茶に熱湯を注ぎティーカップに準備する。
❸桑の実ジャムを好みの量を②に入れ、混ぜていただく。

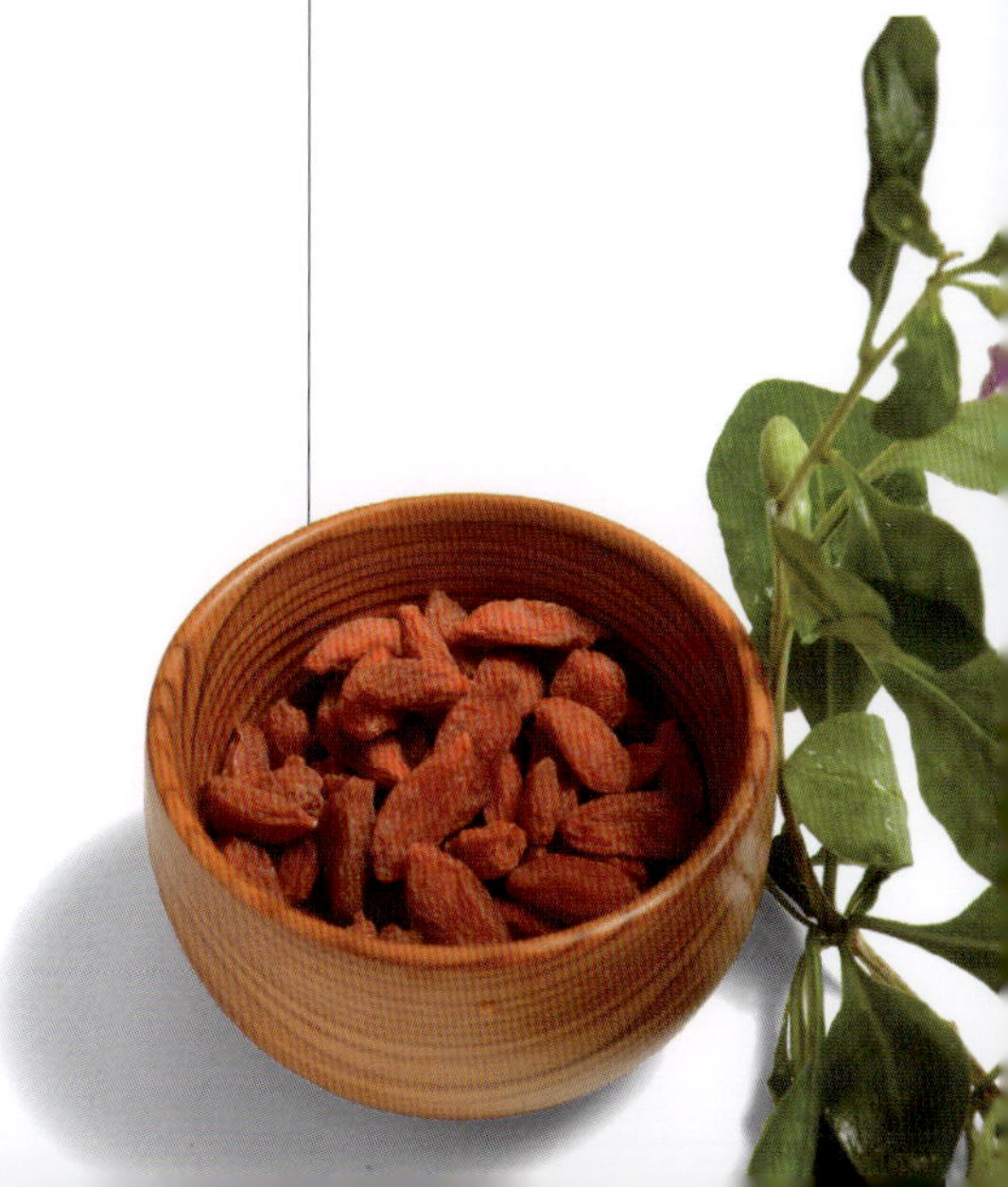

立冬

11月7日頃から

山茶《つばき》始《はじ》めて開《ひら》く
地《ち》始《はじ》めて凍《こお》る
金盞香《きんせんこおば》し

薬膳ポイント
補気補陽
斂陰護陽
温陽補腎

冬の始まりです。陽気・陰気ともに人体の臓である腎に収めて洩れないようにする「蔵」の季節です。秋に収斂を始めたからだは、余分な代謝や体力の消耗を抑える体制に入ります。この時期に過剰な活動で「陽気」を外に発散し続けると、寒さに熱を奪われて、生命力（気）をどんどん失っていきます。そのため、からだはこれを避けるために「気」の流れをできるだけ内側に引きとどめようとします。「蓄える」ことを第一に、ゆっくり過ごす時期と考えましょう。

季節の食材・生薬
里芋
くるみ
みかん
ぶり
ほうれん草
ねぎ
ゆり根
枸杞子
杜仲
吉林人参（朝鮮人参）

セット献立
1 ゆり根の紅麹ご飯
2 ぶりのからし漬け焼き
3 ほうれん草の菊花枸杞巻き
4 朝鮮人参と鶏手羽先のスープ
5 枸杞杜仲茶

おすすめ献立
○ くるみだれ五平餅
○ きな粉のねじり棒

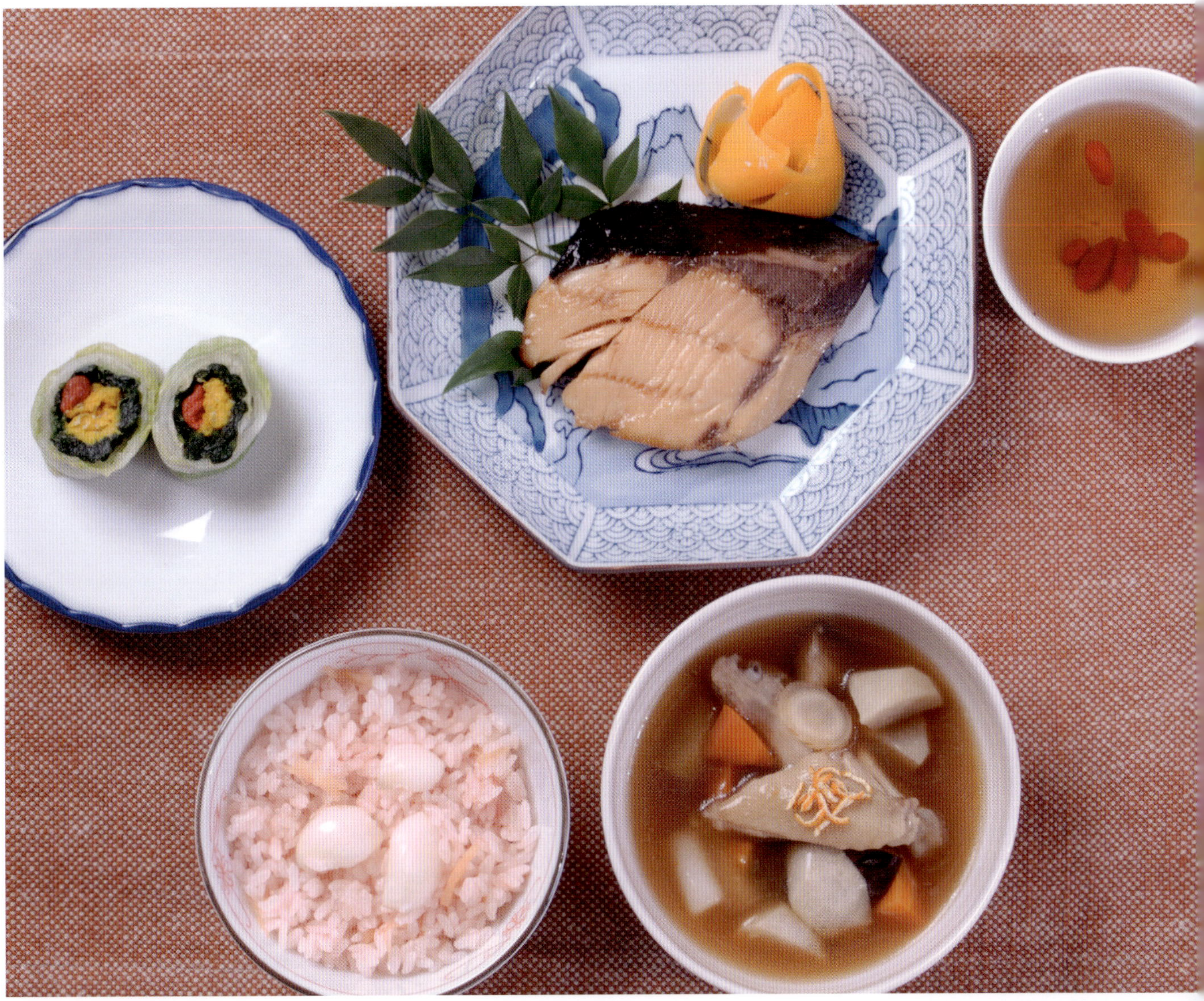

コラム 19

【杜仲】

杜仲は、約二十年で20mにもなる落葉高木です。中国最古の薬物学書『神農本草経』に〝安全な上品の薬草〟と書かれていて、五大漢薬（杜仲・芍薬・鹿茸・朝鮮人参・冬虫夏草）の一つに挙げられ、降圧・利尿・強壮・鎮痛の働きがあると言われています。

氷河期にも絶滅せず、現在までその生命をつないでいるため「現代の生きた化石植物」と言われています。樹皮を割《さ》いたり葉をちぎったりすると、出てくる白い糸は関節痛などの予防の働きがあり、乾燥させ漢方薬や薬膳として使われます。

杜仲の性質は温性で、からだを温めます。肝と腎を補う効能があり、筋骨を強めたり妊婦の安胎という働きもあります。寒さによるからだのこわばりや冷えを予防することなどから、この時期に取り入れて欲しいものの一つです。

1 ゆり根の紅麹ご飯

おすすめポイント

ゆり根やほたて貝柱はからだを潤す働きがあり、紅麹や酒で気・血の流れをよくします。

材料・分量

米	2カップ
ゆり根	1個
紅麹	小さじ1
酒	大さじ1
塩	小さじ1
ほたて貝柱（乾）	2個

作り方

❶ 米は洗ってザルに上げ、30分ほどおく。
❷ ゆり根は、一片ずつはがし洗う。貝柱は水に浸しやわらかくなったらほぐす。
❸ 釜に①を入れ分量の酒・塩を加えて水加減し、紅麹を加え②を入れて炊く。

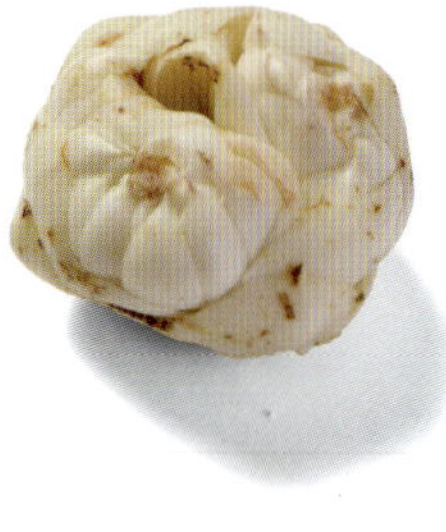

2 ぶりのからし漬け焼き

おすすめポイント

ぶりをからし漬けにすることにより、魚の臭みが消えます。かぼちゃは補気作用が、ぶりは補血作用があります。消化を助ける塩麹も使って、気血を蓄え冬に備えます。

材料・分量

ぶり	4切れ
A しょうゆ・みりん・酒	各大さじ2
A 和がらし	小さじ2/3
バターナッツかぼちゃ	80g
塩麹	小さじ2

作り方

❶ Aの調味料を混ぜあわせ、ぶりを浸け30分おく。
❷ ①のつけ汁をかけながら網焼きかフライパンで焦がさないように焼く。
❸ バターナッツかぼちゃは、ピーラーで細長く削り、サッとゆでて水けをきり、塩麹を混ぜて味付けする。
❹ 器に②を盛り、③を添える。

3 ほうれん草の菊花枸杞巻き

おすすめポイント

血を補う働きのあるほうれん草と、からだを潤す働きのある白菜で乾燥しがちな季節を乗りこえましょう。

材料・分量

白菜	2枚
ほうれん草	100g
菊花（食用菊）	50g
A しょう油	大さじ1
A だし汁	大さじ2
枸杞子	大さじ1

作り方

❶ 白菜とほうれん草はゆでて水気をしぼる。ほうれん草はAの半量で下味をつける。
❷ 菊花は、熱湯に酢（分量外）を少々加えサッとゆでて水気をしぼる。
❸ 枸杞子は熱湯をとおす。
❹ 巻きすの上に白菜を広げ、ほうれん草をおき上に②③をのせ巻く。
❺ ④を食べやすく切って盛りつけ、残り半量のAをかける。

4 朝鮮人参と鶏手羽先のスープ

おすすめポイント

朝鮮人参は気力を高めます。消化機能をよくする鶏肉や季節の野菜なども使ったスープで、寒さの季節に体力をつけましょう。

材料・分量

朝鮮人参	3g
鶏手羽先	4本
里芋	150g
にんじん	50g
生椎茸	4枚
長ねぎ	1本
A 酒	大さじ2
A 塩	小さじ1/2
A オイスターソース	大さじ1
陳皮	小さじ1/2

作り方

❶ 鍋に水5カップと朝鮮人参を入れ30分おく。
❷ 手羽先は、関節をはずして縦半分に切りサッと湯をかける。
❸ 里芋・にんじんは乱切りにし、生椎茸は1枚を4つに切る。長ねぎは2cmの長さに切る。
❹ 陳皮は水でもどしてきざむ。
❺ ①に②を入れ煮立ったら③を加える。軟らかくなったらAで味を調える。
❻ 器に⑤を盛り陳皮を飾る。

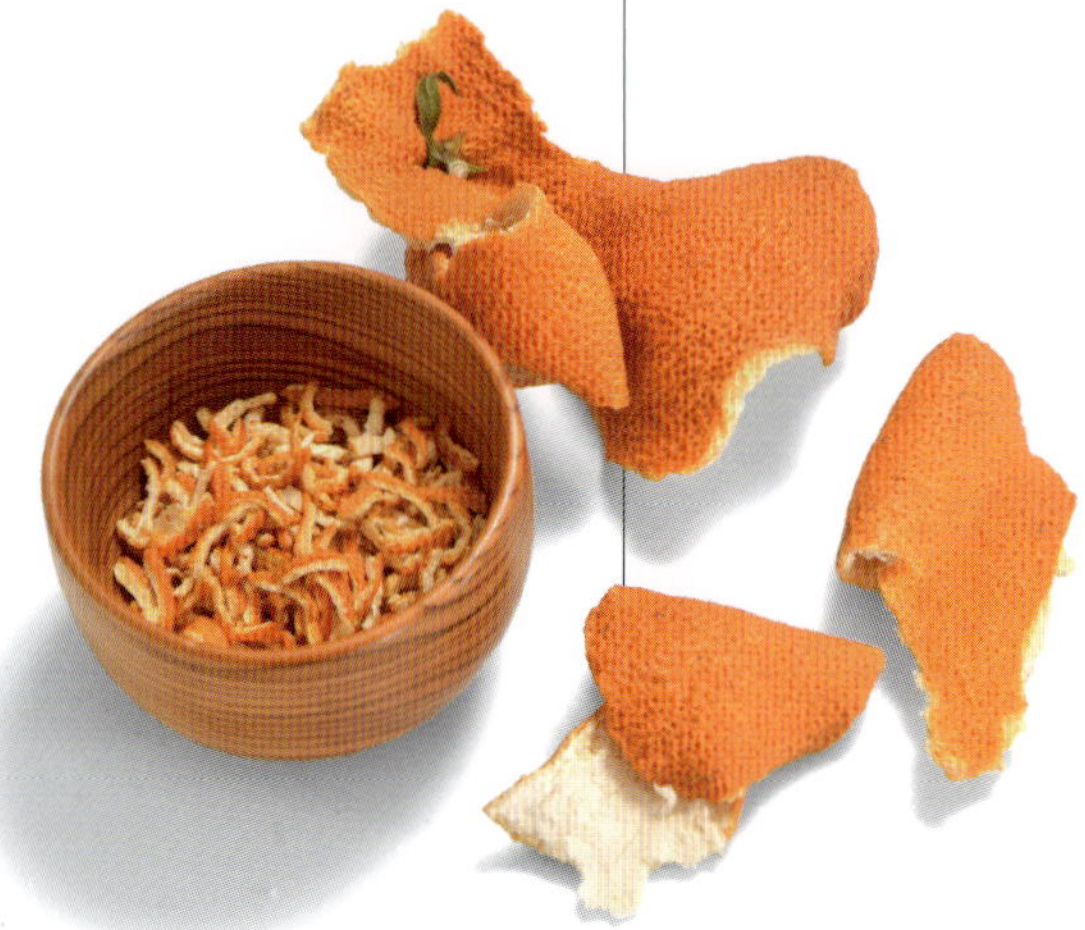

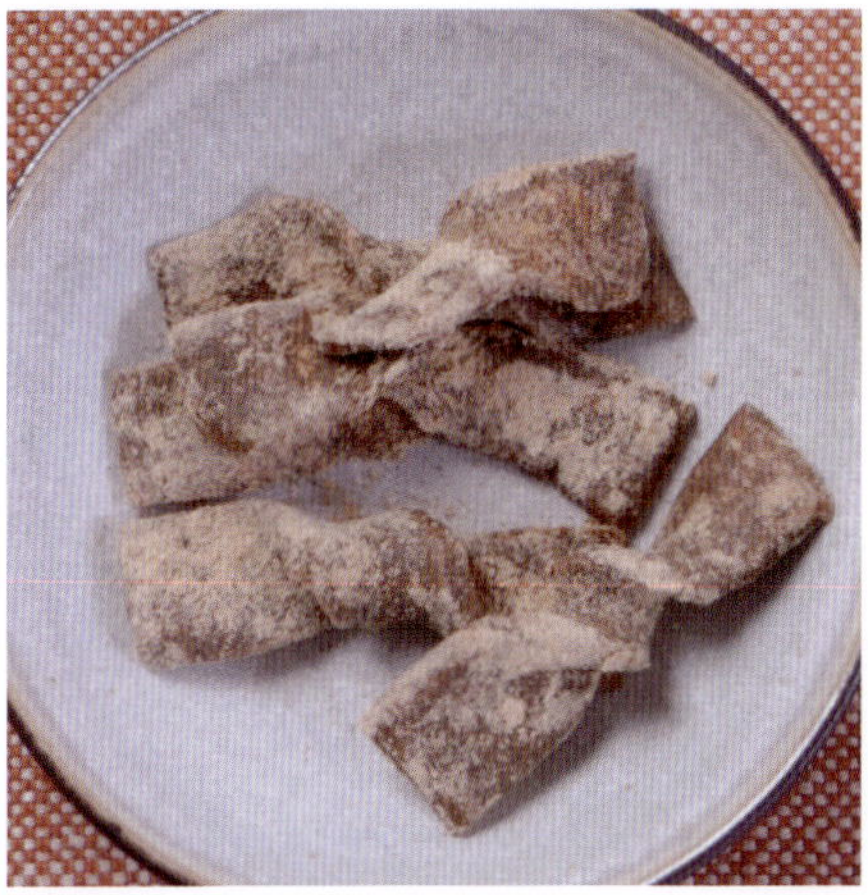

きな粉のねじり棒

おすすめポイント

冬は腎を補うことが大切です。腎に働く黒豆と、からだをあたためるシナモンを使って、簡単にできるお菓子です。

材料・分量

	黒豆きな粉	60g
	水あめ	80g
A	黒豆きな粉	大さじ1
A	シナモン	大さじ1

作り方

❶ 鍋に湯を沸かし、水あめを入れた容器を浮かべて湯煎にしてかき混ぜ軟らかくする。
❷ 鍋からおろし、黒豆きな粉を加えて混ぜ合わせる。
❸ 固まりかけたら、Aを薄くしいたバットに入れて10cm×15cm位にのばす。
❹ 固まったら長方形に12等分にして、ねじる。

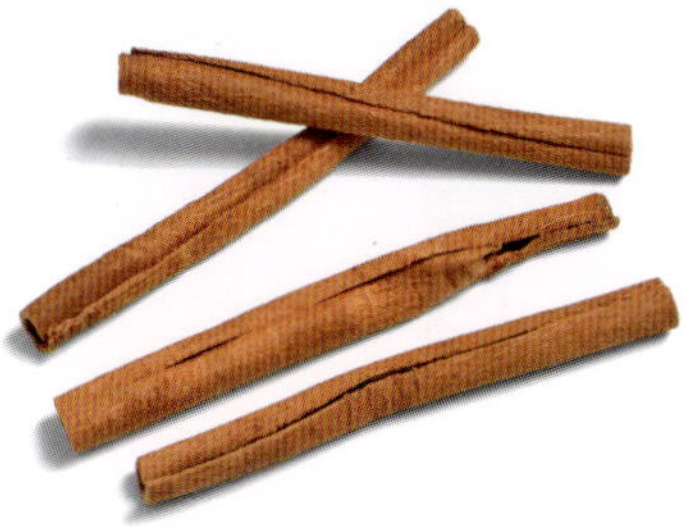

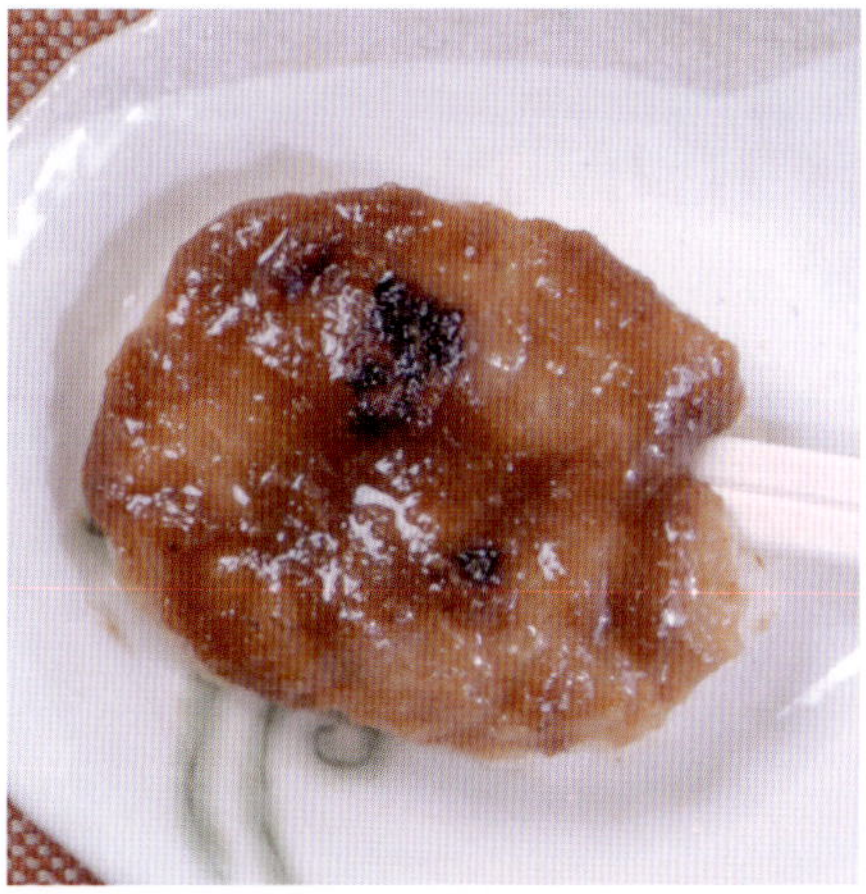

くるみだれ五平餅

おすすめポイント

冬はエネルギーをからだに蓄える時期です。もち米で気を補い、くるみ・山椒でからだをあたため、からだの働きを潤滑にします。

材料・分量

	もち米	1カップ
	かたくり粉	大さじ1
	山椒粉	小さじ1/4
	くるみ	50g
	ごま	大さじ1/2
A	しょうゆ	大さじ1.5
A	酒	大さじ1
A	みりん	大さじ1
A	砂糖	大さじ3
A	味噌	小さじ1
	しょうが	適量

作り方

❶ もち米を洗い1カップより少なめの水で炊く。炊けたらかたくり粉を混ぜ、山椒粉をふりかける。
❷ くるみ・ごまをフードプロセッサーにかけたら、すり鉢に移しよくすり混ぜ、調味料Aを入れなめらかにする。しょうがをすりおろして加え混ぜ合わせる。
❸ ①を4等分し形を整えて割りばしをさし、オーブントースターで両面を軽く焼く。②のくるみだれを表面に塗り、再びトースターで焼く。
(アルミ箔で割りばしを覆うとよい)

5 枸杞杜仲茶

おすすめポイント

杜仲はからだをあたため、枸杞子と共に肝・腎を補う働きがあり冬におすすめのお茶です。

材料・分量

枸杞子	10g
杜仲皮	5g

作り方

❶ 鍋に水600ml入れ、枸杞子と杜仲を入れて30分間おいてから、弱火で半量になるまで煎じて濾す。

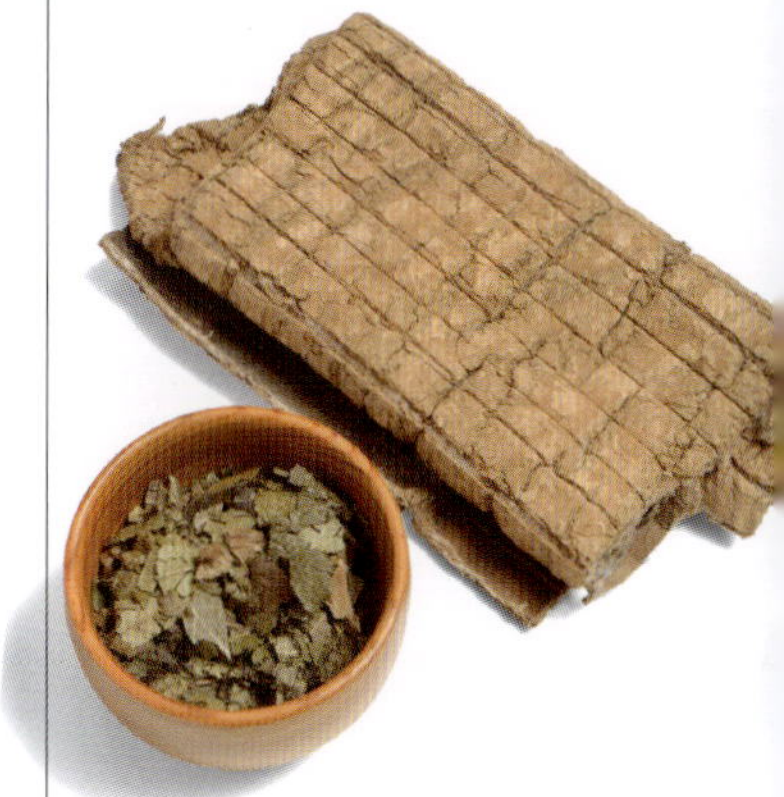

小雪

虹蔵《にじかく》れて見《み》えず
朔風《さくふう》葉《は》を払《はら》う
橘《たちばな》始《はじ》めて黄《き》なり

11月22日頃から

薬膳ポイント

温陽補腎
養血益気
潤肺益衛

小雪とは冬になったけれど、まだ雪はあまり降っていないという意味です。小雪の節気の前後は、寒くてどんよりとしていることが多く、人々の気持ちもその影響を受けやすくなります。冬の寒さはからだに侵入してさまざまな不調を引き起こす原因になります。また、空気が乾燥するため、口鼻の乾燥・咽頭の痛みや渇き・皮膚の乾燥の症状が現れやすくなります。肺を温め咽喉の乾燥を防いでからだの潤いをしっかりと補い、寒く乾燥した時期に備えて免疫力を高めましょう。

季節の食材・生薬

山芋
ごま
えび
卵
鶏肉
椎茸
白菜
杏仁《きょうにん》
松の実
大棗《たいそう》(なつめ)

セット献立

1 銀杏とむかごのご飯
2 陣笠蒸しべっこうあん
3 えびとあんずの甘酢漬け
4 自然薯の味噌汁
5 薬膳ようかん

おすすめ献立

○ ゆり根入り小田巻蒸し
○ 二紅棗茶

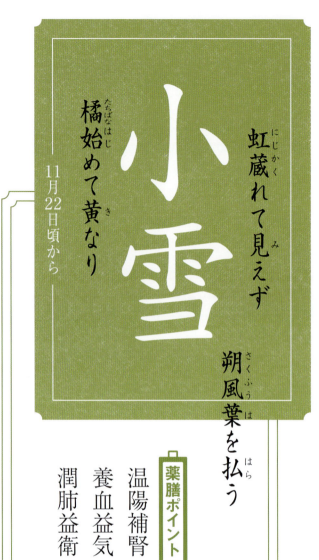

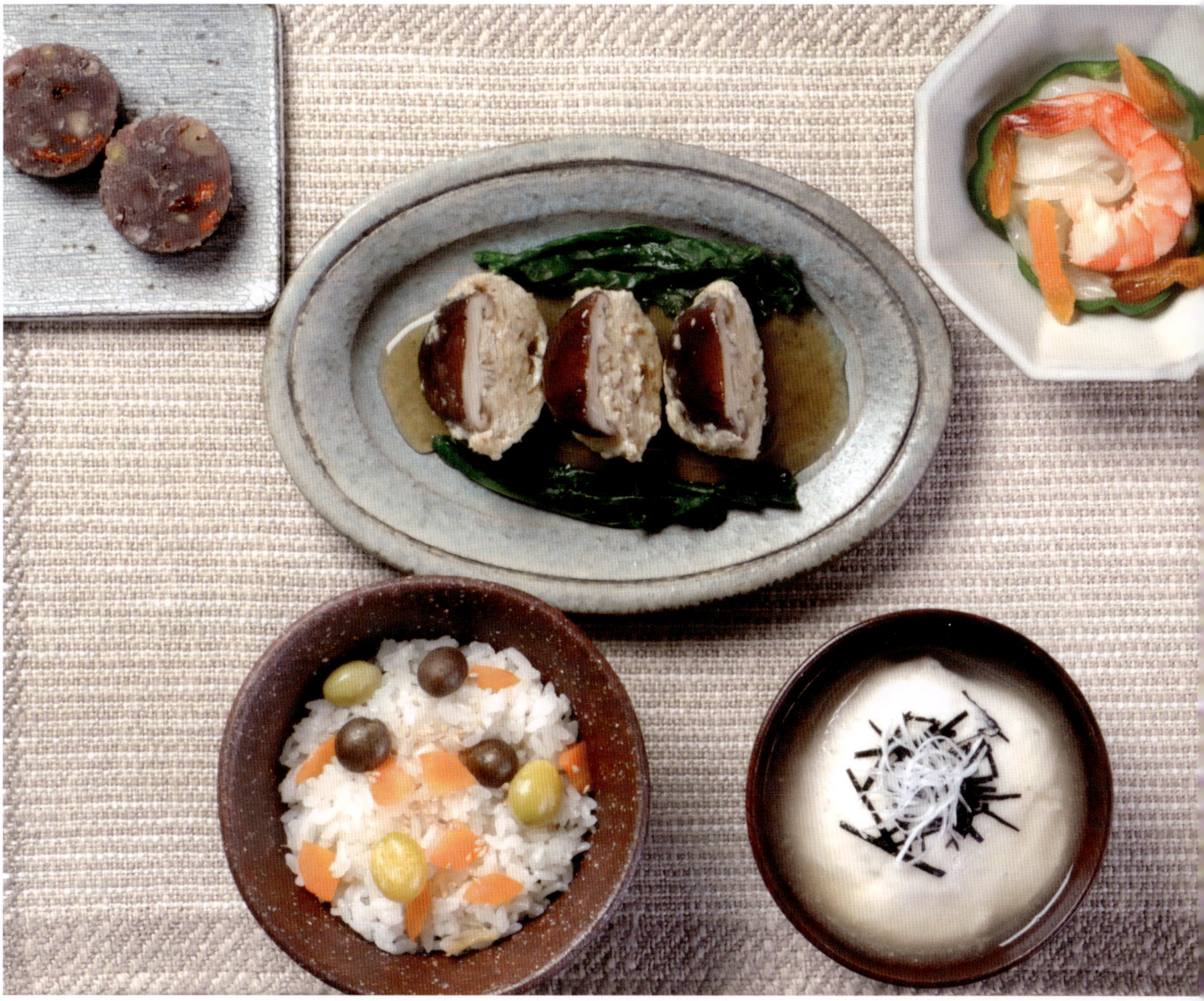

コラム 20

【カゼ】

カゼは、体力が弱った時や気候の変化など、いくつかの原因が重なり発病します。

その症状はさまざまで、中医学では【胃腸のカゼ】【冷えのカゼ】【熱のカゼ】の3つのタイプに分けられます。冷えのカゼはひき始めに多く、からだが冷え、くしゃみや鼻水が出たり、ゾクゾクと寒けがしたり、筋肉がこわばったりします。この時には、しょうが・ねぎ・紫蘇をいつもより多めに使い、温かいスープにして汗を出すようにします。

熱のカゼは、急な発熱やのどの痛みなどがあるので、梨や大根のおろし汁などで水分補給を充分にし、ミントや菊花・緑豆など熱を冷ます作用のあるものや抗ウィルス作用のある金銀花などをお茶として飲むとよいでしょう。

胃腸のカゼは、冷たいものをさけ、消化の良いスープや温かいお粥などがおすすめです。養生の基本は肺と脾胃の機能を高め、十分に営養を摂り、気を充実させ体力をつけることです。

1 銀杏とむかごのご飯

おすすめポイント

むかごは山芋の珠芽とも呼ばれ山芋と同様の働きがあり、生命の源である腎を養い元気にします

材料・分量

米 ……… 2カップ
むかご ……… 30g
ぎんなん ……… 8粒
干し貝柱 ……… 5g
にんじん ……… 30g
白ごま ……… 大さじ1/2
A［塩 ……… 小さじ1/4
　 薄口しょうゆ ……… 小さじ1/2
　 酒 ……… 大さじ1/2］

作り方

❶ 米は洗ってザルに上げ、30分ほどおく。
❷ ぎんなんは薄皮を除いてゆでる。むかごは洗っておく。
❸ にんじんはいちょう切りにする。干し貝柱は分量外の酒に浸しておく。
❹ ①を釜に入れAを加えて水加減し、②③を加えて炊く。
❺ 炊き上がったら白ごまをふりかける。

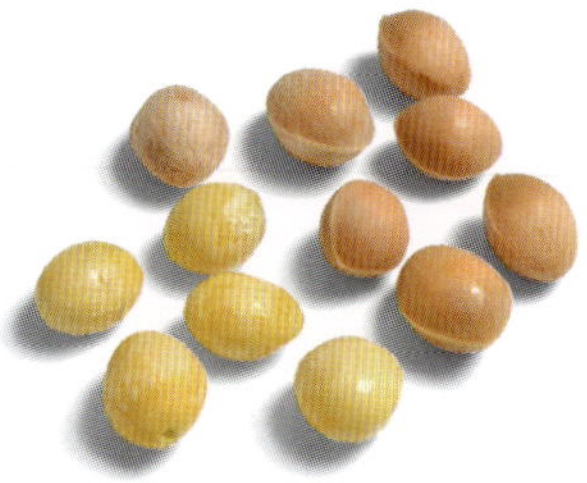

2 陣笠蒸しべっこうあん

おすすめポイント

鶏肉・椎茸・山芋などで胃腸のはたらきを整えて元気にし、長ねぎ・しょうがなどでからだをあたため寒さから守ります。

材料・分量

生椎茸 ……… 8枚
鶏ひき肉 ……… 160g
A［山芋（すりおろし） ……… 大さじ2
　 卵 ……… 1/2個
　 酒 ……… 大さじ2
　 しょうゆ ……… 小さじ1
　 かたくり粉 ……… 大さじ1］
長ねぎ ……… 1/3本
しょうが ……… 10g
B［だし汁 ……… 1カップ
　 砂糖・みりん ……… 各大さじ1
　 しょうゆ ……… 大さじ2］
かたくり粉 ……… 小さじ2
小松菜 ……… 100g

作り方

❶ 生椎茸は軸を取り、薄くかたくり粉をふっておく。
❷ Aをミキサーにかけ、長ねぎ・しょうがのみじん切りを混ぜ8等分にし①にのせ、蒸器で15分ほど蒸し、器に盛る。
❸ Bの調味料を煮立て、水溶きかたくり粉でトロミをつけ②にかける。
❹ 小松菜はゆでて3㎝長さに切りつけあわせにする。

3 えびとあんずの甘酢漬け

おすすめポイント

えびは腎を温め、玉ねぎ・酢・ピーマンは血を巡らし、あんずは肺を潤す働きがあり、乾燥するこの時期におすすめの一品です。

材料・分量

玉ねぎ ……… 1個
干しあんず ……… 4個
ピーマン ……… 2個
A［塩 ……… 小さじ2/3
　 酢 ……… 大さじ2.5
　 砂糖 ……… 大さじ1
　 柚子こしょう ……… 適宜］

作り方

❶ 玉ねぎはせん切りにし、分量外の塩少量でしんなりするようにもむ。干しあんずは5㎜巾に切る。
❷ えびは背ワタを取り、洗って分量外の塩・酒をふって蒸し煮にする。
❸ ピーマンは薄く輪切りにしてサッと湯を通しておく。
❹ ①②をAの甘酢に漬ける。　盛りつけに③を飾る。

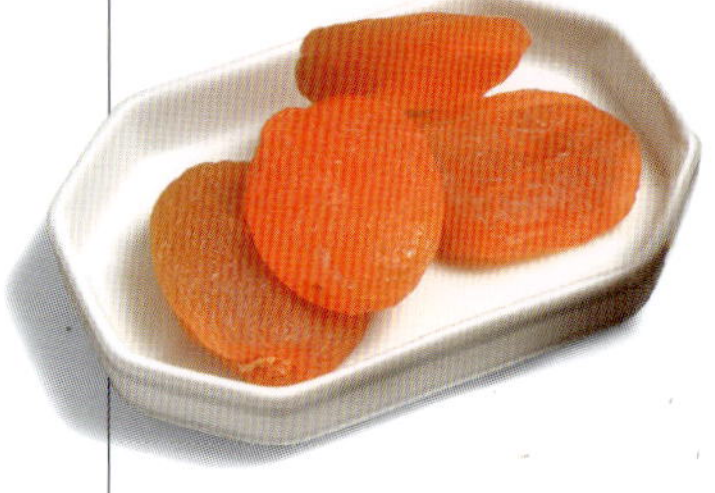

4 自然薯の味噌汁

おすすめポイント

自然薯は、脾・肺・腎の３つの臓器を養い胃腸にもやさしいみそ汁です。

材料・分量

自然薯 ……… 200g
長ねぎ ……… 1/2本
のり ……… 1/4枚
A［味噌 ……… 大さじ1
　 だし汁 ……… 3カップ］

作り方

❶ 自然薯は皮をむきすりおろす。
❷ 長ねぎ・のりは4～5㎝長さのせん切りにする。
❸ 椀に①を盛り、Aの味噌汁をそそぎ②をかける。

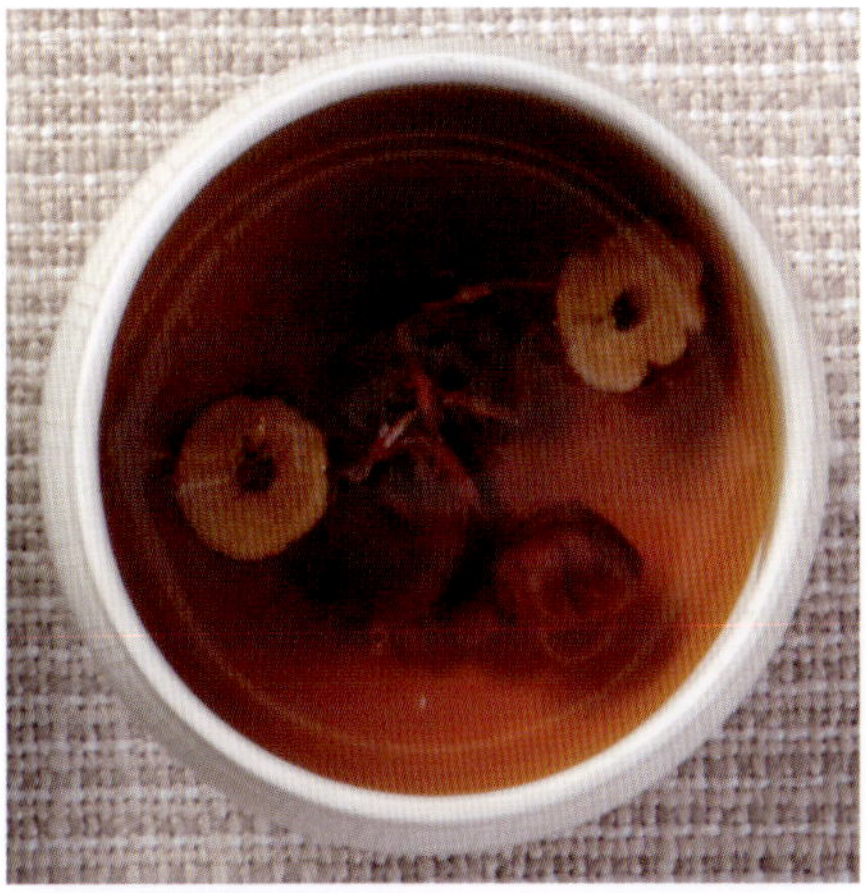

二紅棗茶

おすすめポイント

紅茶に紅花となつめを入れることにより血流がよくなります。からだがあたたまりホッとするお茶です。

材料・分量

紅茶	小さじ1.5
紅花	小さじ1.5
なつめ	10g
湯	3カップ

作り方

❶ なつめは薄くスライスしておく。
❷ ポットに紅茶・紅花・なつめを入れる。
❸ 沸騰した湯を②に入れ2〜3分蒸らす。

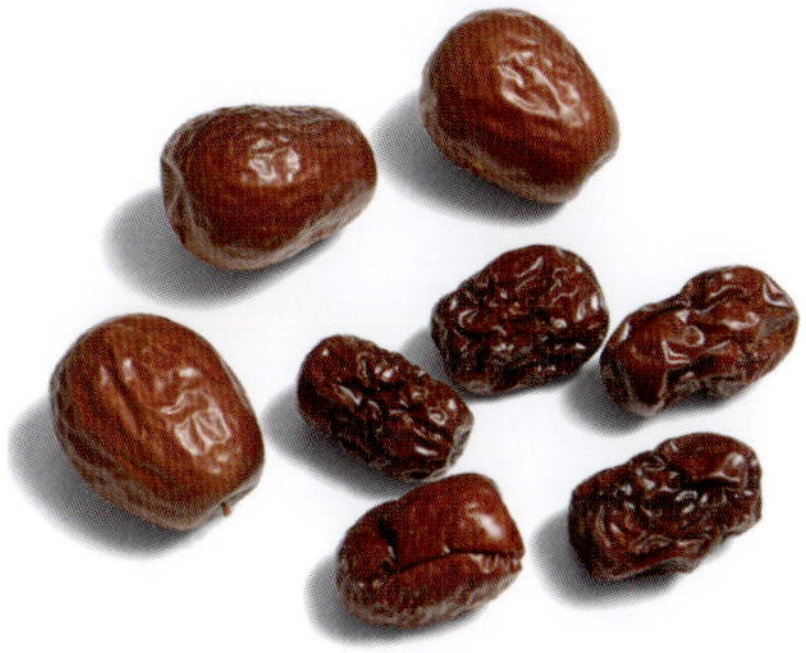

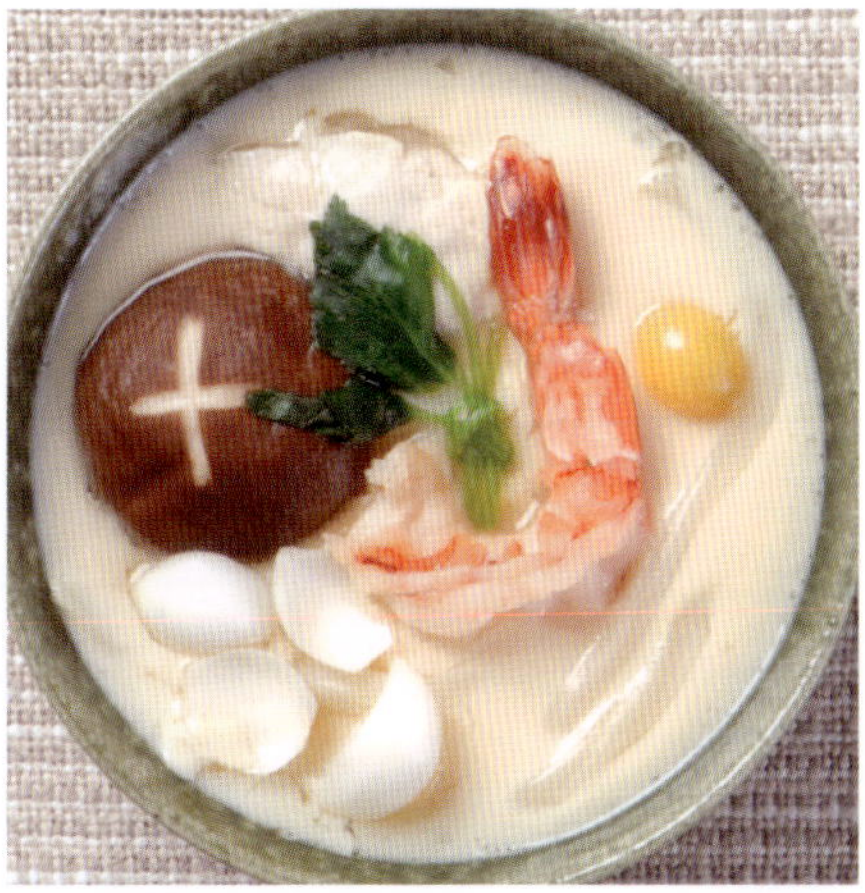

ゆり根入り小田巻蒸し

おすすめポイント

寒さや乾燥からからだを守るため、潤いのある卵やゆり根と気を高めるうどん・鶏肉・椎茸を使った一品です。

材料・分量

卵		2個
ゆでうどん		120g
鶏ささ身		1本
芝えび		8尾
ゆり根		40g
生椎茸		4枚
ぎんなん		8個
みつば		4本
だし汁		2カップ
A	塩	小さじ2/3
	みりん	大さじ1/2
	しょうゆ	小さじ2/3
	酒	大さじ1/2

作り方

❶ うどんはほぐしておく。鶏ささ身は一口大にそぎ切り、芝えびは殻をむき、背ワタを取って、共に分量外の酒・しょうゆ少量で下味をつける。
❷ ゆり根はサッとゆで、ぎんなんは殻をむき、ゆでてうす皮をむく、生椎茸は十文字に切れ目を入れる。
❸ みつばはサッとゆでて結んでおく。
❹ 卵を割りほぐし、だし汁とAを加えて混ぜる。
❺ 蒸し茶碗に①②の材料を入れて④をそそぎ、蒸器に入れ弱めの中火で20分前後蒸す。
❻ 竹ぐしをさし澄んだ汁がでたら、③をのせる。

5 薬膳ようかん

おすすめポイント

乾燥に寒さの加わった季節、くるみはからだをあたため、枸杞子で腎を補います。肺を潤す松の実も入った、レンジで簡単にできる蒸しようかんです。

材料・分量

ゆで小豆（1缶）	200g
おから	50g
牛乳	大さじ2
かたくり粉	大さじ3
くるみ	15g
松の実	10g
枸杞子	10g

作り方

❶ くるみ、松の実はから炒りする。枸杞子は熱湯をかけ水けを切る。
❷ ボウルに、おからと牛乳を入れ、なめらかになるまで混ぜ、①とゆで小豆・かたくり粉を加えて混ぜ合わせてようかんの生地をつくる。
❸ ラップに②を細長くのせて軽く包み、電子レンジで5分ほど加熱する。
❹ ラップの両端をはずし、巻きすで好みの形に整えて、冷めてから切りわける。

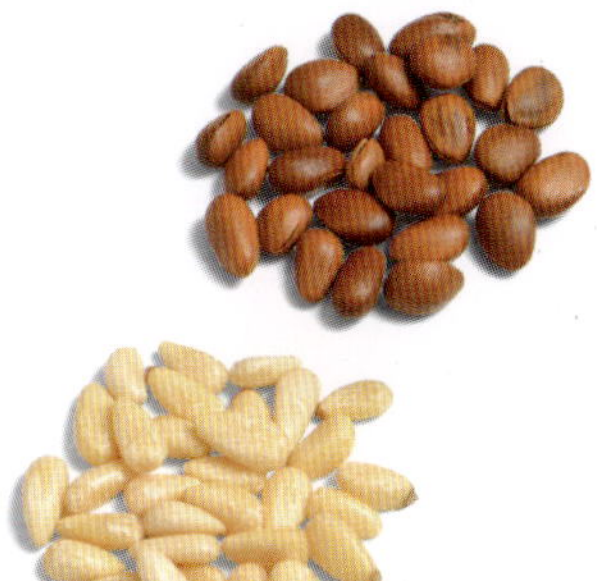

大雪

閉塞《そらさむ》く冬《ふゆ》と成《な》る
熊穴《くまあな》に蟄《こも》る
鱖魚群《さけむら》がる

12月7日頃から

薬膳ポイント

補腎温陽
養血益精
健脾益気

大雪になると、自然界では草木が枯れ、動物は冬眠状態に入ります。この頃は、人も陰陽消長が緩慢な状態になるため、体を休ませ、営養分を貯蔵し、五臓の働きを補う時（閉蔵）です。特に生命を維持するエネルギー源の「精」を蓄える大事な臓器は腎です。この腎を養うことは冬の養生の基本です。腎の働きが活発であれば生命力も強くなり、翌春からの活動力の基礎を作ることができ、元気に冬を乗り切ることができます。反対にこの時期の不摂生は「腎機能」を痛め、その結果は早い「老化」へとつながります。

季節の食材・生薬

鶏肉
羊肉
鮭
えび
ムール貝
ねぎ
にんにく
れんこん
肉桂《にっけい》
紅花

セット献立

1 紅花パエリア風
2 長芋のサーモン巻き
3 れんこんの生ハムはさみ
4 ポアロのスープ
5 ホットワイン

おすすめ献立

○ ラムのスペアリブ香草焼き
○ 煮りんごのシナモンソース

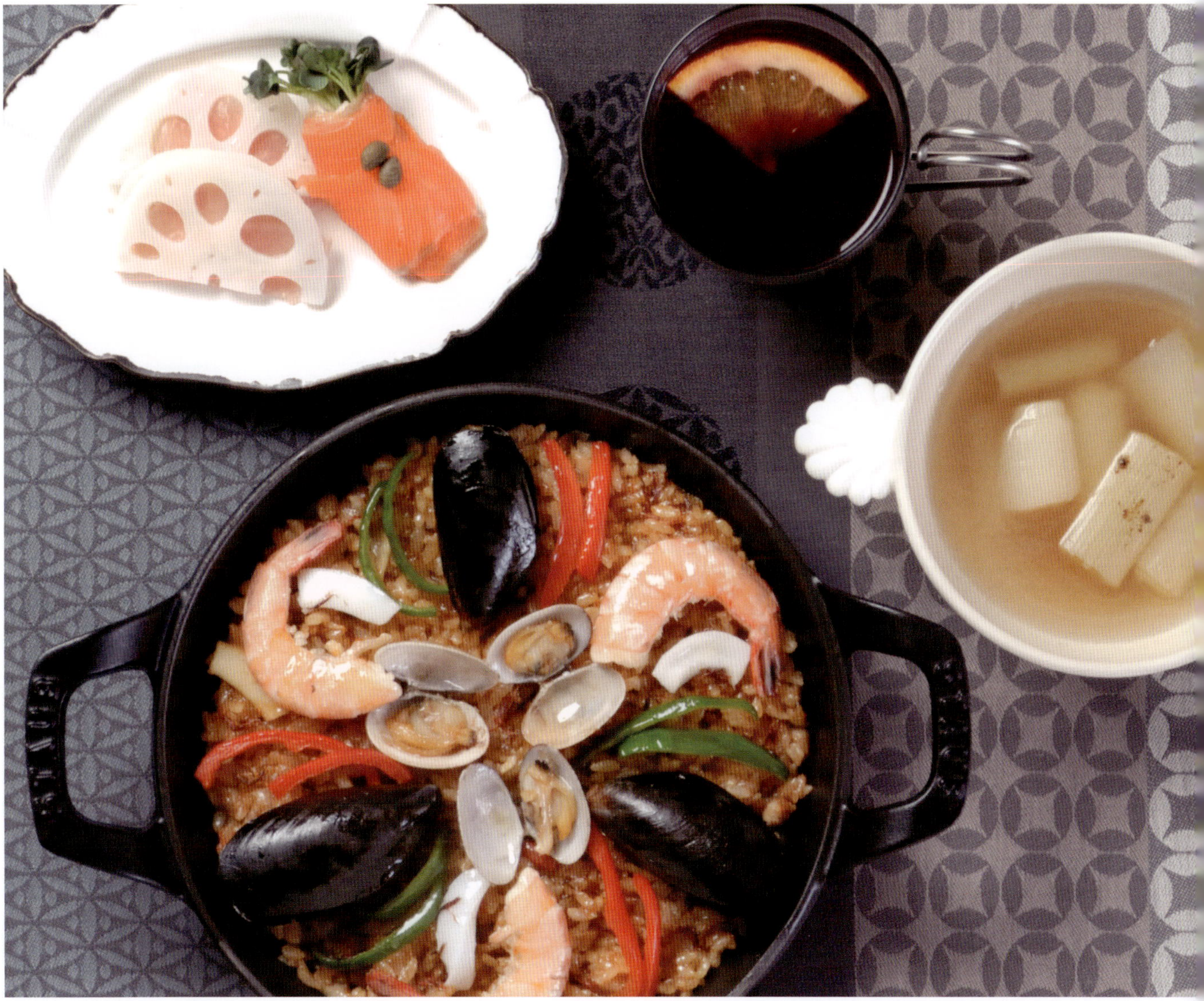

コラム 21

【冷えについて】

「冷え」そのものは病気ではありませんが、季節を問わず見られ、特に冬場は症状が強く現れます。主な症状は、四肢・腰・膝等に冷感があり、疼痛を伴うこともあります。温めると楽になり、ひどくなると頭痛、肩こり、顔面㿠白、精神不安、疲れ、動悸、息切れなどの症状が現れます。冷えは営養分を運ぶ気と血の不足や体を温めるエネルギーである「陽気」の働きの低下と考えられます。また寒さやストレスから、血行不良（瘀血）になり、冷えが現れることもあります。

「冷えは万病のもと」といわれています。朝食を抜く、冷たい物の食べすぎや飲みすぎ、睡眠不足、運動不足、過剰なダイエット、薄着などは、気や血の消耗を招き、気や血の巡りが低下します。さらに加齢や老化による腎の働きも低下させ、冷えやすくなりますので、日頃から冷え対策を心がけましょう。

1 紅花パエリア風

おすすめポイント

寒さの季節を元気に過ごすには、生命の源である腎を大切にします。鶏肉・いか・えび・ムール貝など腎に効果のある食材に、からだをあたためる紅花を組み合わせたパエリアがおすすめです。

材料・分量

	無洗米	2カップ
	オリーブ油	適量
	鶏むね肉	140g
	塩・こしょう	適量
A	いか	140g
A	えび	12尾
A	ムール貝	12個
A	あさり	12個
	白ワイン	50ml
B	パプリカ（赤）	1/2個
B	ピーマン	1個
C	玉ねぎ	1/2個
C	にんにく	1かけ
	塩・こしょう	適量
D	紅花	2g
D	湯	3カップ
D	固形スープ	1個
D	ワイン	50ml
D	トマト水煮缶	200g
	レモン	1個

作り方

❶ 鶏肉は角切りにし塩・こしょうをする。
❷ いかは細く切る。Aはサッと洗いワインをかける。Bはせん切り、Cはみじん切りにする。
❸ 鍋にオリーブ油を入れ、①とAを炒め取り出し、Bも炒めて取り出す。
❹ Cをしっかり炒めDを加え米を振り入れる。煮立ったら弱火にし、③をもどす。
❺ パエリア鍋に彩りよく具を並べ180度のオーブンで10分位焼く。4等分したレモンを添える。

2 長芋のサーモン巻き

おすすめポイント

寒い冬に肺気を補う長芋を使って、気・血を補うサーモンで巻くだけで簡単にできる一品です。

材料・分量

長芋	150g
スモークサーモン	4枚
かいわれ大根	1パック
ケッパー	適宜

作り方

❶ 長芋はよく洗って皮をむき、4～5㎝長さのせん切りにする。
❷ サーモンの上に長芋と、根を切ったかいわれ大根をのせ端から巻く。
❸ 皿に盛り、ケッパーをのせる。

3 れんこんの生ハムはさみ

おすすめポイント

カゼの予防と、消化を促進するねぎをたっぷり使った冬のスープです。

材料・分量

	れんこん薄切り	8枚
	生ハム	4枚
	マリネ液	
A	白ワイン	大さじ1
A	水	大さじ3
A	酢	大さじ2
A	塩	適宜

作り方

❶ れんこんは皮をむき薄く切り、酢水にさらす。熱湯でサッとゆで水けをきる。
❷ マリネ液の材料を混ぜ①をしばらく漬け込む。
❸ キッチンペーパーで②の水けをとり、2枚を一組にして生ハムをはさむ。

4 ポアロのスープ

おすすめポイント

消化機能を高めるれんこんとからだを潤す生ハムを組み合わせました。空気の乾燥する季節向きの手軽にできる一品です。

材料・分量

長ねぎ（ポアロ）	300g
塩・黒こしょう	少量
水	4カップ
鶏ガラスープの素	1個
しょうゆ	少量

作り方

❶ 長ねぎは3～4cmに切り鍋に入れ、水・スープの素を加えて弱火でコトコトと煮込む。
❷ 600ml位になったら、塩で味をつけ、しょうゆをたらす。器に盛り黒こしょうをふる。

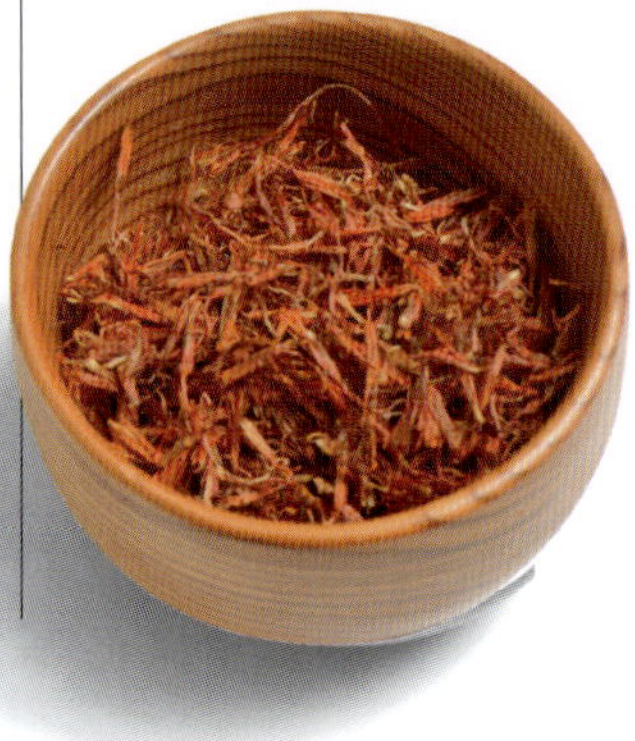

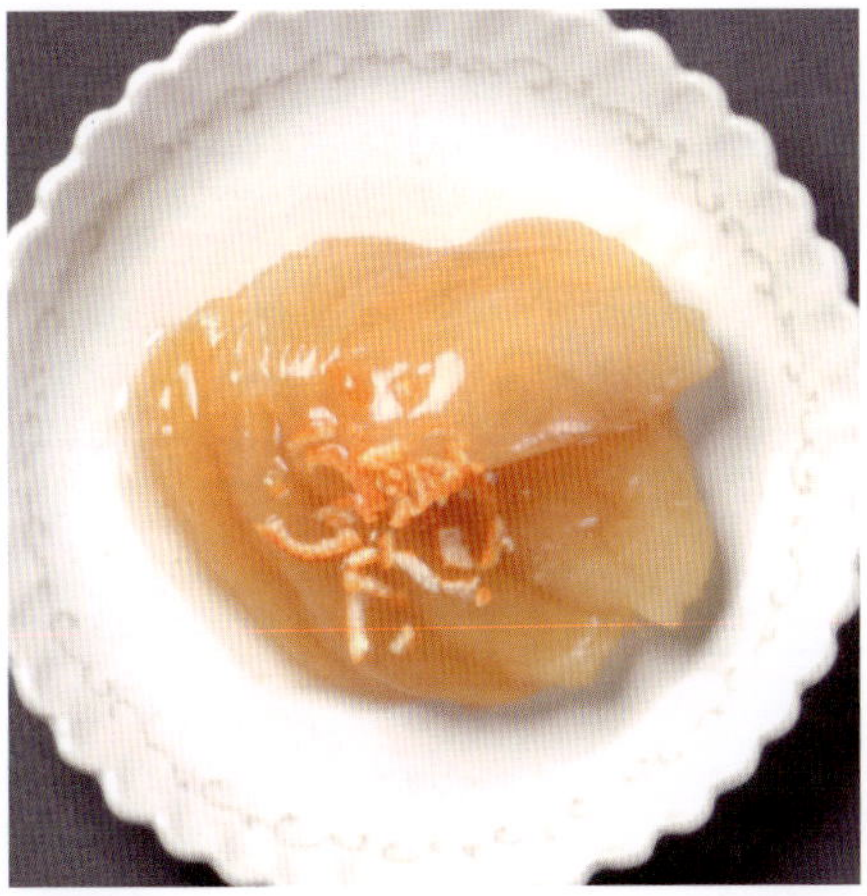

煮りんごのシナモンソース

おすすめポイント

りんごはからだを潤し、はちみつのやさしい甘さでのどを潤し、シナモンで血流を促進して冷えを予防します。

材料・分量

りんご	2個
レモン汁	大さじ1
はちみつ	大さじ1
シナモン(桂枝)	適宜
かたくり粉	大さじ1
陳皮	適宜

作り方

❶ りんごは4等分して皮をむいて芯を取る。
❷ 2カップの水に①を入れ、はちみつとレモン汁を加え中火で煮る。
❸ ②の煮汁にシナモンを加え、水溶きかたくり粉でトロミをつけりんごにかけ、陳皮を散らす。

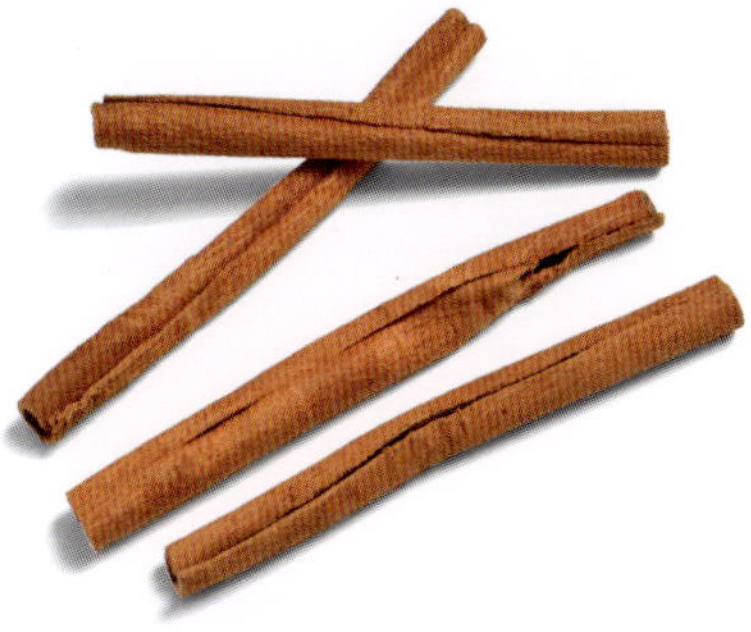

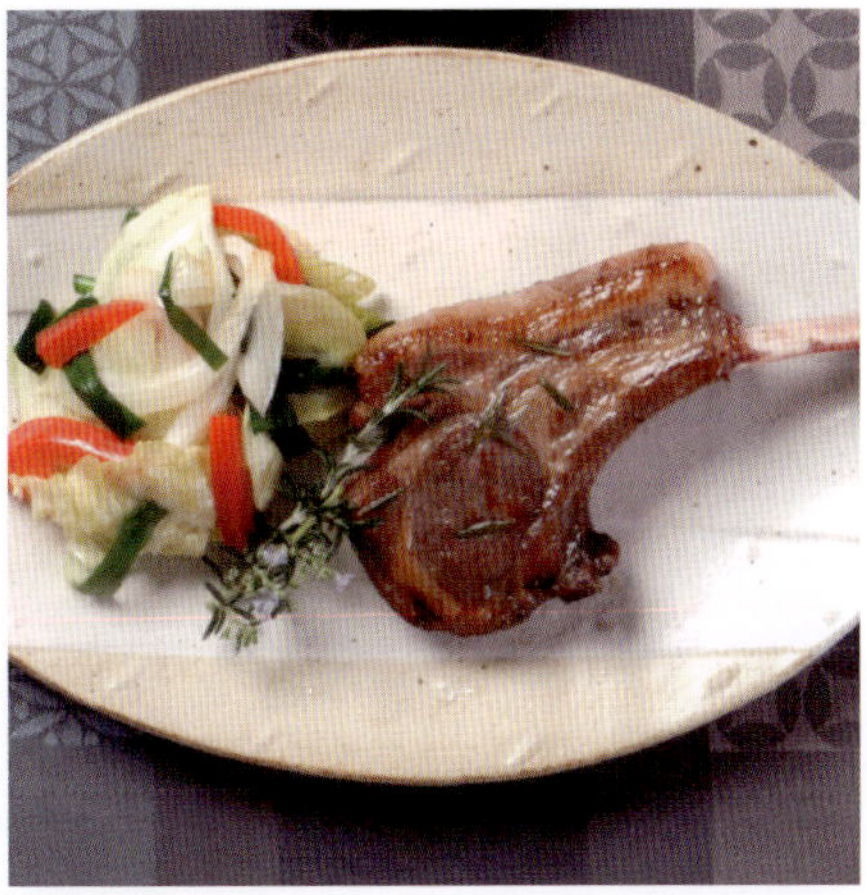

ラムのスペアリブ香草焼き

おすすめポイント

からだを芯からあたためるラム肉と、にらを使った料理です。厳しい寒さからからだを守ります。

材料・分量

	骨付きラム肉	4本
A	サラダ油	大さじ2
A	しょうゆ	大さじ2
A	おろしにんにく	少量
A	こしょう	少量
A	ローズマリー	適宜
A	クローブ	適宜
B	ウスターソース	大さじ1
B	酢	大さじ1
B	しょうゆ	小さじ1
B	おろしにんにく	小さじ1/2
B	おろし玉ねぎ	小さじ1
	炒め油	少量
	キャベツ	200g
	玉ねぎ	1/2個
	にら	50g
	赤ピーマン	1/2個
	塩・こしょう	適宜

作り方

❶ ラム肉にAをからませ、20分くらいおく。(ローズマリーの半量は残しておく)
❷ Bを合わせてソースを作る。
❸ キャベツはザク切り、玉ねぎとピーマンは、せん切り、にらは3㎝に切る。
少量の油で野菜を炒め、塩・こしょうで味つけをする。
❹ フライパンに油をひき、①の両面をこんがりと焼く。
❺ ③④を器に盛り②をかけて、ローズマリーを飾る。

5 ホットワイン

おすすめポイント

軽いアルコールでからだをあたため、オレンジで気の巡りをよくする。美味しくておしゃれな冬のドリンクです。

材料・分量

赤ワイン	1カップ
オレンジジュース	1/2カップ
オレンジ	1/2個
三温糖	適宜

作り方

❶ 赤ワインは人肌に温め、オレンジジュースを混ぜる。
❷ オレンジは、4切れを残してしぼり①に加える。4切れはそれぞれグラスに飾る。
❸ 三温糖は好みで入れる。あればシナモンスティックを飾る。

冬至

12月22日頃から

乃東生《なつかれくさしょう》ず

雪下《せっか》麦《むぎ》を出《い》だす

麋角《しかのつの》解《お》つる

薬膳ポイント

健脾助陽
補腎益精
補益滋陰

冬至は十二支では子月《ねのつき》で、陽気が発生しようとする一年の始まりの時です。「気は冬至に始まる」と言われ、養生の大切な時期とされています。太陽の高さが最も低くなるため、昼の時間が一番短く夜が最も長くなる日です。この日を境に生命活動が、動から静に変化します。脾・腎を保護するため、味の濃い脂っこいものを避け、温性のものを食べるように心がけましょう。また、いろいろな食べ物を受け入れる胃腸に負担のかからない食材を選ぶことも大事です。

季節の食材・生薬

米
もち米
山芋
栗
柚子
牡蠣
鶏肉
かぼちゃ
ゆり根
枸杞子

セット献立

1 山芋入り鯛めし
2 鶏肉と栗の五味子酢煮
3 牡蠣の羽二重蒸し
4 矢羽羹《やばねかん》
5 長寿屠蘇散

おすすめ献立

○ 鶏肉のビーツ煮
○ かぼちゃ道明寺

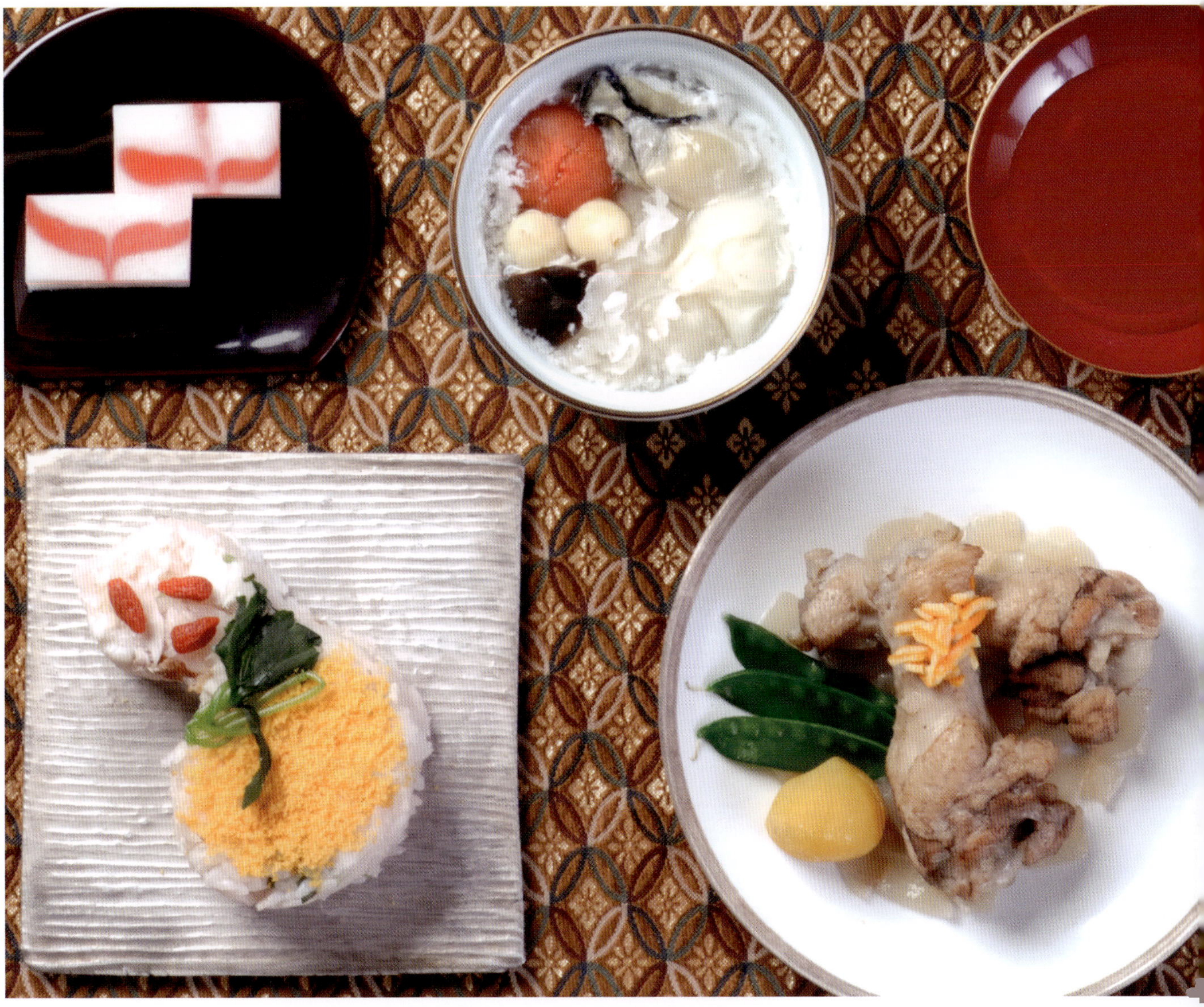

コラム 22

【一陽来復】

一陽来復は古代中国の「易経」に出てくる言葉で冬至の別名です。一陽は「陰が極まって陽が生ずる」つまり「初めて陽が生まれる（一陽生）」「冬から春になる」、来復は「再びやってくる」ことを表し、太陽が再び甦《よみがえ》り春の兆しが生まれる日と考えられていました。また、この日を境に物事が良い方に向かう、凶事の後には必ず吉事が戻って来るという意味もあります

冬至と言えば日本では「冬至粥」「冬至南瓜」「冬至こんにゃく」を食べる習慣があります。また、「運盛り」といって、冬至を境に運が向いてくるにちなんで、「ん」の字が二つつく食べ物、なんきん・にんじん・れんこん・きんかん・ぎんなん・かんてん・うんどんなど、7種を食べると幸運になると言われています。

1 山芋入り鯛めし

おすすめポイント

鯛を使ったお正月の一品です。大和芋は気力や精を補い腎の働きを高め、健康長寿をもたらせます。

材料・分量

- 米 …… 2カップ
- 水 …… 2カップ
- 酒 …… 大さじ2
- 昆布 …… 5cm角
- 鯛頭 …… 1/2頭
- 塩 …… 小さじ1
- 鯛切り身 …… 1切れ
- 塩 …… 少量
- 大和芋 …… 100g
- 紅麹 …… 小さじ1弱
- 卵黄 …… 2個
- 三つ葉 …… 適量
- 枸杞子 …… 小さじ2

作り方

❶ 米は洗って、同量の水と昆布を加えて浸けておく。
❷ 鯛頭は湯通し、よく洗って血合いやうろこなどを洗い落とし、塩をふり両面焼く。
❸ 鯛切り身は軽く塩をふり10分位おいてから、焼き網で焼き、皮と骨を除き粗くほぐす。
❹ 大和芋は皮をむき8mm角に切る。
❺ ①に塩と紅麹を加えてよく混ぜて④を加え昆布の上に②をおき炊飯する。
❻ 卵黄は、小鍋で炒り卵を作り、冷めてから裏ごしする。枸杞子はもどしておく。
❼ ⑤の昆布と鯛を取り出して皮と骨を取り除き身をほぐす。2cmくらいに切った三つ葉と③をご飯に混ぜる。
❽ 物相に⑦を詰め、型からはずして上に⑥を飾る。

2 鶏肉と栗の五味子酢煮

おすすめポイント

冬にこわばりがちな関節などによい骨付き肉を香辛料で煮込みました。からだをあたためるので寒い季節におすすめです。

材料・分量

- 鶏手羽元 …… 8本
- 塩 …… 小さじ2/3
- A こしょう …… 少量
- A 山椒・肉桂・丁香 …… 各少量
- 酒 …… 大さじ3
- 玉ねぎ …… 1.5個
- 栗 …… 8個
- 五味子酢 ※ …… 大さじ5
- 水 …… 1カップ
- サラダ油 …… 大さじ1
- 陳皮 …… 3g
- さやえんどう …… 12枚
- 塩・こしょう …… 各少量

作り方

❶ 鶏肉に塩とAをふり、よく混ぜる。
❷ 玉ねぎは、1.5cmの角切りにする。 さやえんどうは、筋を取って色よくゆでる。
❸ 厚手鍋に油を熱し肉の表面を焼く。焼き油を捨て、肉に酒をからめて取り出す。
❹ ③の鍋に油を加えて玉ねぎを炒め、水と五味子酢※を入れ鶏肉をもどし加熱する。沸騰したらフタをずらして15分位煮る。
❺ ④に栗を加え、味を見て塩・こしょうをし、5分位煮る。
❻ 器に⑤を盛り、もどした陳皮を散らし、さやえんどうを添える。

3 牡蠣の羽二重蒸し

おすすめポイント

乾燥の強い冬はからだも乾燥します。からだを潤す働きのある牡蠣、ゆり根、白きくらげを用いた料理はこの時期おすすめです。

材料・分量

- 牡蠣 …… 4個
- 卵白 …… 2個分
- だし汁 …… 2.5カップ
- みりん …… 小さじ2
- 酒 …… 小さじ2
- 塩 …… 小さじ1/2
- 椎茸 …… 2枚
- 蓮の実 …… 12個
- ゆり根 …… 40g
- 白きくらげ …… 4g
- ミニトマト …… 4個
- 柚子の皮 …… 少量

作り方

❶ 牡蠣は塩水で手早く洗い、汚れや殻などを除く。軽く塩をふり10分位おき、熱湯にサッとくぐらせすぐ冷水にとる。
❷ 椎茸は石づきを取って食べよい大きさに切る。蓮の実はもどして軟らかく煮る。白くらげはもどしてちぎっておく。ゆり根は鱗片をサッとゆでる。ミニトマトは熱湯を通して皮をむく。
❸ 卵白をよく溶きほぐしガーゼで漉す。
❹ 調味しただし汁に③の卵白を加え、切るようにしてよく混ぜる。
❺ 蒸し茶碗に①②を入れ、④をはる。
❻ 蒸気が立った蒸し器に⑤を入れ、フタに箸1本をかませ強火で約2分、中弱火で15分蒸す。
❼ 蒸しあがったら、せん切りにした柚子の皮を添える。

4 矢羽羹《やばねかん》

おすすめポイント

山芋は「山薬」ともいわれ生命力の源である腎の働きを強める食材です。不老長寿を願う正月の縁起物の矢羽模様の寄せものにしました。

材料・分量

- 大和芋 …… 250g
- 砂糖 …… 100g
- 粉寒天 …… 4g
- 水 …… 2カップ
- 砂糖 …… 50g
- 食紅 …… 少量

作り方

❶ 大和芋は皮をむいて厚い輪切りにし、竹串が通るまで蒸し器で蒸す。
熱いうちに裏ごし、砂糖を加え弱火で加熱しながら練る。
❷ 寒天は分量の水に5分位浸けて、火にかけ沸騰後2分位よく煮溶かす。砂糖を加えさらに1〜2分煮る。
❸ ①に②を少しずつ加えて混ぜる。
❹ ③を大さじ2取って小ボウルに入れ、水溶きした食紅を加え湯煎しておく。
❺ ③をぬらした流し缶に流し入れ、表面が固まらないうちに④を2cm間隔に流し竹串で左右にひき、矢羽模様を作る。
❻ そのまま自然に冷まし、固まったら流し缶からはずして好みの大きさに切り分ける。

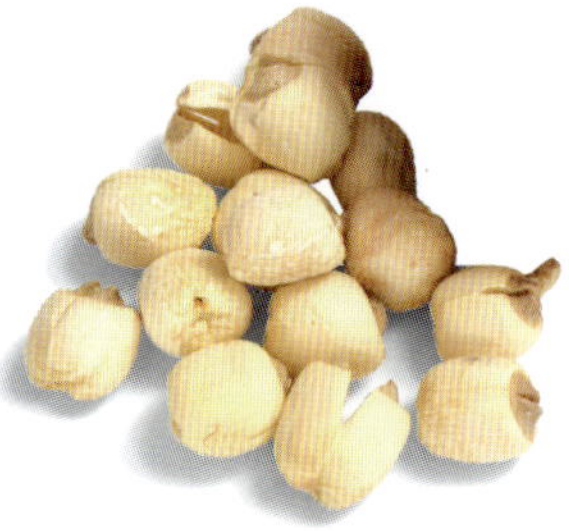

春
夏
秋
冬
節気番号 22

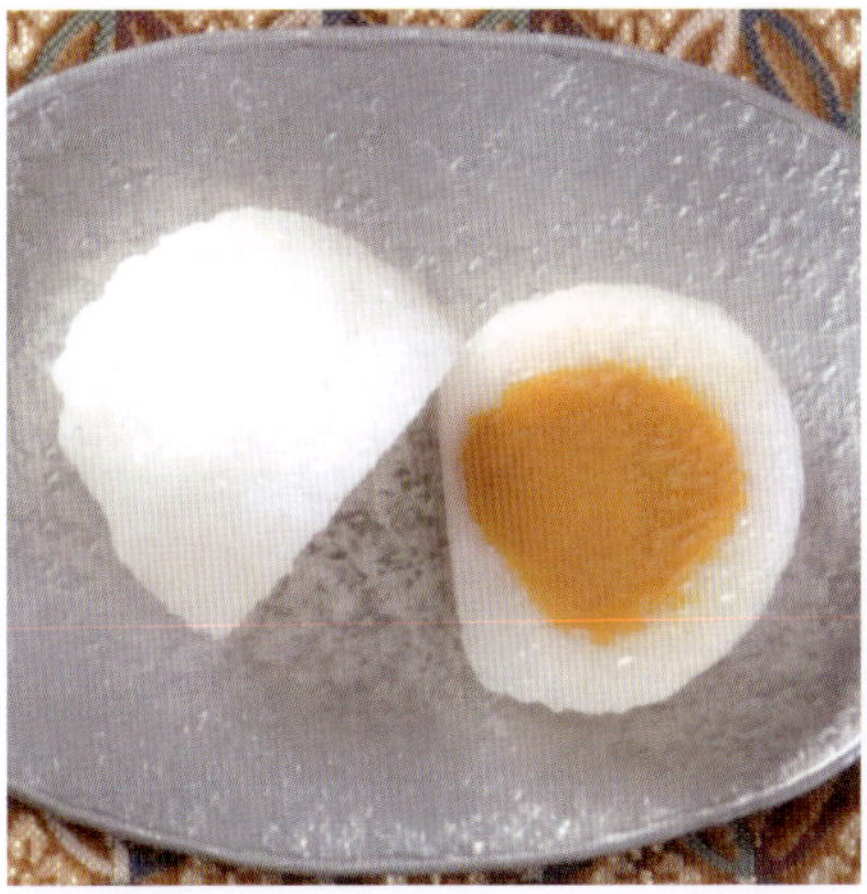

かぼちゃ道明寺

おすすめポイント

冬至にはかぼちゃと言われ、この日に食べると中風除けやカゼをひかないと言われています。からだをあたため元気をつけるお菓子にしました。

材料・分量

A	道明寺粉	80g
A	水	130ml
A	砂糖	大さじ1
	かぼちゃ	100g
	砂糖	大さじ2
	シナモンパウダー	少量

作り方

❶ かぼちゃは皮をむき適当な大きさに切り、ラップをして電子レンジに2分かけて裏ごしする。耐熱容器に入れ砂糖を加えよく混ぜたらラップをせずにレンジに1分かけ、あん餡の硬さになるまで調整する。

❷ ①にシナモンパウダーをふり入れよく混ぜて冷めてから4個に丸める。

❸ 深めの耐熱容器にAを混ぜて入れ15分位浸け、ラップをかけて電子レンジで4分加熱し、蒸らしておく。

❹ ③を4等分にして②のかぼちゃ餡をくるみ、丸く形作る。

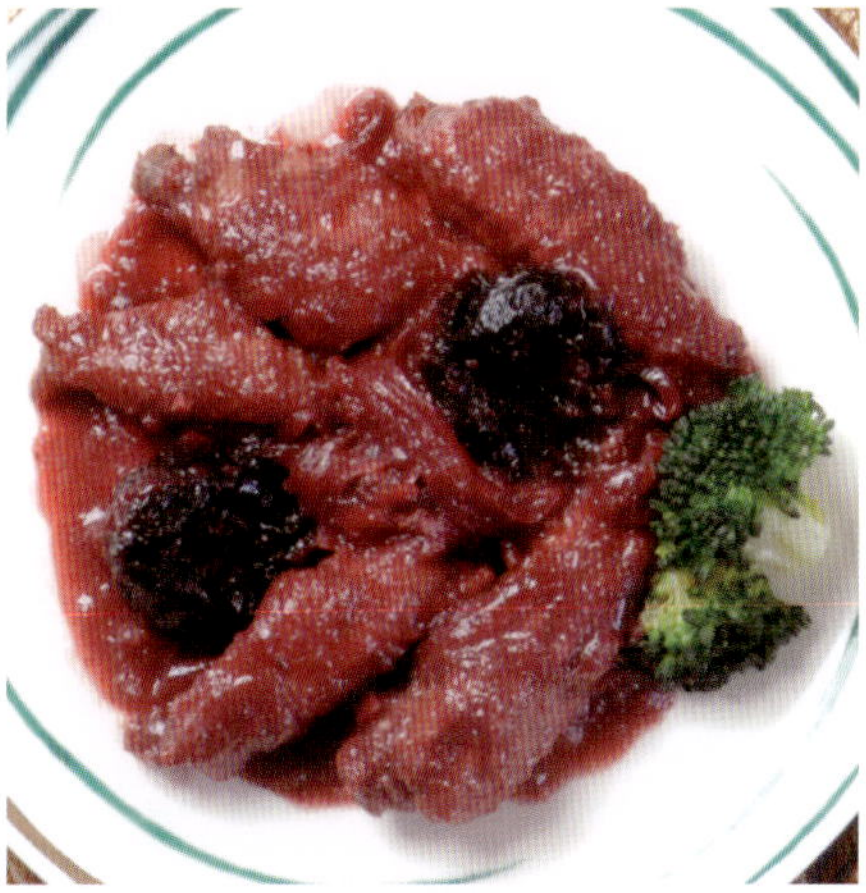

鶏肉のビーツ煮

おすすめポイント

ワインや香辛料はからだをあたためる働きがあり、玉ねぎは気の巡りを良くします。寒さに弱い腎によい骨付きの鶏肉を煮込んだ料理はこの季節におすすめです。

材料・分量

	鶏手羽中（スペアリブ）	16本
	塩	小さじ1/3
	こしょう・小茴香	各少量
	小麦粉	大さじ2〜3
	にんにく	1/2かけ
	玉ねぎ	1個
A	ビーツ	100g
A	酢	大さじ2
A	水	2カップ
B	しょうゆ	小さじ2
B	酢	大さじ2
B	赤ワイン	1/2カップ
	チキンスープの素	1個
	プルーン	8個
	サラダ油	大さじ3
	ブロッコリー	1/3個

作り方

❶ 鶏肉に塩・こしょう・小茴香をふり、軽く小麦粉をまぶす。

❷ にんにくはみじん切り、玉ねぎは薄切りにする。

❸ ビーツは半分に切って鍋に入れ、水と酢を加え15分位煮たら取り出し、冷めたらすりおろす。
煮汁2カップ弱はとっておく。

❹ フライパンに油をひき、①を色づく位に焼き取り出す。ここに油を入れ、②を炒めて③とBを加え、鶏肉をもどして10〜15分煮る。プルーンを加え、さらに10分位煮込む。

❺ ブロッコリーは、小房に分けて色よくゆでる。

❻ 器の中央に④を盛り、煮汁をかけ⑤を飾る。

5 長寿屠蘇散

おすすめポイント

薬膳健康づくり研究会オリジナルのお屠蘇です。お正月に一年の無病長寿を願って飲む習わしがあります。この屠蘇散は日常にお茶として飲むことで、カゼの予防にも役立ちます。

材料・分量

桂枝、桔梗、陳皮、白朮、大棗、山椒、山楂子、丹参	各1g
酒	150ml
みりん	50ml

作り方

❶ 材料をお茶パックに入れ、<酒3：みりん1>の割合で1カップを用意した中に入れ4〜5日浸けておいてからいただく。

※お茶の作り方：水600ml位に材料を入れ、30分ほど中弱火で煎じて濾す。濃さは好みでよい。

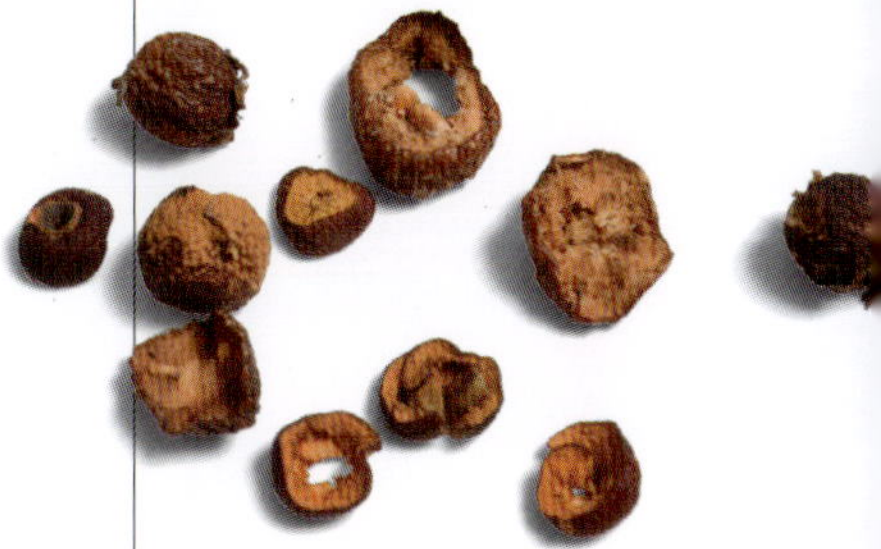

芹《せり》乃栄《さか》う

小寒

雉《きじ》始《はじ》めて雊《な》く

1月5日頃から

水泉《すいせん》動《うご》く

薬膳ポイント

温裏散寒
補気助陽
養血補腎

この日から「寒の入り」といい、厳しい寒さの始まりを意味します。

寒さでからだが冷やされることにより、寒邪となって、カゼ・関節の冷えや痛み・四肢の冷えなどの症状を引き起こしやすくなります。「三九厳寒」の中にあるこの時期は、冬を越す正念場です。からだをしっかり温めて、邪気を発散することを心がけます。体を冷やすものや、消化に時間のかかる揚げ物は、胃腸に負担をかけるので控えましょう。

季節の食材・生薬

米
もち米
くるみ
黒ごま
黒豆
えび
ねぎ
しょうが
黒砂糖
姜黄《きょうおう》（ターメリック）

セット献立

1 薬膳七草がゆ
2 えびしんじょの銀あんかけ
3 長寿なます
4 黒豆黒ごま入り胡桃ゆべし
5 黒豆プーアール茶

おすすめ献立

○ 黒米とターメリックの箱寿司
○ 八宝汁粉

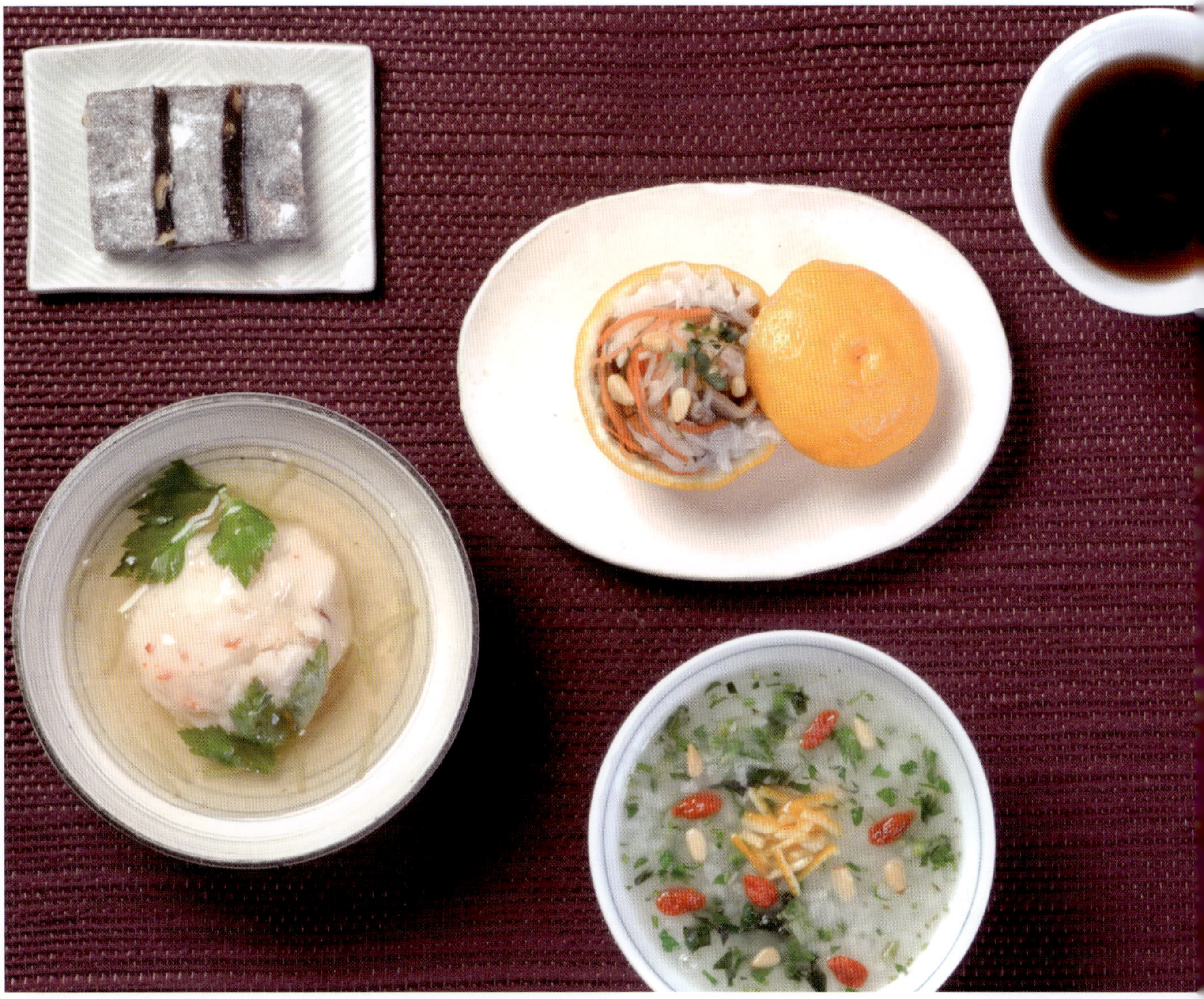

コラム 23

【人日の節句】

中国から伝わった五節句の一つです。奈良時代に遣唐使によって、中国のさまざまな文化が伝来し、暦や五節句の行事などを取り入れました。

昔、中国には元旦から七日までの各日に「鶏・狗・羊・猪・牛・馬」の順に占いをし、それぞれの日に対象となった獣畜を大切に扱いました。

七日目は人を占う日にあて、人を大切にする「人日」という節句として七種類の若菜を入れた温かい吸い物を食べ、一年間の無病息災を祈る日としたのです。

平安時代に、中国の七種類の野菜の吸い物を食べる習慣と日本の「若菜摘み」の伝統が一緒になって、一月七日に七つの若菜を入れたお粥を食べる「七草粥」になりました。その後、江戸時代に五節句を公式行事として祝日に定め、庶民に広がるようになりましたが、明治六年に「五節句」の制度は廃止され、今では年中行事の一つとして定着しています。

1 薬膳七草がゆ

おすすめポイント

お正月のご馳走に疲れた胃腸をいたわる七草がゆに、松の実・枸杞子を添えてさらに薬膳効果を高めました。

材料・分量

米……1カップ
水……1.2リットル
七草……適量
しょうが……20g
塩……小さじ1/2
松の実……大さじ1
枸杞子……大さじ1/2
きざみ陳皮……大さじ1
山椒粉……少量

作り方

❶ 米は洗って、分量の水を入れ30分以上おく。
❷ よく洗った七草を塩ゆでして水にとり、水けをしぼって細かく切る。
❸ ①にせん切りにしたしょうがを入れ、フタをして中火にかけ、沸騰したら弱火にして、ふきこぼれないようにしながら、真ん中だけ静かに煮たつ程度の火加減で、50〜60分煮る。
❹ 最後に塩と②を加えて火を止める。
❺ 松の実は炒り、枸杞子と陳皮はもどす。
❻ ④を器に盛り⑤を散らし、山椒粉をふる。
※七草はせり・なずな・ごぎょう・はこべら・ほとけのざ・すずな（かぶ）・すずしろ（大根）をいう。

2 えびしんじょの銀あんかけ

おすすめポイント

気を補う山芋と、腎をあたためるえびのしんじょです。寒い時期にからだの中からあたためます。

材料・分量

白身のすり身……150g
山芋すりおろし……大さじ2
えび……100g
卵白……1/2個
A［だし汁50ml
　かたくり粉大さじ1
三つ葉……少量
B［だし汁……2カップ
　薄口しょうゆ……小さじ2
　みりん……大さじ1
　塩……小さじ1/2
水溶きかたくり粉……適量

作り方

❶ えびはフードプロセッサーにザックリかける。
❷ すり鉢にすり身を入れ、つぶしながらすり混ぜ、山芋を加えて滑らかなペースト状にし、Aを少しずつ加える。
❸ ②に卵白を加えて混ぜ①を加え、ヘラで混ぜ合わせる。
❹ 蒸気の上がった蒸し器にクッキングペーパーをしいておく。
❺ ③をぬらした手で丸く形を整えて熱湯に落とし、浮き上がってきたら④の蒸し器に並べ弱火で12〜13分ほど蒸して、中心までよく火を通して器に盛る。
❻ 三つ葉は2cm位に切る。
❼ Bを鍋に入れ火にかけ、水溶き片栗粉でトロミをつけ⑥を加え⑤にかける。

3 長寿なます

おすすめポイント

気の巡りを順調にして消化を助ける大根を中心に、臓腑を潤す食材を加えた、滋味豊かな料理です。

材料・分量

大根……200g
にんじん……15g
白きくらげ……5g
きざみ昆布……5g
干し椎茸……3枚
A［しょうゆ……小さじ1
　みりん……小さじ2
松の実……30g
しょうが……10g
B［酢……大さじ3
　砂糖……大さじ2
　だし汁……大さじ2

作り方

❶ 大根は長さ4cmのせん切りにし分量外の塩をふり、にんじんも同様に切ってサッとゆでる。
❷ 白きくらげはもどしてゆでる。
❸ 刻み昆布は洗ってもどし、長さ4cmに切る。
❹ 干し椎茸はもどしてせん切りにし、もどし汁100mlとAで煮て、冷ましておく。
❺ しょうがはせん切りにして、Bの合わせ酢に浸す。
❻ ①〜④を⑤に加えてサックリと和えて器に盛り、炒った松の実を散らす。

4 黒豆黒ごま入り胡桃ゆべし

おすすめポイント

黒い色をした黒砂糖・黒豆、くるみは、からだをあたため各臓腑の機能を高めます。血の巡りが悪くなりがちな寒い冬におすすめです。

材料・分量(6人分)

白玉粉……100g
微温湯……150ml
黒砂糖……80g
味噌……6g
しょうゆ……大さじ1/2
黒豆黒ごま入りきな粉……30g
くるみ……30g
オブラートパウダー……適量

作り方

❶ 耐熱ボウルに微温湯を入れ、細かくした黒砂糖を溶かす。
❷ 小ボウルに①を大さじ2をとり、味噌・しょうゆを入れよく混ぜ①に戻す。くるみは炒って細かくする。
❸ ①に白玉粉を入れて混ぜ、15分位おき、きな粉を入れてよく混ぜる。
❹ ③にラップをして、電子レンジに2分かけてよく混ぜる。さらに2分、1分と繰り返しレンジにかけよく混ぜる。最後にくるみを加えてレンジに1分かける。
❺ ④をクキングシートにあけて平らにならし、シートで包み冷蔵庫で30分位冷やす。
❻ ⑤をオブラートパウダーでまぶし、適当な大きさに切り分ける。

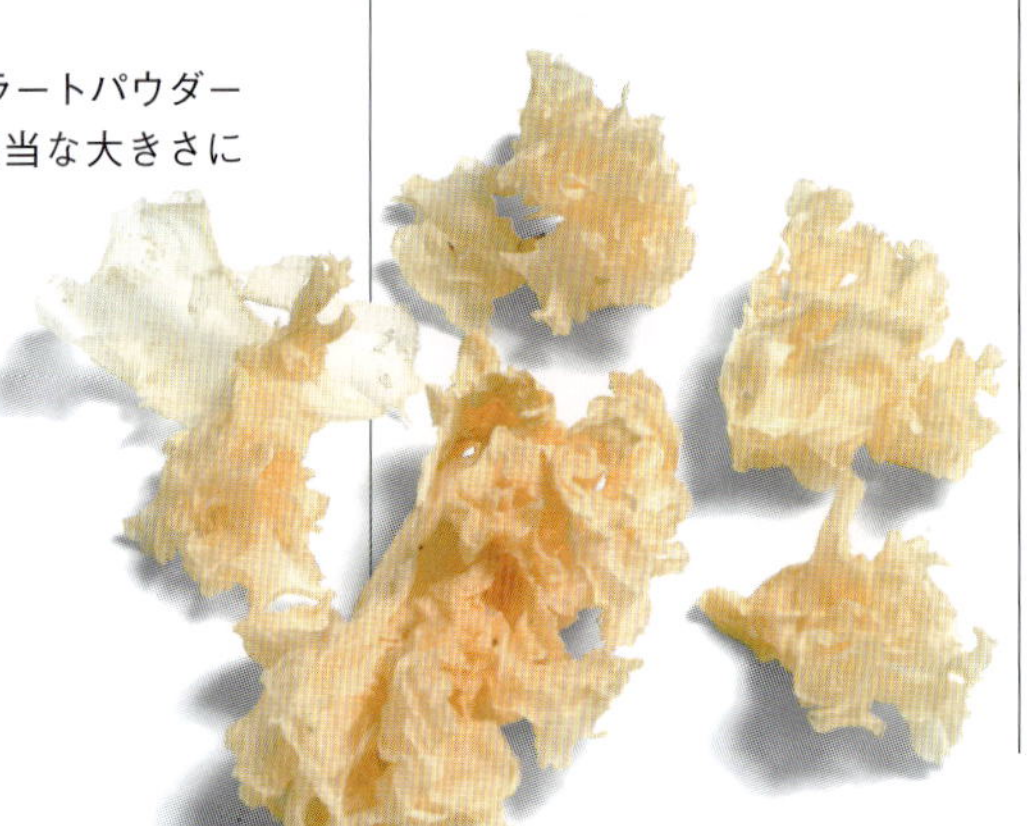

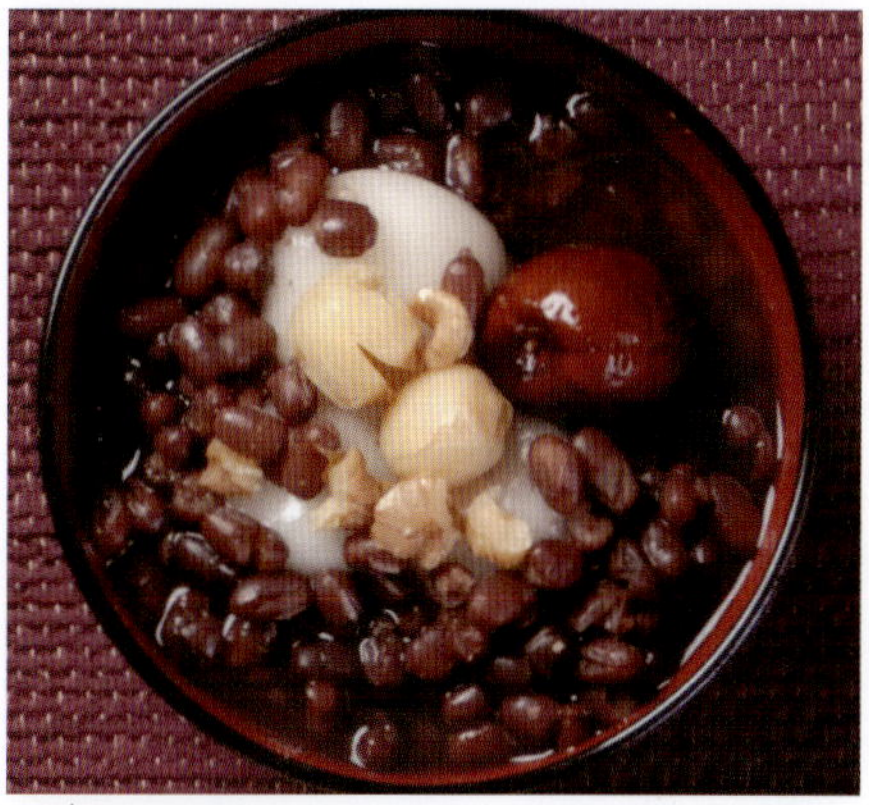

八宝汁粉

おすすめポイント

汁粉の中に気を補うなつめや白玉粉、肺をあたため腎を補うくるみを飾りました。

材料・分量

小豆	120g
水	5カップ
三温糖	40g
塩	少量
蓮の実	12個
はちみつ	少々
なつめ	12個
くるみ	30g
白玉粉	80g
水	適量

作り方

❶ 小豆は一度煮立て、煮汁を捨て再び5カップの水を入れて軟らかく煮て、三温糖・塩で調味する。
❷ なつめは水に入れ軟らかくなるまで下煮しておく。蓮の実は軟らかく煮てはちみつを加え薄甘くする。
❸ くるみはから煎りし、粗みじんに切る。
❹ 白玉粉に水を加えて耳たぶ位の硬さにまとめ、12個に丸める。沸騰した湯に入れ、浮き上がったら2〜3分ゆで冷水にとり水けをとる。
❺ 器に②④を入れ、熱い①の汁粉を盛り③を散らす。

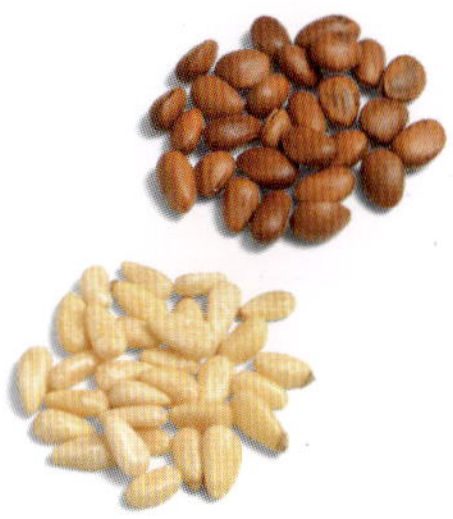

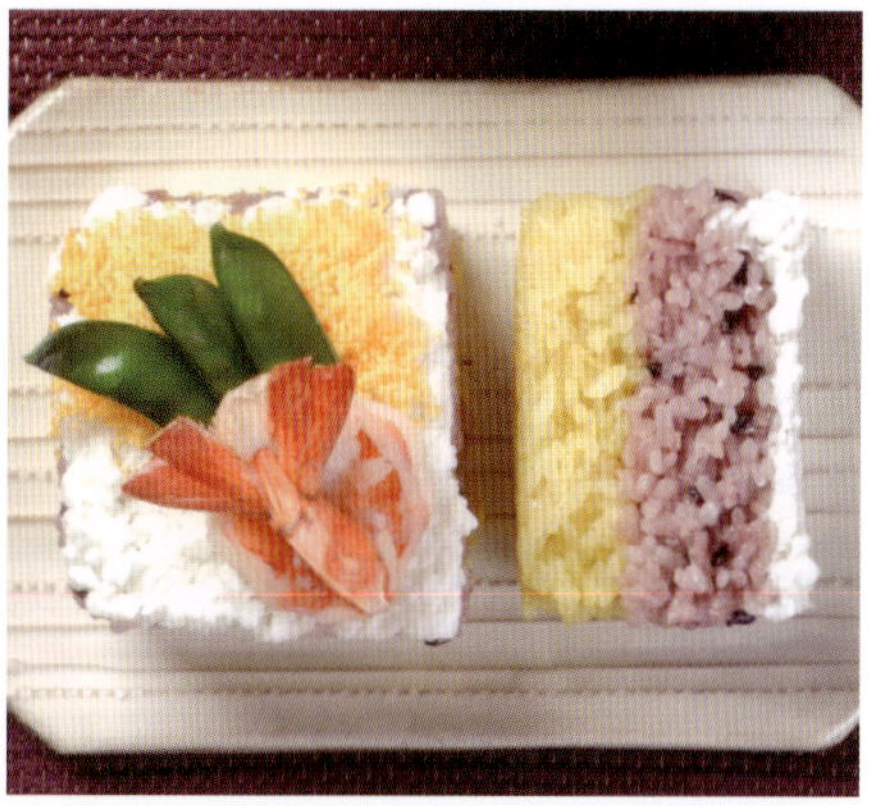

黒米とターメリックの箱寿司

おすすめポイント

からだをあたため血液の流れをよくするターメリックと、消化機能をいたわり活力をつける黒米を用いて華やかな箱寿司にしました。寒さの季節を明るく過ごしましょう。

材料・分量

A	米	1カップ
	黒米	大さじ1/2
	酒	大さじ1
	昆布	3cm
B	米	1カップ
	酒	大さじ1
	昆布	3cm
	ターメリック	小さじ1/4
	しょうが	10g
C	五味子酢※	大さじ4
	砂糖	大さじ1.5
	塩	小さじ1
	ゆで卵	2個
	えび	大4尾
	塩	小さじ1
	さやえんどう	適宜
	牛乳パック	1箱(500ml)

作り方

❶ 合わせ酢Cを作る。えびは殻を取り花えびに形どり、酒・塩を入れた湯でゆでる。
ゆで卵の卵黄は裏ごし、白身はみじん切りにする。さやえんどうは筋をとりゆでておく。
❷ 黒米は一晩水に浸け、釜にAを入れ水加減し炊飯し、炊き上がったらCの半量を加え混ぜる。
❸ 釜にBを入れて水加減し、せん切りにしたしょうがとターメリックを加え炊飯する。炊き上がったらCの残りの半量を加え混ぜる。
❹ 牛乳パックの大きい一面を切りとり、ラップをしく。③を詰め押さえ、上に②を詰めしっかり押さえる。白身をきれいにしいてラップごと箱から出す。
❺ ラップをはずして器にのせ、黄身とえび、さやえんどうを飾る。

5 黒豆プーアール茶

おすすめポイント

からだをあたためるプーアール茶に、血流を改善するはたらきのある黒豆をプラスした、寒さ向けのお茶です。

材料・分量

黒豆	30g
プーアール茶	10g
水	1リットル

作り方

❶ 黒豆はさっと洗い、水分をふきフライパンで皮がはじけるくらい炒る。
❷ 鍋に水を入れ①の黒豆を加えて20分位煮る。
❸ お茶パックに茶葉を入れ、②に加えて蒸らす。
❹ 温かい③を茶器にそそぐ。黒豆も食べられる。

春
夏
秋
冬

節気番号
24

大寒

1月20日頃から

款冬《ふきのとう》華《はな》さく
水沢《みずさわ》腹《あつ》く堅《かた》し
鶏《にわとり》始《はじ》めて乳《にゅう》す

薬膳ポイント

温陽散寒
健脾補腎
滋陰養血

二十四節気の第二十四番目にあたる最終の節気です。大寒の頃は寒さを極めるとともに乾燥する気候が続くので、寒さから身を守り、潤いを保持して「閉蔵」し、次に来る立春の節気「春の陽気の昇発による芽生え」に向けて、陽気を守り精気を蓄えることが肝要です。寒さにさらされやすい頭部や背部、五首（首・手首・足首）の保温に努めましょう。

季節の食材・生薬

山芋
くるみ
黒ごま
きんかん
牡蠣《かき》
ねぎ
しょうが
にら
にんにく
枸杞子

セット献立

1 牡蠣《かき》のご飯
2 金目鯛の煮付け
3 野菜の胡桃《くるみ》和え
4 にらとじゃが芋の味噌汁
5 桂花《けいか》(金木犀《きんもくせい》)烏龍茶

おすすめ献立

○ 薬膳ほうとう
○ 黒胡麻プリン

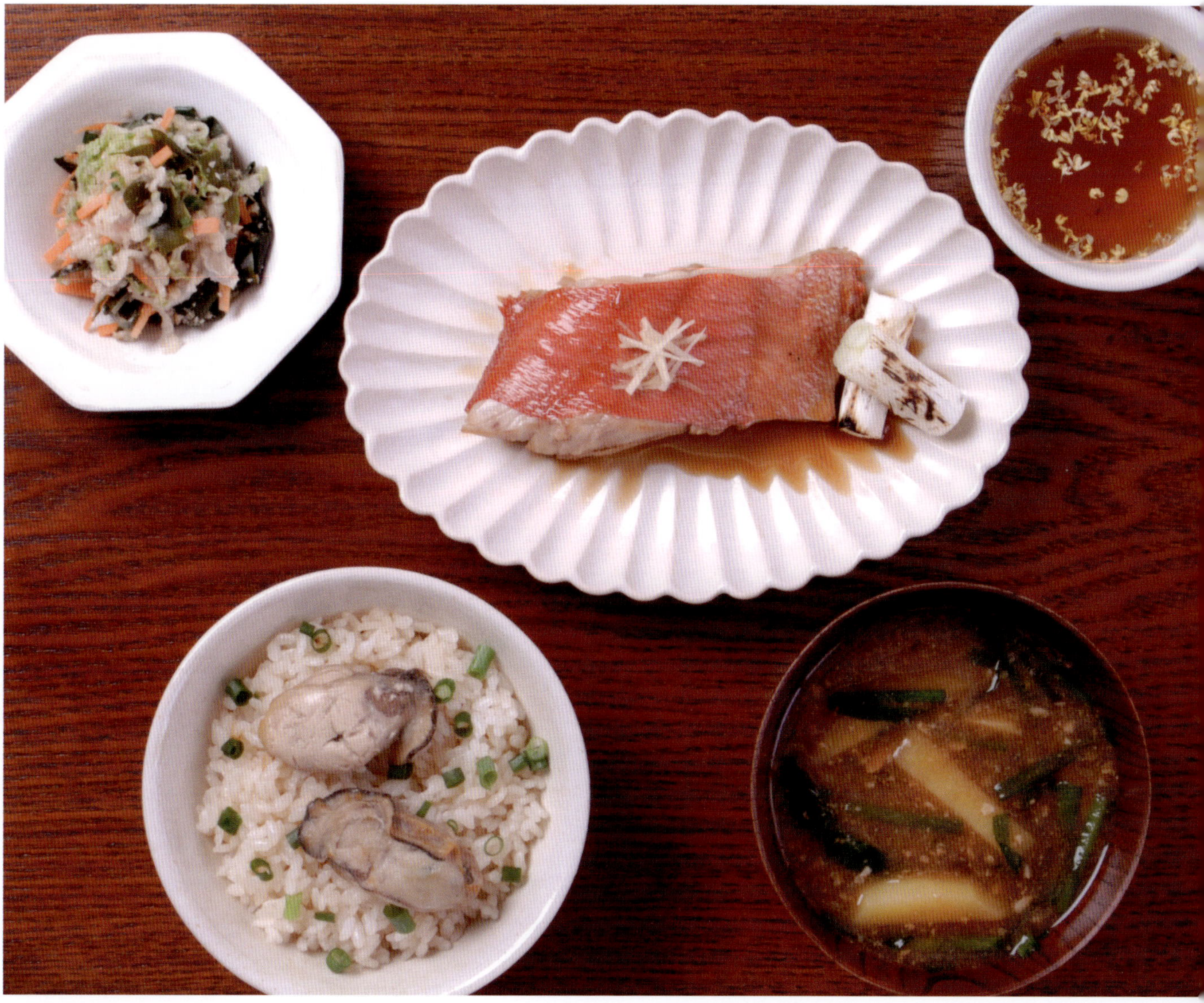

コラム 24

【生姜】

生姜は、インドを中心とした熱帯アジアが原産とされている多年生の植物の根で、日本に渡来した最も古い野菜の一つです。乾燥していない生のものを生姜（鮮姜）、乾燥させたものが乾姜です。炮姜とは乾姜を炮じて炭化させたものです。乾姜を作る方法の一つは、生姜を丸のまま串が通るくらいまで蒸し、スライスして乾燥させます。生姜は体表に作用し、体表の血液循環を良くして邪気を発散させるので、カゼのひき初めに効果的です。乾姜は食べるとからだの中心からジワッと温まり、寒さを取り除く力が強く冷え性にも効果的です。嘔吐《おうと》を抑え食欲不振を解消します。

「姜《きょう》は嘔家《おうけ》の聖薬《せいやく》足り」と言われ胃を温め痛みや嘔吐を抑え食欲不振を解消します。

その他、肉・魚料理に用いて生臭さを消す効果もあります。

（※嘔家とは、吐き気のある人のこと）

1 牡蠣《かき》のご飯

おすすめポイント

乾燥と寒さが厳しくなる頃です。滋陰·補血作用ある牡蠣と、からだをあたため痰・咳予防のしょうがを入れたご飯です。

材料・分量

	米	2カップ
	牡蠣	100g
	しょうが	20g
A	塩	小さじ 1/3
A	酒	大さじ1
A	しょうゆ	大さじ1
B	かつおだし	2カップ
B	酒·しょうゆ	各大さじ1
B	みりん	大さじ1
B	塩	小さじ1/3
	小ねぎ	2本

作り方

❶ しょうがはせん切りにする。
❷ 牡蠣は塩をふって洗い、水けをきって鍋に入れ、Aを加えて火にかける。牡蠣がふっくらしてきたら火を止める。
❸ 炊飯器に米・しょうが・Bを入れて炊き、スイッチが切れたらすぐに②のかきを加え、10分蒸らす。
❹ 小ねぎは小口切りにして、半分はご飯に混ぜて残りは天盛りにする。

2 金目鯛の煮付け

おすすめポイント

旬の金目鯛と、カゼ予防のしょうがと焼き長ねぎを添えました。寒さからからだを守る一品です。

材料・分量

	金目鯛	4切れ
	しょうが	20g
	長ねぎ	1本
A	三温糖	小さじ1
A	みりん	大さじ3
A	しょうゆ	大さじ3
A	水	大さじ3

作り方

❶ しょうがはせん切りにする。
❷ 魚は水分をふき取る。
❸ 鍋にAを入れ、煮立ったら①②を入れて形が崩れないように煮る。
❹ 長ねぎは4㎝の長さに切り、ほんのり焼色がつくまで焼く。
❺ 魚を盛りつけ、しょうがを上にのせ、④を添える。

3 野菜の胡桃《くるみ》和え

おすすめポイント

寒さや冷えで、腎のはたらきも弱くなる時期にからだをあたためる補腎のくるみを和え衣にした副菜です。

材料・分量

	白きくらげ	4g
	干しわかめ	5g
	白菜	200g
	にんじん	30g
	紫蘇の葉	5枚
A	五味子酢	60ml
A	くるみ	60g
A	しょうゆ	大さじ1
A	塩	小さじ1/3
A	三温糖	大さじ1

作り方

❶ 白きくらげはもどして小さくちぎりサッとゆでる。干しわかめはもどして熱湯をかける。
❷ 白菜・にんじんはせん切りにして、分量外の塩を少量ふり混ぜ、しんなりしたら水けをしぼる。
❸ 紫蘇の葉はせん切りにして水で軽くさらす。
❹ くるみは細かく切るか、すりつぶす。
❺ 水けをきった①②③④をAで和える。

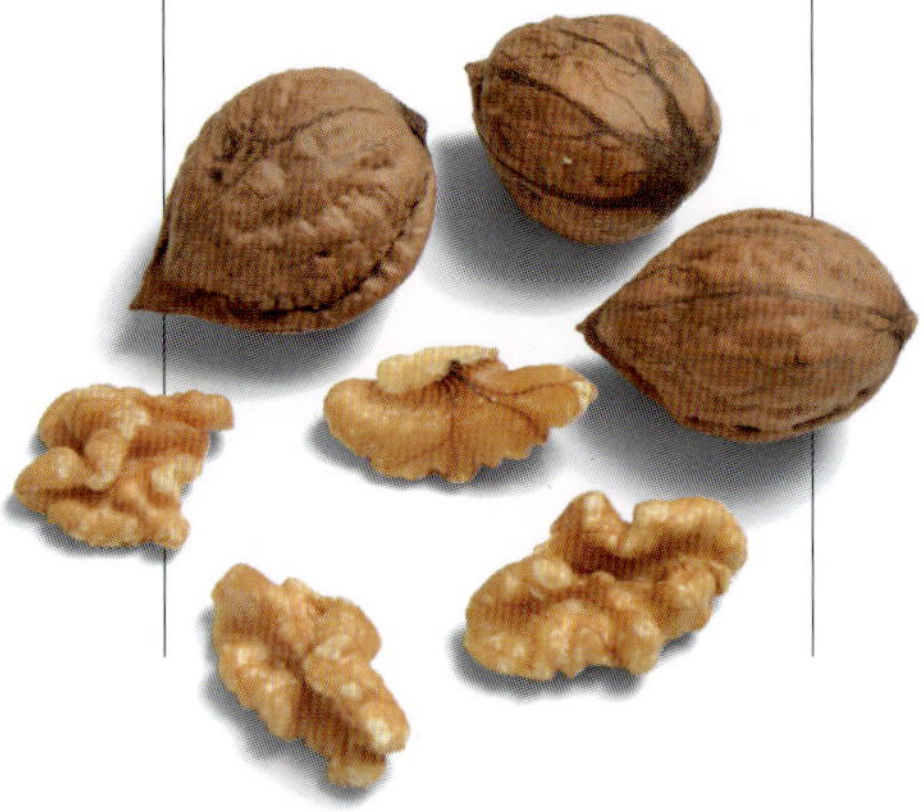

4 にらとじゃが芋の味噌汁

おすすめポイント

体を温め、冷えや腰痛改善に効果のあるといわれるにらと、気を補い胃腸などの働きを高めるじゃが芋の味噌汁です。

材料・分量

じゃが芋	200g
にら	40g
味噌	40g
かつおだし汁	3カップ

作り方

❶ じゃが芋は皮をむき、太めのせん切りにする。
❷ にらは3～4㎝に切る。
❸ だし汁にじゃが芋を入れて煮る。（芋は煮過ぎない）
❹ 軽く火が通ったら、にらを入れてすぐ火を止める。
❺ 味噌を入れ溶き混ぜる。

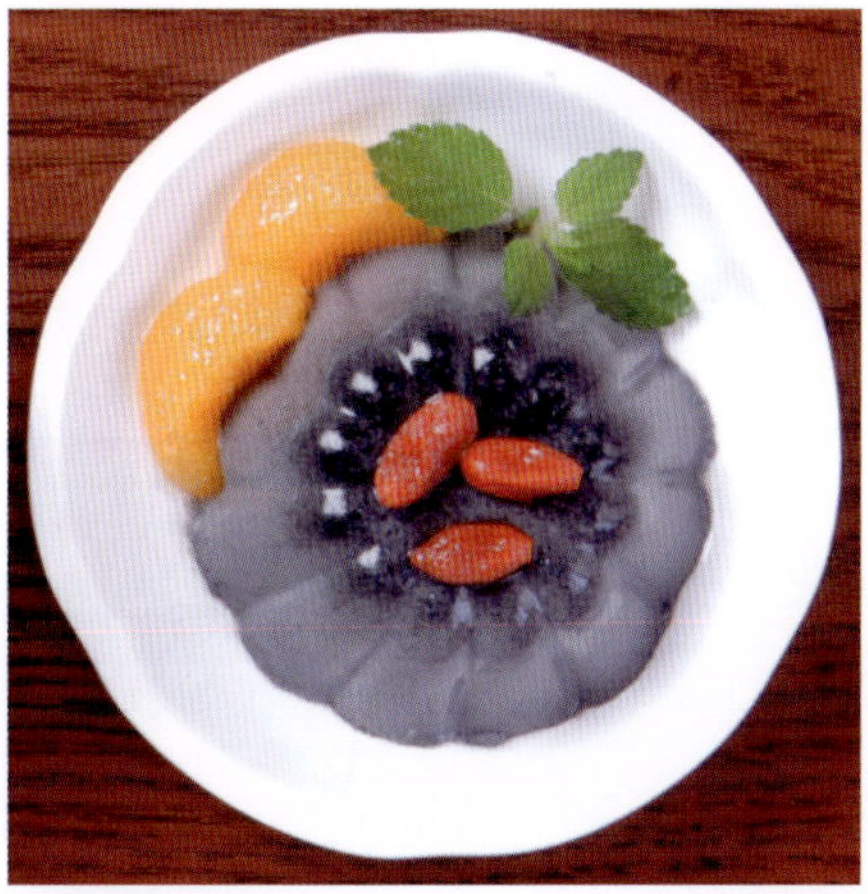

黒胡麻プリン

おすすめポイント

黒ごまで冬の乾燥からからだを守り、疲労回復や、食欲不振の時に効果のある牛乳を使った養生デザートです。

材料・分量

［ゼラチン	10g
水	50ml
黒練りごま	50g
三温糖	30g
牛乳	1.5カップ
枸杞子	8粒
みかん	1個
ミント	適宜

作り方

❶ ゼラチンは分量の水にふり入れ、ふやかしておく。
❷ 鍋に練りごまと三温糖を合わせ、牛乳を少しずつ加える。
❸ ②を火にかけ、温まったらゼラチンを入れて溶かし、粗熱をとってプリン型に入れ、冷やし固める。
❹ 器に盛り、もどした枸杞子、ミントの葉を飾る。みかんは薄皮をむき、プリンに添える。

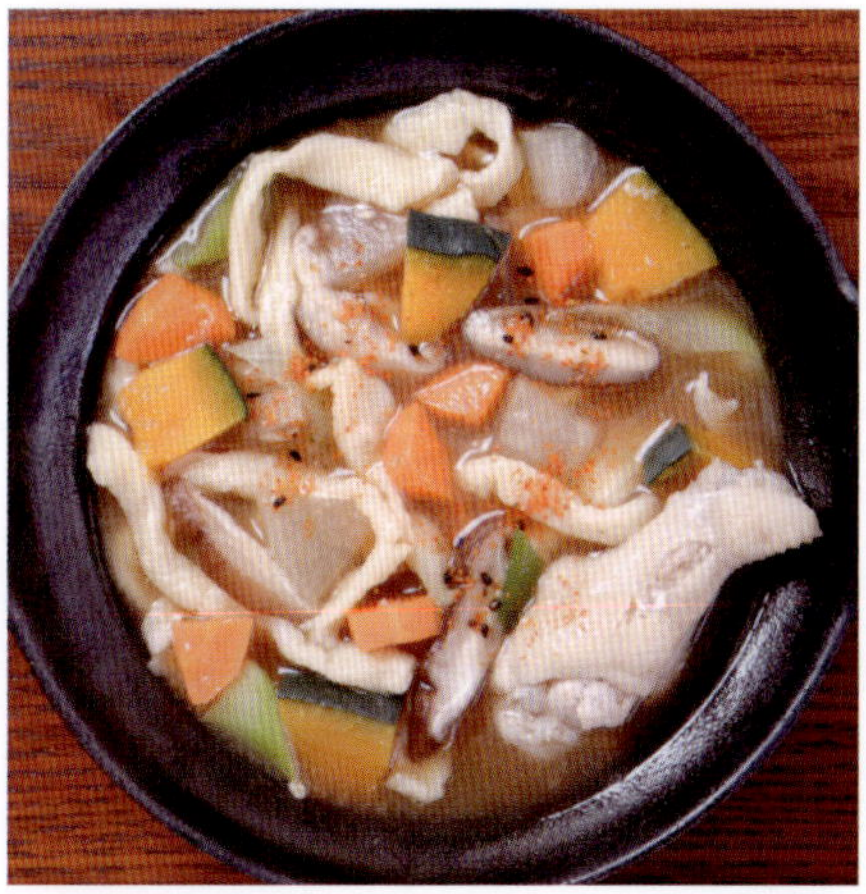

薬膳ほうとう

おすすめポイント

一年でもっとも寒い時期を元気に過ごすために、気を補い抵抗力を高める黄耆を使いました。山芋を練り込んだほとうです。

材料・分量

［小麦粉	200g
山芋	80g
卵	1個
塩	小さじ1/3
にんじん	70g
かぼちゃ	200g
大根	150g
生椎茸	3枚
長ねぎ	1本
鶏手羽中	4本
［黄耆	10g
水	2カップ
だし汁	6カップ
酒	大さじ3
［しょうゆ	大さじ1
赤味噌	60g
七味唐辛子	適宜

作り方

❶ うどんを作る。
小麦粉にすりおろした山芋・卵・塩と水を少量入れ、耳たぶより少し固めにこねて30分位ねかせる。
❷ ①を3㎜の厚さに伸ばし、きしめん位の幅に切る。
❸ 黄耆は水に浸けておき、1カップに煮詰める。
❹ にんじん・大根はいちょう切り、椎茸はせん切りにする。鶏手羽中は塩・こしょうで下味をつけておく。
❺ かぼちゃは種を取りいちょう切り、長ねぎは斜め切りにする。
❻ だし汁に、酒と④を入れ、煮えたら②⑤を入れ軟らかくなったら、味噌・しょうゆで味を調える。好みで七味唐辛子をふる。

5 桂花《けいか》(金木犀《きんもくせい》)烏龍茶

おすすめポイント

半醗酵で温性の烏龍茶は精神を落ち着かせてくれる作用があります。香り高い金木犀を加えた、寒さの季節にふさわしいからだをあたためるお茶です。

材料・分量

烏龍茶	6g
桂花	小さじ1
水	4カップ

作り方

❶ 沸騰したお湯に烏龍茶の茶葉を入れ3〜5分蒸らす。
❷ 桂花を入れた器に注ぐ。

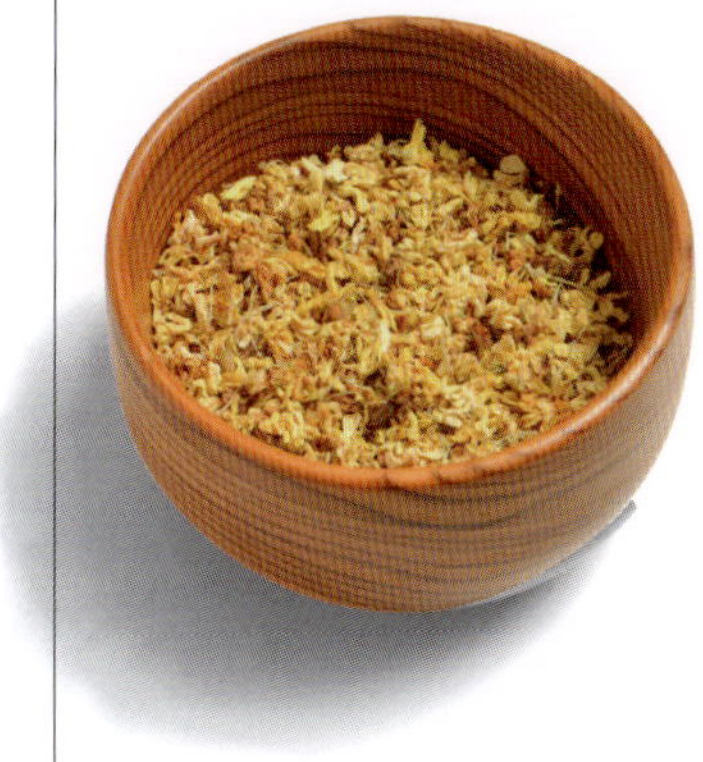

用語解説 1 二十四節気　薬膳ポイントより

No	用語		内容	節気番号
1	益胃生津	えきいしょうしん	胃を養い、津液を生じさせる	14
2	益陰潜陽	えきいんせんよう	陰液を補い、陽気の過剰な上昇を抑制する	3
3	益衛益気	えきえいえきき	体表に巡り体を守る衛気を補い、気を補う	15
4	益気生津	えききしょうしん	気を補い、津液を生じさせる	12・13
5	益腎補肝	えきじんほかん	腎を補益し、肝の働きを促進する	1
6	益肺滋陰	えきはいじいん	肺を補益し、陰液を補う	17
7	温肺滋陰	おんはいじいん	肺を温め、陰液を補う（陰液：精・血・津液・必要な水分のことなど）	17
8	温陽散寒	おんようさんかん	陽気を温め、寒邪を取り除く	24
9	温陽補腎	おんようほじん	陽気を高め、腎の働きを促進する	19・20
10	温裏散寒	おんりさんかん	臓腑を温め、寒邪を取り除く	23
11	化痰止咳	かたんしがい	痰を取り除き、咳を止める	17
12	行気祛湿	ぎょうききょしつ	気の巡りを促進し、体内の湿邪を取り除く	8
13	行気利湿	ぎょうきりしつ	気の巡りを促進し、湿邪を尿と共に排出する	6
14	健脾益気	けんぴえきき	気を補益し、脾の機能を高める	1・8・11・14・21
15	健脾助陽	けんぴじょよう	脾の機能を高め、陽気を補う	22
16	健脾補腎	けんぴほじん	脾の機能を高め、腎の働きを促進する	24
17	滋陰健脾	じいんけんぴ	陰液を滋養し、弱っている脾の力を正常にする	12・13
18	滋陰潤肺	じいんじゅんぱい	陰液を滋養し、肺を潤す	14・15
19	滋陰清熱	じいんせいねつ	陰液を滋養し、熱を取り除く	8
20	滋陰養血	じいんようけつ	陰液を滋養し、血を養う	24
21	潤肺益衛	じゅんぱいえきえい	肺を潤し、体表に巡り体を守る衛気を補う	20
22	辛温発散	しんおんはっさん	辛味で温性の食材・生薬を用い、発汗により風寒邪気を取り除く	1
23	清肝平肝	せいかんへいかん	肝の熱を取り除き、肝陽の亢進を押える	5
24	清熱祛湿	せいねつきょしつ	熱を取り除き、余分な水湿を取り除く	10
25	清熱解暑	せいねつげしょ	熱を取り除き、夏の暑さから身を守る	12
26	清熱止咳	せいねつしがい	熱を取り除き、咳を止める	15
27	清熱潤肺	せいねつじゅんぱい	熱を取り除き、肺を潤す	13
28	清熱燥湿	せいねつそうしつ	熱を取り除き、湿を乾燥させる	10
29	清熱利湿	せいねつりしつ	熱を取り除き、利尿により湿を排出する	9
30	疏肝解鬱	そかんげうつ	肝気を疏通（流れを妨げず、よく通じること）発散させ、滞る状態を解消する	7
31	疏肝健脾	そかんけんぴ	肝気を疏通・発散させ、脾の働きを高める	6
32	疏肝理気	そかんりき	肝気を疏通・発散させ、気の巡りを改善する	3・5
33	疏肝和胃	そかんわい	肝気を疏通・発散させ、胃の働きを整える	2

No	用語		内容	節気番号
34	調和陰陽	ちょうわいんよう	陰陽のバランスを整える	4
35	補益滋陰	ほえきじいん	陰液を滋養し、補益する（臓腑の機能を高める）	22
36	補益脾胃	ほえきひい	脾と胃の虚弱を補益する	9・10
37	補気益衛	ほきえきえい	気の不足を補い、体表に巡り体を守る衛気を補う	18
38	補気健脾	ほきけんぴ	気の虚弱を補益し、弱っている脾の働きを正常にする	2・3・4・5・7・16・18
39	補気潤肺	ほきじゅんぱい	気の虚弱を補益し、肺を潤す	17
40	補気助陽	ほきじょよう	気の虚弱を補益し、陽気不足を助ける	23
41	補気補陽	ほきほよう	気の虚弱を補益し、陽気を補う	19
42	補血益気	ほけつえきき	血を養い、気を養う	6
43	補腎益精	ほじんえきせい	腎精を補益する（腎精不足の症状の治療に用いる）	22
44	補腎温陽	ほじんおんよう	陽気を温め、腎を補う	21
45	補肺益気	ほはいえきき	肺の虚弱を補い、気を補う（無気力・疲れ・息切れなどに用いる）	16
46	養血安神	ようけつあんじん	血を養い、精神を安定させる	9
47	養血益気	ようけつえきき	血を養い、気を養う	20
48	養血益精	ようけつえきせい	血を養い、腎の精気を補う	21
49	養血潤肺	ようけつじゅんぱい	血を養い、肺を潤す	18
50	養血補腎	ようけつほじん	血を養い、腎の働きを促進する	23
51	養心安神	ようしんあんじん	心気を補って、精神を安定させる	7・11
52	養肺潤燥	ようはいじゅんそう	肺の気、血を養い、身体を潤す	16
53	抑陰助陽	よくいんじょよう	陰を抑制し、陽気不足を助ける	2
54	理気健脾	りきけんぴ	気の流れを調整し、弱っている脾の力を正常にする	10
55	理気補血	りきほけつ	血を養い、気の流れを調整する	4
56	斂陰護陽	れんいんごよう	陰を収斂させ、陽を守る	19

用語解説 2 その他

No	用語		内容
1	陰液	いんえき	営養を豊富に含んでいる体液の総称。精・血・津液を含む
2	瘀血	おけつ	体内の血流が滞り、流れにくいものを言う。また、脈管外にあふれて組織内にたまった血液（暗紫色）など
3	気逆	きぎゃく	気機の失調により現れる昇降機能の異常で気が上逆する病的な変化（喘息・げっぷ・しゃっくりなど）
4	気虚	ききょ	臓腑組織の機能の低下によって現れる状態（めまいや息切れなど）
5	気滞	きたい	気の巡りが滞る病的な変化。肝気と密接な関係がある（イライラなど）
6	血虚	けっきょ	血の働きの減退、あるいは、血量の不足によって現れる状態（めまい・不眠・動悸など）
7	津液	しんえき	体内の必要な水液の総称
8	水湿停滞	すいしつていたい	水分代謝にかかわる臓腑に異常が起こると、水液が体内で滞りだるさやむくみなどの病状が現れる
9	補益	ほえき	体質を強化し、気・血・陰・陽の不足を補い臓腑の働きをよくすること

用語解説 3

No	用語	内容	節気番号
1	冬病夏治《とうびょうかじ》	冬に治しにくい病を夏に予防対策すること。夏の陽気の高まる時期に良い汗をかいて免疫力を高めると良い効果が得られる。	24 節気(11小暑)
2	三伏天《さんぷくてん》	三伏天は小暑と立秋の間にあり、一年中の中で最も気温と湿気が高く蒸し暑い期間。伏とは潜伏する意味。三伏天の伏は「邪」が潜んでいる事。「邪」とは中国医学の「風・寒・暑・湿・燥・火」の中の暑邪を指す。太陰暦の三伏天であり、一年で最も暑い期間を指す。 三伏の数え方は諸説あるが、一つの例として 初伏（7月23日頃からの10日間）中伏（7月23日頃からの10日間） 末伏（8月12日頃からの10日間）。	24 節気(12 大暑)
3	金秋《きんしゅう》	五行の１つである金を季節にあてはめると秋に当たる。	24 節気(17 寒露)
4	正気《せいき》	人体の生命機能の総称。真気とも言う。病気から人体を守る力（免疫力抵抗力）	24 節気(18霜降)
5	閉蔵《へいぞう》	冬の自然界は陽気が潜伏し、植物・動物が冬眠状態になり、精気を 貯蔵すること。	24 節気(21大雪)
6	三九厳寒《さんくげんかん》	冬至から数えて３番目の九日間で（27 日目）一年で最も寒い時期とされる（1 月 15 日頃）	24 節気(23小寒)
7	昇発《しょうはつ》	気の動く方向で、からだの上部・外方に向かって機能を発現させること。	24 節気(２4大寒)
8	陽気《ようき》	陰気と相対する意味で用いられる概念であり、事物の対立における一方の側面を指す。万物生成の根本となる二気の一つ。万物が今まさに生まれ出て、活動しようとする気。	24 節気(24大寒)
9	十二経脈《じゅうにけいみゃく》	気血が運行する通り道で、五臓・六腑・心包のそれぞれに繋がる 12 種類の経脈のこと。各臓腑に気や血を行き渡らせる働きがあり、針灸治療に良く用いられる。(手太陰肺経・手陽明大腸経・足陽明胃経・足太陰脾経・ 手少陰心経・手太陽小腸経・足太陽膀胱経・足少陰腎経・手厥陰心包経・手小腸三焦経・足小腸胆経・足厥陰肝経)	コラム 4
10	酸梅湯《さんめいたん》	夏に良く飲まれる。 暑気払い、食欲増進、下痢止めなどに利用され、烏梅、山楂子、甘草などが原料。	コラム 10
11	食養《しょくよう》	食補（しょくほ）ともいう。飲食物を摂取・消化・吸収し体を補養すること。健康な人が対象となる。	薬膳とは
12	食療《しょくりょう》	食治（しょくち）ともいう。食物や生薬を用いて、それらの効能により、疾病を治療あるいは治療の補佐を行うこと。半健康状態や疾病をもつ人が対象となる。	薬膳とは

食材一覧表

No	食材名	性味	帰経	働き	類別
1	あさり	寒甘鹹	肝腎脾胃	清熱化痰　潤燥止渇	化痰
2	あじ	温甘	胃	温胃和中	温裏
3	あずき（赤小豆）	平甘酸	心小腸	利尿除湿　解毒排膿	利水滲湿
4	アスパラガス	微温甘苦	肺心肝腎	滋陰生津止渇　潤燥止咳　殺虫止痒	滋陰
5	あなご（海鰻鱺）	甘鹹	肝肺	—	—
6	アボカド（鰐梨）	涼甘酸	脾肝	通便利胆　脾中益気	—
7	甘夏みかん（橙）	温辛苦酸	脾胃大腸	破気除痺　消積	理気
8	いか	平鹹	肝腎	養血滋陰	養血
9	いちご	涼甘酸	肝胃肺	潤肺生津　滋陰補血　清熱解毒　利尿　健脾和胃	滋陰
10	イチジク・干イチジク	平甘	小腸膀胱大腸	健胃整腸　消腫解毒	瀉下
11	いわし・しらす・ちりめんじゃこ	温甘	脾	補益気血	補気
12	いんげん（さやいんげん）	平甘	脾胃	健脾化湿　消暑和中	補気
13	烏龍茶	寒苦甘	肺脾胃	化痰消食　提神安神　利尿解毒	—
14	うずら卵	平甘	脾肝腎	補虚強骨足腰　補気益血	滋陰
15	うど	微温辛苦	膀胱	祛風除湿　止痛　解表	祛風湿
16	うなぎ	温（平）甘	肝脾腎	補肺益胃　強壮筋骨　活血通絡祛風	補気
17	梅干し	平酸渋	肝脾肺大腸	斂肺渋腸　生津止渇　収斂固崩　止血	—
18	米・飯・上新粉	平甘	脾胃	補中益気　健脾和胃　除煩止渇	補気
19	枝豆	平甘	脾胃腎	健脾益気　補血　利湿　補腎	—
20	えのき茸	平甘	脾胃	化痰解毒　通便	—
21	えび・干しえび・桜えび	温甘	肝腎脾肺	補腎壮陽　温陽開胃　托毒　通乳	助陽
22	エリンギ	平甘	肺腎	養陰潤燥	—
23	大麦	涼甘鹹	脾胃	消食和胃　利水消腫止泄　清熱止渇	消食
24	オカラ	涼甘	心大腸	清熱止血　健脾和胃	止血
25	オクラ	涼辛苦	肺肝胃	健脾消食　潤腸通便	消食
26	オレンジ	涼甘酸	胃肺	開胃理気　生津止渇　潤肺止咳	理気
27	柿	寒甘渋	心肺大腸	清熱潤肺　生津止渇　解酒熱毒	止咳平喘
28	牡蠣	平甘鹹	肝腎	滋陰養血　寧心安神　清熱解毒	滋陰
29	かに	寒鹹	肝腎	清熱散血	清熱
30	かぶ	平辛甘苦	心肺脾胃	下気寛中　清熱利湿	消食
31	かぼちゃ	温甘	脾胃	補気健脾	補気
32	南瓜子（かぼちゃのたね）	平甘	胃大腸	殺虫　通乳　健脾利湿	その他
33	寒天（おごのり　龍須菜）	寒甘	脾	祛内熱　利小便　化痰軟堅	—
34	かんぴょう（葫芦）	平甘	肺腎	利水消腫	利水滲湿
35	キウイフルーツ	寒酸	腎胃	解熱止渇　降逆和胃	清熱
36	菊花（黄）	微寒辛甘苦	肺肝	疏散風熱　清熱解毒	辛涼解表
37	きな粉（大豆）	平甘	脾胃大腸	健脾益胃　潤燥利尿	利水滲湿
38	キャベツ	平甘	胃腎	補中益気	補気
39	牛肉	平甘	脾胃	益気補脾　養血強壮	補気
40	牛乳・エバミルク	平甘	心肺胃	生津潤膚　補肺益胃	滋陰
41	きゅうり	涼甘	脾胃大腸	清熱解毒　利水消腫　潤膚美容	清熱
42	金柑	温辛甘酸	肺脾肝	理気解鬱　化痰・醒酒	理気類
43	ぎんなん	平甘苦渋	肺腎	斂肺定喘	止咳平喘
44	くず粉（葛根）	涼辛苦	脾胃	解肌退熱　昇陽止瀉	辛涼解表
45	くり	温甘	脾胃腎	補脾止瀉　補腎強筋　活血止血	補気
46	グリンピース・さやえんどう	平甘	脾胃	健脾益気　健胃利湿　解毒利水　生津通乳	理気
47	くるみ	温甘	腎肺大腸	補腎温肺　潤腸通便	補虚
48	グレープフルーツ	寒甘酸苦	心肝腎	理気和胃　解酒毒　化瘀	—
49	クレソン	微寒甘	肺胃肝	平肝理血　清熱止渇　潤肺利尿	—

No	食材名	性味	帰経	働き	類別
50	黒きくらげ	平甘	胃大腸	涼血止血	止血
51	黒ごま・黒練りごま	平甘	肝腎大腸	補益肝腎　潤腸通便	滋陰
52	黒米・古代米	平甘	脾胃腎	補脾益肺　健腰暖肝　明目　活血益腎	―
53	黒豆	平甘	脾胃	祛風利水　滋陰補血　活血解毒	利水滲湿
54	桑の実（桑椹）	寒甘酸	肝腎	滋陰補血　生津潤燥	滋陰
55	削り節（かつお）	平甘	腎脾	補腎益精　健脾利尿	補気
56	紅茶	温苦甘	心肺	養心安神　利水止渇	―
57	ココナツミルク（椰子実）	平甘涼	心脾	清熱解暑　利尿止瀉　行気消積瀉下	清熱
58	ごぼう	微涼辛苦甘	肺胃大腸	通便　補腎　清熱　祛風	―
59	こんにゃく（こんにゃく芋）	寒甘辛	脾肺胃大腸	清熱通便　消腫解毒散結	清熱
60	昆布	寒鹹	肝胃腎	消痰軟堅　利水消腫	化痰
61	ザーサイ	温辛	肝脾肺	行瘀散血　消腫解毒　温経散寒	―
62	さくらんぼ	温甘	肝胃腎	祛風除湿　補中益気　潤皮	祛風湿
63	鮭・スモークサーモン	温甘	脾胃	健脾温中和胃　補気益気	温裏
64	さつま芋	平甘	肺脾腎肝	補気健脾　和胃調中　潤腸通便	補気
65	里芋	平甘	腸胃	化痰軟堅　益胃寛腸通便	化痰
66	さやいんげん	平甘	脾胃	健脾化湿　消暑和中	補気
67	鰆	微温甘	脾胃	峻補益腎	―
68	秋刀魚	平甘	脾胃	健胃　補虚損　涼血	―
69	シーチキン（かつお）	平甘	腎脾	補腎益精　健脾利尿	補気
70	しそ	温辛	肺脾	解表散寒　行気寛中	辛温解表
71	しめじ	涼甘	腎肺	貧血　便秘	補気
72	じゃが芋・片栗粉	平甘	胃大腸	補気健脾	補気
73	春菊	平辛甘	肝胃	清肺化痰　疏肝和胃　清心通腑	化痰
74	しょうが	温辛	肺脾胃	解表散寒　温中止嘔　温肺止咳	辛温解表
75	白きくらげ	平甘淡	肺胃腎	滋陰潤肺　養胃生津	滋陰
76	白ごま・白練りごま	寒甘	肺脾大腸	清熱滑腸　行気通脈	滋陰
77	西瓜	寒甘	心胃膀胱	清熱解暑　除煩止渇　利尿	清熱
78	すずき	平（温）甘	脾胃肝腎	補脾益腎　止咳　利尿　安胎	補気
79	ズッキーニ	寒甘	肺胃腎	清熱生津・潤肺止渇　消腫散結・利尿通淋	清熱
80	ゼラチン（阿膠）	平甘	肺肝腎	補血　滋陰　潤肺　止血	養血
81	セロリ	涼甘辛	肺胃	清熱利尿　涼血止血	清熱
82	そば	涼甘	脾胃大腸	開胃寛腸　下気消積	理気
83	そら豆	平甘	脾腎	健脾益胃　補中益気	利水滲湿
84	鯛・あま鯛	微温　甘	脾胃腎	整胃腸　健脾益腎　補精催乳　補腎	―
85	大根・ビーツ	涼辛甘	肺胃	順気消食　下気宽中　清熱化痰　散瘀止血	消食
86	大豆	平甘	脾胃大腸	健脾益胃　潤燥利尿	利水滲湿
87	たけのこ	寒甘	胃大腸	清熱化痰　解毒透疹　利尿祛湿	化痰
88	たこ	寒甘鹹	脾胃	養血益気　収斂生肌　生津止渇	養血
89	卵	平甘	肺心脾肝腎	滋陰潤燥　清咽開音　養血安胎	滋陰
90	玉ねぎ	温辛甘	脾胃肺心	健脾理気　和胃消食　発表通陽	理気
91	たら・はんぺん	平（温）鹹	肝腎脾	補益気血　活血化瘀止血	補虚
92	チーズ	平甘酸	肺肝脾	養陰補肺　潤腸通便	滋陰
93	チンゲン菜	涼辛甘	肝肺脾	散結消腫　清熱解毒	活血化瘀
94	唐辛子（鷹の爪）	熱辛	心脾	温中散寒　健脾消食	温裏
95	冬瓜	微寒甘淡	肺大腸膀胱	清熱解毒　利尿　生津止渇	利水滲湿
96	豆乳	平甘	肺大腸膀胱	潤肺化痰平喘　利尿通便　補虚養血	化痰
97	豆腐・凍り豆腐	寒甘	脾胃大腸	清熱解毒　生津潤燥　益気和中	清熱
98	とうもろこし	平甘	脾胃大腸肝腎膀胱心小腸	清熱利水　健脾益肺	利水滲湿
99	トマト	微寒甘酸	肝脾胃	生津止渇　健胃消食	清熱
100	鶏肉	温（平）甘	脾胃	補中益気　補精添髄　降気止逆	補気
101	長ねぎ・小ねぎ	温辛	肺胃	発汗解表　散寒通陽	辛温解表
102	梨	涼甘微酸	肺胃	清熱化痰　生津潤燥	止咳平喘
103	なす	涼甘	脾胃大腸	清熱止血　消腫利尿	止血類
104	菜花・ルッコラ	温辛	肝肺脾	解毒消腫　活血化瘀　通便	―

No	食材名	性味	帰経	働き	類別
105	苦瓜	寒苦	心脾胃	清暑止渇　清肝明目	清熱
106	にら	温辛	肝胃腎	温陽解毒　下気散血	温裏
107	にんじん	平（微温）甘	肺脾胃肝	養血益肝明目　斂肺止咳　健脾化滞	養血
108	にんにく	温辛甘	脾胃肺大腸	健胃止痢　解毒　殺虫　辛温散寒	—
109	のり	寒甘鹹	肺	化痰堅軟　清熱利尿	化痰
110	パイナップル	平甘微酸	胃膀胱	清熱通便　健脾和胃　消腫祛湿　清熱解暑	瀉下
111	ハイビスカス（洛神）	酸涼	心脾胃大腸	解暑　行気　利水　活血	—
112	白菜	平甘	胃大腸	清熱除煩　導体通便	清熱
113	パセリ	温辛	肝脾肺	活血化瘀　消腫降気　養血	—
114	バナナ	寒甘	胃大腸	清熱潤腸　解毒	清熱
115	はまぐり	寒甘鹹	肺胃肝	滋陰利水　化痰散結	利水滲湿
116	春雨（緑豆）	寒甘	心胃	清熱解毒　消暑　利水	清熱
117	ピーマン・パプリカ	熱辛	心脾	温中散寒　開胃消食	温裏
118	ひじき	寒苦鹹	肝腎	軟堅消腫　清熱栄髪　補血養心	—
119	びわ	涼甘	脾肺肝	潤肺止咳　生津止渇　下気止嘔　平肝清熱	止咳平喘
120	麩	涼甘	脾胃	清熱祛湿　補中　止煩渇	—
121	プーアール茶	寒苦渋	肝胃	生津解毒　消肉食　瀉熱下気　逐風淡	—
122	蕗	平苦辛	肝心肺	鎮咳祛痰　健胃化瘀　清血解毒	—
123	豚肉	平甘鹹	脾胃腎	滋陰潤燥	滋陰
124	ぶり	温甘酸	肝腎脾	補気養血　滋陰健脾　利肝補血	—
125	プルーン	平甘酸	肝腎	補血　活血　補腎	—
126	ブロッコリー（花菜）	平甘	腎脾胃	補脾和胃　補腎強筋	補気
127	ほうれん草	涼甘渋	胃大腸膀胱	養血止血　斂陰潤燥止渇	養血
128	干し椎茸	平甘	胃	補気益胃　托痘止血	補気
129	ほたて貝柱・干し貝柱	平甘鹹	肝脾胃腎	滋陰補虚　調中開胃	滋陰
130	舞茸	微温甘	脾	補五臓　養身体　利尿解熱	—
131	マッシュルーム	平甘	肺胃大腸	補腎　温経散寒　暖腰膝　化痰涎	—
132	松の実	温甘	肝肺大腸	養陰平肝熄風　潤肺止咳　潤腸通便	滋陰
133	みかん	温甘酸	肺脾	理気開胃　止渇潤肺　燥湿化痰	理気
134	水菜	—	—	清熱解毒　瀉火通便　滋陰潤燥	辛温清熱
135	三つ葉	温辛	—	祛風止咳　活血化瘀	辛温解表
136	みょうが	温辛	肺大腸膀胱	発汗解表　散寒通陽　解毒散結	解表
137	ミント（薄荷）	涼辛	肝肺	疏散風熱　清利頭目　利咽透疹　疏肝行気	辛涼解表
138	ムール貝	温鹹	肝腎	益精養血　補肝温腎　軟堅散結	滋陰
139	むかご（山芋）	平甘	脾肺腎	補脾養胃　生津益肺　補腎渋精	補気
140	もちきび	平甘	脾肺	清熱和中　補益脾胃	清熱
141	もち米・白玉粉・道明寺粉	温甘	脾胃肺	補中益気　健脾止瀉　固表止汗	補気
142	もやし（りょくとうもやし）	寒甘	脾胃膀胱	清熱解毒　祛暑化湿　解酒毒　利小便	—
143	山芋・長芋・むかご	平甘	脾肺腎	補脾養胃　生津益肺　補腎渋精	補気
144	山うど	微温辛苦	膀胱	祛風除湿　止痛　解表	祛風湿
145	柚子	涼甘酸	肺脾肝	消食理気　解酒毒　化痰	—
146	ゆば	平甘淡	肺脾胃	清肺養胃　止咳化痰　斂汗	—
147	ゆり根	微寒甘	肺心胃	養陰潤肺　清心安神	滋陰
148	ヨーグルト	平甘酸	肺脾肝	補肺　養陰開胃　生津止渇　潤腸通便	—
149	落花生	平甘	肺脾	補血止血　補脾潤肺　和胃醒脾	養血
150	ラム肉（羊肉）	大熱甘	腎脾肝胃	温陽暖下　益気補虚　通乳治帯	助陽
151	緑茶・抹茶	涼苦	心肺胃	清利明目　生津止渇　消食止痢　利尿消腫解毒	清熱
152	緑豆・春雨・粉皮	寒甘	心胃	清熱解毒　消暑　利水	清熱
153	りんご	涼微酸甘	脾胃心	清熱生津潤肺　止瀉通便	清熱
154	干しぶどう	平甘酸	脾肺膀胱	補気養血安胎　強壮筋骨　利尿消腫	養血
155	レタス（ちしゃ）	涼苦甘	胃腸	清熱利尿　通乳	利水滲湿
156	レバー（鶏）	温甘苦	肝腎脾	補益肝腎　養血明目	—
157	レモン	平酸甘	脾胃肺	生津止渇　利肺潤喉　開胃消食　安胎	収渋
158	れんこん	寒甘	脾心胃	健脾開胃止瀉　養血生肌　清熱生津　涼血散瘀	止血
159	わかめ	寒鹹	脾胃	清熱化痰　堅軟散結　調経利水	—

生薬一覧表

No	食薬名	特徴			
	名称(別称)	性味	帰経	効能	類別
1	烏梅《うばい》 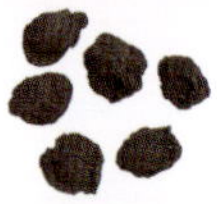	平酸	脾肺大腸	斂肺止咳《れんぱいしがい》・渋腸止瀉《じょうちゅうししゃ》 生津止渇《しょうしんしかつ》	収渋類
2	黄耆《おうぎ》 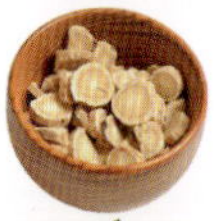	微温甘	脾肺	健脾補中《けんぴほちゅう》・昇陽挙陥《しょうようきょかん》 益衛固表《えきえいこひょう》	補気類
3	艾葉《がいよう》(蓬《よもぎ》) 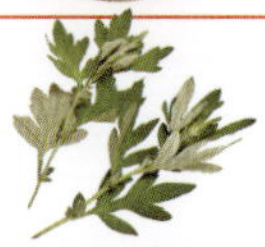	温辛苦	肝脾腎	温経止血《おんけいしけつ》・散寒調経《さんかんちょうけい》 安胎《あんたい》	止血類
4	花椒《かしょう》 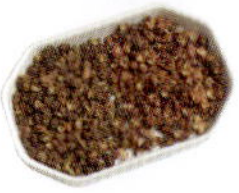	温辛	脾胃腎	温中止痛《おんちゅうしつう》・殺虫止痒《さっちゅうししょう》	温裏類
5	葛根《かっこん》 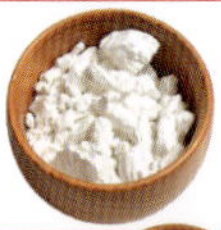	涼甘辛	脾胃	解肌退熱《げきたいねつ》・生津止渇《しょうしんしかつ》 昇陽止瀉《しょうようししゃ》	辛涼解表類
6	荷葉《かよう》(蓮の葉) 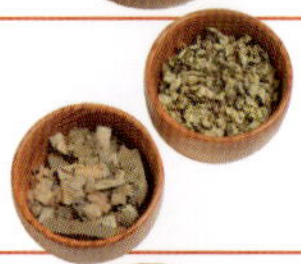	平苦淡	肝脾胃	清熱解暑《せいねつげしょ》・昇発清陽《しょうはつせいよう》 止血利尿《しけつりにょう》・利湿《りしつ》	清熱瀉火類
7	菊芋《きくいも》・粉 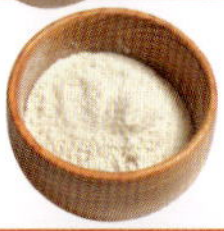	平甘	ー	利水祛湿《りすいきょしつ》・和中益胃《わちゅうえきい》 清熱解毒《せいねつげどく》・涼血《りょうけつ》	利水滲湿類
8	菊花《きくか》・抗菊花《こうきくか》 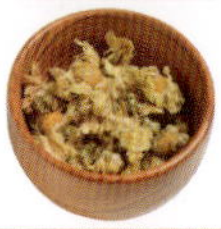	微寒辛甘苦	肺肝	疏散風熱《そさんふうねつ》・平抑肝陽《へいよくかんよう》 清肝明目《せいかんめいもく》・清熱解毒《せいねつげどく》	辛涼解表類
9	薬用人参《やくようにんじん》(朝鮮人参) 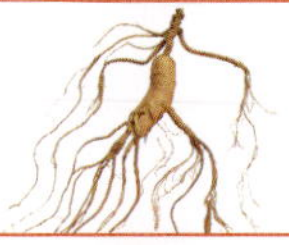	平甘微苦	肺脾心	大補元気《だいほげんき》・補脾益肺《ほひえきはい》 生津《しょうしん》・安神益智《あんじんえきち》	補気類
10	姜黄《きょうおう》(ターメリック) 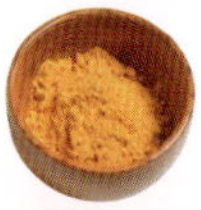	温辛苦	肝脾	活血行気《かっけつぎょうき》・通経止痛《つうけいしつう》	活血化瘀類
11	杏仁《きょうにん》 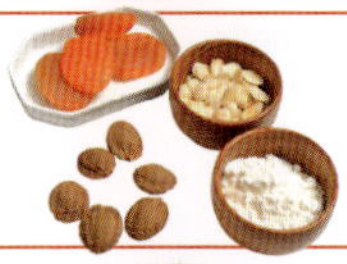	平甘	肺大腸	潤肺祛痰《じゅんはいきょたん》・止咳平喘《しがいへいぜん》 潤腸通便《じゅんちょうつうべん》	止咳平喘類
12	玉米鬚《ぎょくべいす》(とうもろこしのひげ) 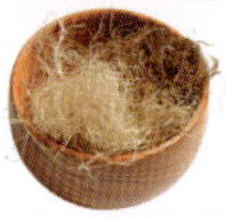	平甘	脾胃大腸 肝腎膀胱 心小腸	清熱利水《せいねつりすい》・健脾益肺《けんぴえきはい》	利水滲湿類

No	食薬名		特徴			
	名称(別称)		性味	帰経	効能	類別
13	金銀花《きんぎんか》	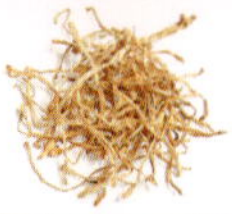	寒甘	肺心胃	清熱解毒《せいねつげどく》・疏散風熱《そさんふうねつ》	清熱類
14	銀耳《ぎんじ》(白木耳)	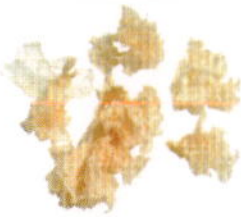	平甘淡	肺胃腎	滋陰潤肺《じいんじゅんぱい》・養胃生津《よういしょうしん》	滋陰類
15	金針菜《きんしんさい》	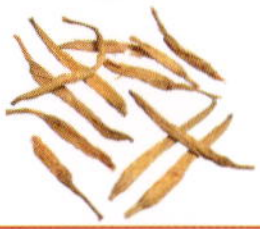	涼甘	肝胃	清熱利湿《せいねつりしつ》・涼血解毒《りょうけつげどく》 安中和胃《あんちゅうわい》・解郁通乳《げうつつうにゅう》	利水滲湿類
16	銀杏《ぎんなん》	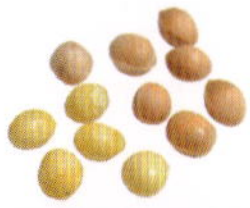	平甘苦渋	肺腎	斂肺定喘《れんぱいていぜん》・収渋止帯《しゅうじゅうしたい》	止咳平喘類
17	枸杞子《くこし》	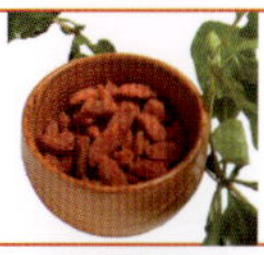	平甘	肝腎	滋補肝腎《じほかんじん》・益精明目《えきせいめいもく》	滋陰類
18	黒木耳《くろきくらげ》	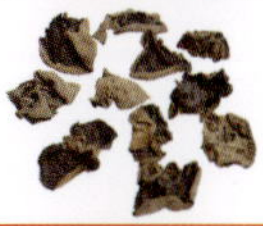	平甘	胃大腸	涼血止血《りょうけつしけつ》	止血類
19	桂花《けいか》(金木犀《きんもくせい》)	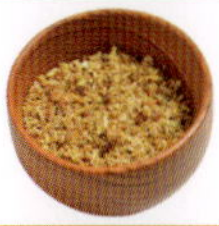	温辛甘	心 脾 肝 腎	温中散寒《おんちゅうさんかん》・化痰止咳《かたんしがい》 芳香除臭《ほうこうじょしゅう》	温裏類
20	決明子《けつめいし》	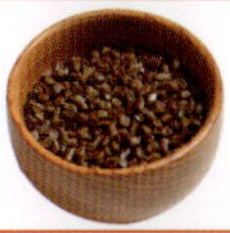	微寒甘苦鹹	肝大腸	清熱明目《せいねつめいもく》・潤腸通便《じゅんちょうつうべん》	清熱瀉火類
21	紅花《こうか》(べにばな)	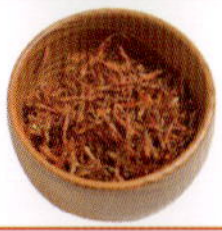	温辛甘	肝心	活血祛瘀《かっけつきょお》・潤腸通便《じゅんちょうつうべん》	活血化瘀類
22	胡桃《ことう》(くるみ)	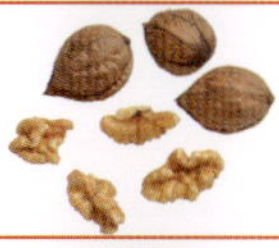	温甘	腎肺大腸	補腎温肺《ほじんおんぱい》・潤腸通便《じゅんちょうつうべん》	助陽類
23	五味子《ごみし》	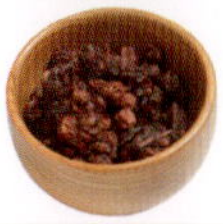	温酸	肺腎心	斂肺滋腎《れんぱいじじん》・生津斂汗《しょうしんれんかん》 渋精止瀉《じゅうせいししゃ》・寧心安神《ねいしんあんじん》	収渋類
24	山楂子《さんざし》	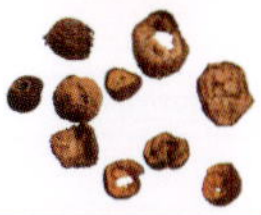	微温酸甘	脾胃肝	消食化滞《しょうしょくかたい》・行気散瘀《きょうきさんお》	消食類
25	山梔子《さんしし》(くちなし)	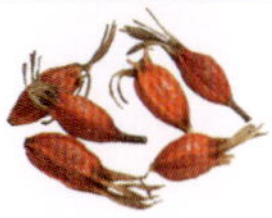	寒苦	心肺三焦	瀉火除煩《しゃかじょはん》・清熱利湿《せいねつりしつ》 涼血解毒《りょうけつげどく》	清熱類

No	食薬名		特徴			
	名称(別称)		性味	帰経	効能	類別
26	紫蘇《しそ》	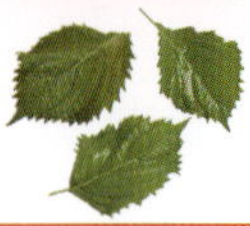	温辛	肺脾	解表散寒《げひょうさんかん》・行気寛中《ぎょうきかんちゅう》	辛温解表類
27	香菜《しゃんさい》	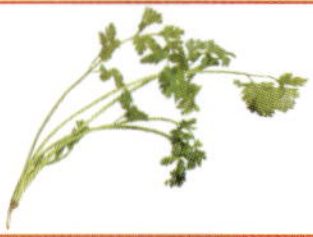	温辛	肺胃	発表透疹《はっぴょうとうしん》・開胃消食《かいいしょうしょく》	辛温解表類
28	桑葉《そうよう》	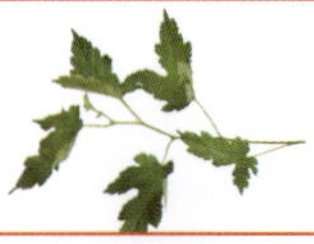	寒苦甘	肺肝	疏散風熱《そさんふうねつ》・清肺潤燥《せいはいじゅんそう》 平抑肝陽《へいよくかんよう》・清肝明目《せいかんめいもく》	辛温解表類
29	大棗《たいそう》(棗《なつめ》)	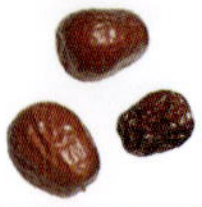	温甘	脾胃心	補中益気《ほちゅうえきき》・養血安神《ようけつあんじん》	補気類
30	陳皮《ちんぴ》	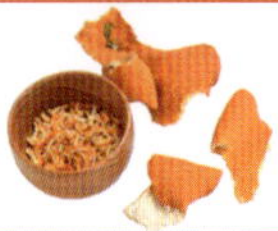	温辛苦	脾肺	理気健脾《りきけんぴ》・燥湿化痰《そうしつかたん》	理気類
31	冬瓜《とうがん》	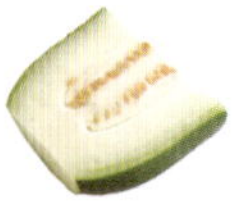	微寒甘淡	肺大腸膀胱	清熱解毒《せいねつげどく》・利尿消腫《りにょうしょうしゅ》 生津止渇《しょうしんしかつ》	利水滲湿類
32	冬虫夏草《とうちゅうかそう》	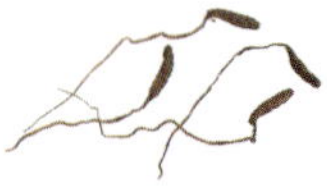	温甘	腎肺	補腎益肺《ほじんえきはい》・止血化痰《しけつかたん》	助陽類
33	杜仲《とちゅう》	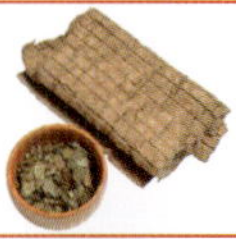	温甘	肝腎	補肝腎《ほかんじん》・強筋骨《きょうきんこつ》・安胎《あんたい》	助陽類
34	南瓜子《なんかし》(かぼちゃのたね)	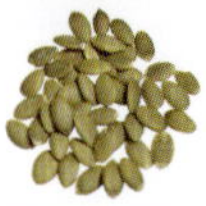	平甘	胃大腸	殺虫《さっちゅう》・通乳《つうにゅう》・健脾利湿《けんぴりしつ》	
35	苦瓜《にがうり》(ゴーヤ)	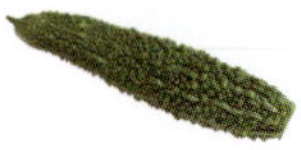	寒苦	心脾胃	清暑止渇《せいしょしかつ》・清肝明目《せいかんめいもく》	清熱瀉火類
36	肉豆蔻《にくずく》(ナツメグ)	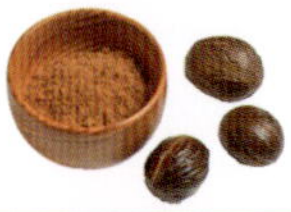	温辛	脾胃大腸	温中行気《おんちゅうぎょうき》・渋腸止瀉《じゅうちょうししゃ》	収渋類
37	肉桂《にくけい》(シナモン)	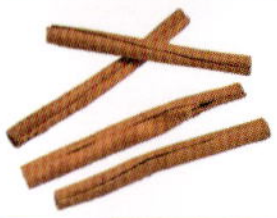	大熱辛甘	腎脾心肝	補火助陽《ほかじょうよう》・散寒止痛《さんかんしつう》 温経通脈《おんけいつうみゃく》	温裏類
38	麦門冬《ばくもんどう》	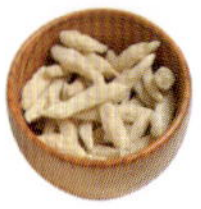	微寒甘微苦	胃肺心	養陰生津《よういんしょうしん》・潤肺清心《じゅんぱいせいしん》	滋陰類

No	食薬名		特徴			
	名称(別称)		性味	帰経	効能	類別
39	薄荷《はっか》(ミント)	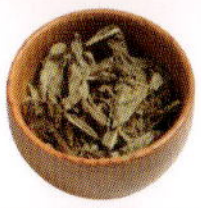	涼辛	肝肺	疏散風熱《そさんふうねつ》・清利頭目《せいとしとうもく》 利咽透疹《りいんとうしん》・疏肝行気《そかんぎょうき》	辛涼解表類
40	百合《びゃくごう》(ゆり根)	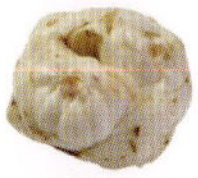	微寒甘	肺心胃	養陰潤肺《よういんじゅんぱい》・清心安神《せいしんあんじん》	滋陰類
41	枇杷葉《びわよう》	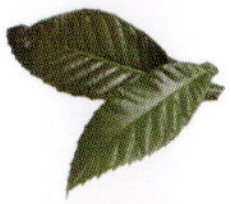	平苦	肺胃	清肺化痰止咳《せいはいかたんしがい》 和胃降逆《わいこうぎゃく》	止咳平喘類
42	茯苓《ぶくりょう》	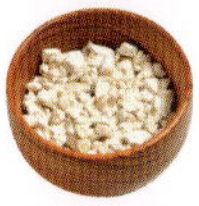	平甘淡	心脾腎	利水消腫《りすいしょうしゅ》・滲湿《しんしつ》 健脾《けんぴ》・寧心《ねいしん》	利水滲湿類
43	玫瑰花《まいかいか》	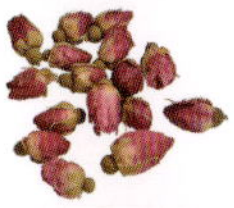	温甘微苦	肝脾	疏肝解鬱《そかんげうつ》・活血止痛《かっけつしつう》	理気類
44	松の実《まつのみ》	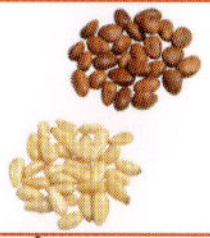	温甘	肝肺大腸	養陰平肝熄風《よういんへいかんそくふう》 潤肺止咳《じゅんぱいしがい》・潤腸通便《じゅんちょうつうべん》	滋陰類
45	茉莉花《まつりか》(ジャスミン)	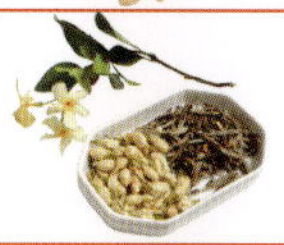	温苦辛甘	肝	疏肝解鬱《そかんげうつ》・理気和中《りきわちゅう》	理気類
46	薏苡仁《よくいにん》(はと麦)	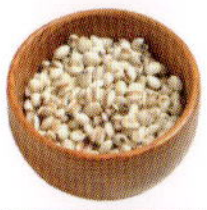	涼甘淡	脾胃肺	利水消腫《りすいしょうしゅ》・滲湿《しんしつ》・健脾《けんぴ》 除痺《じょひ》・清熱排膿《せいねつはいのう》	利水滲湿類
47	羅漢果《らかんか》	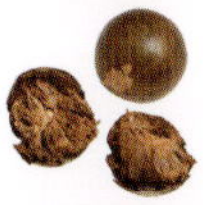	涼甘	肺脾大腸	清肺止咳《せいはいしがい》・潤腸通便《じゅんちょうつうべん》 生津止渇《しょうしんしかつ》	止咳平喘類
48	薤白《らっきょう》	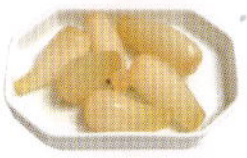	温辛苦	肺胃大腸	温陽散結《おんようさんけつ》・行気導滞《ぎょうきどうたい》	理気類
49	竜眼肉《りゅうがんにく》	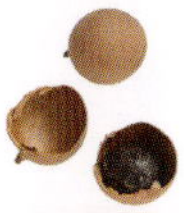	温甘	心脾	補益心脾《ほえきしんぴ》・養血安神《ようけつあんじん》	養血類
50	緑豆《りょくず》	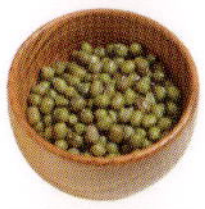	寒甘	心胃	清熱解毒《せいねつげどく》・消暑《しょうしょ》・利水《りすい》	清熱解毒類
51	蓮子《れんし》(蓮の実)	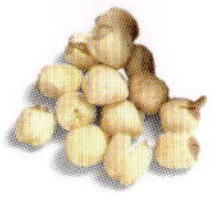	平甘渋	脾腎心	補脾止瀉《ほひししゃ》・益腎固精《えきじんこせい》	収渋類

参考文献

書名	著者名	出版社名	発行年
食物本草	中村璋八・佐藤達全	日本明徳出版社	１９８７年
年中行事を科学する	永田久	日本経済新聞社	１９８９年
わかる中医学入門	邱紅梅 著	燎原書店	１９９５年
黄帝内経		東洋学術出版社	２００２年
中医臨床のための中薬学	神戸中医学研究会 編著	医歯薬出版株式会社	２００６年
中医基本用語辞典	高金亮 監修	東洋学術出版社	２００６年
薬膳茶	辰巳洋・木下葉子	文芸社	２００６年
まいにち養生ごはん	和田暁 監修 生活クラブ薬膳の会著	ゆうエージェンシー	２００７年
薬膳の基本	辰巳洋	緑書房	２００８年
中医薬膳学	辰巳洋	東洋学術出版社	２００８年
実用中医学	辰巳洋	源草社	２００９年
中医用語辞典	辰巳洋 主編	源草社	２００９年
薬膳・漢方の食材帳	薬日本堂 監修	実業之日本社	２０１０年
自分で不調を治す漢方的 183 のアイデア	邱紅梅	株式会社オレンジページ	２０１０年
和の中の中国茶	木村六葉	丸善プラネット株式会社	２０１０年
くらしの歳時記		主婦の友社	２０１０年
いつもの素材でパワースープ	植木もも子	文化出版局	２０１１年
日本の四季 ごちそう暦8		女子栄養大学出版部	２０１１年
未病に克つ！	于爾康 監修 ワーカーズコレクティブ あんず	ゆうエージェンシー	２０１１年
薬膳健康づくり研究会 テキスト基礎編			２０１１年
薬膳健康づくり研究会 テキスト上級編			２０１４年
問診のすすめ―中医診断力を高める	金子朝彦・邱紅梅 著	東洋学術出版社	２０１４年
東洋医学の教科書	平馬直樹 総監修	株式会社ナツメ社	２０１４年
体質改善のための薬膳	辰巳洋	緑書房	２０１５年
漢方作りおきおかず 薬膳ごはん 薬膳茶	邱紅梅	日本経済新聞社	２０１５年
大人世代の漢方入門	邱紅梅 監修	株式会社オレンジページ	２０１６年
性味表大事典	竹内郁子 編著	ブイツーソリューション	２０１６年
聘珍楼のいちばんやさしい薬膳	聘珍楼薬膳部	ＰＨＰ研究所	２０１６年
早わかり薬膳素材	日本国際薬膳師会編（主編 辰巳洋）	源草社	２０１７年
薬膳茶のすべて	辰巳洋	緑書房	２０１７年
日本の七十二候を楽しむ	白井明大・有賀一広	東邦出版	２０１７年
薬膳カレンダー二十四節気		東京栄養士薬膳研究会	２０１７年
季節の薬膳カレンダー		東京栄養士薬膳研究会	２０１８年

古典に見る養生・薬膳の考え方

天人相応　陰陽論・五行論（※1　11ページ）

故智者之養生也、順四時而適寒暑壹、和喜怒而安居處二、節陰陽而調剛柔、是則僻邪不至、長生久視

訳：賢い人の養生方法は、必ず四季の気候変化に従い、寒い暑いに適応する。喜び過ぎず怒り過ぎず、穏やかな日常生活をし、陰陽の偏りを控えめにして活動量を調節する。そうすれば邪気の侵入も避けられ、長寿につながる。《黄帝内経　霊枢　本神》より

未病先防（※2　13ページ）

上古之人、其知道者、法於陰陽、和於術数、食飲有節、起居有常、不妄作労。故能形与神倶而尽終其天年、度百歳乃去

訳：上古時代の人は、養生の道を知り、自然界の陰陽変化の規則に沿って自分の陰陽を調整し、各種の養生法（気功・導引・按摩など）を活用し、飲食に節度があり、起き臥しにきまりをつける。みだりに心身を過労させる事が無いので、身体と精神の協調を保つ事が出来、天寿を全うし、百歳を超えて世を去る。

《黄帝内経　素問　上古天真編》より

食物・生薬を知ろう（※3　13ページ）

薬補不如食補　千補万補不如食補

訳：たとえ山のように薬を飲んだとしても、食事療法には到底及ばない。

国以民為本、人以食為養

訳：国づくりの基本は国民にある。人づくりの基本は食をはぐくんで養うことにある。《諺　中国》

合配膳　**五穀為養・五果為助・五畜為益・五菜為充**（※4　15ページ）

毒薬攻邪、五穀為養、五果為助、五畜為益、五菜為充。気味合而服之、以補精益気

訳：薬物で病邪を攻撃し、病を治療する。五穀は常の営養となり、五果は営養の力を助ける。五畜は養分を増益し、五菜は養分を体の隅々まで疏通（代謝）させる。五味を調和して食べ、また服用すれば、これにより五臓の精気を補益することが出来る。《黄帝内経素問　蔵気法時論》より

定時定量（※5　16ページ）

夫飲食活人本也。是以一身中、五行相生、陰陽運用、莫不由之。故飲食調則穀気充穀気充則血脈融會筋力壯強。且脾胃爲五臓六腑之宗。四蔵之皆稟於脾。又況胃爲水穀海。藉飲食以生気資気以益精精足則神定而身完。是飲食気血皆相須為用者也。

訳：飲食をすることは人を生かす根本である。体の中は皆五行の法則よってその調和が保たれている。血液の循環もそうである。それ故飲食の調和がとれていると、穀気（天の施す五気・温熱寒涼平）の働きが充実し、食物が十分に消化されて、筋力も力が満ちてくる。脾胃は五臓六腑のおもとであり、他の四臓の働きは皆、脾によっている。また胃は水穀の海である。飲食によって気を生じ、その気をもとにして精を益している。精が十分であれば心が安定して、身体の働きも完全なものとなる。

《食物本草　総論》より

心とからだをもっと元気に
二十四節気を楽しむ薬膳

2018年（平成30年）6月3日　　第1版第1刷発行

編著　薬膳健康づくり研究会
編集委員
青木　祐子　　青木　那津子
伊藤　寛子　　石渡　千代
猪俣　朝子　　上田　和子
織田　静子　　久野　緋沙子
後藤　ちづる　渋谷　久恵
野沢　育代　　矢嶋　さとの
和田　俊子　　（五十音順）

発行　一般社団法人東京農業大学出版会
代表理事　進士五十八
住所　〒156-8502
東京都世田谷区桜丘1-1-1
Tel.　03-5477-2666
Fax.　03-5477-2427

監修　邱　紅梅
撮影　肥沼　正一
コーディネート　三浦　孝子
デザイン　ネオ・ドゥー（若月　清一郎／朝比奈　佳希）

ISBN978-4-88694-479-5　C3061　¥2400E